油症研究 II

治療と研究の最前線

古江増隆
赤峰昭文
佐藤伸一
山田英之
吉村健清
［編］

九州大学出版会

執 筆 者 (執筆順)

古江　増隆	九州大学大学院医学研究院皮膚科学分野教授，九州大学病院油症ダイオキシン研究診療センター長	
赤峰　昭文	九州大学大学院歯学研究院口腔機能修復学講座教授	
佐藤　伸一	東京大学大学院医学系研究科皮膚科学教授	
飯田　隆雄	北九州生活科学センター理事長	
戸高　尊	九州大学大学院医学研究院皮膚科学分野学術研究員	
堀　就英	福岡県保健環境研究所専門研究員	
中川　礼子	福岡県保健環境研究所研究員	
梶原　淳睦	福岡県保健環境研究所専門研究員	
山之内公子	長崎県環境保健研究センター生活化学科専門研究員	
片岡恭一郎	福岡県保健環境研究所研究員	
髙尾　佳子	福岡県保健環境研究所主任技師	
小野塚大介	福岡県保健環境研究所主任技師	
吉村　健清	福岡県保健環境研究所所長，産業医科大学名誉教授	
松本　伸哉	東京大学医学部附属病院企画情報運営部	
赤羽　学	奈良県立医科大学健康政策医学講座講師	
神奈川芳行	東京大学医学部附属病院企画情報運営部	
小池　創一	東京大学医学部附属病院企画情報運営部准教授	
今村　知明	奈良県立医科大学健康政策医学講座教授	
德永　章二	九州大学病院医療情報部助教	
長山　淳哉	九州大学大学院医学研究院保健学部門環境分子疫学系准教授	
三苫　千景	九州大学病院油症ダイオキシン研究診療センター助教	
内　博史	九州大学病院油症ダイオキシン研究診療センター准教授	
岩本　幸英	九州大学大学院医学研究院整形外科学講座教授	
福士　純一	九州大学病院整形外科助教	
月森　清巳	福岡市立こども病院周産期医療企画部長	
諸隈　誠一	九州大学病院産科婦人科助教	
大寺　由佳	九州大学大学院生殖病態生理学大学院生	
辻　博	北九州津屋崎病院内科部長	
清水　和宏	長崎大学大学院医歯薬学総合研究科医療科学専攻病態解析・制御学講座皮膚病態学分野准教授	
吉村　俊朗	長崎大学大学院医歯薬学総合研究科保健学専攻理学作業療法学講座教授	
中野　治郎	長崎大学大学院医歯薬学総合研究科保健学専攻理学作業療法学講座助教	
沖田　実	長崎大学大学院医歯薬学総合研究科保健学専攻理学作業療法学講座教授	

北村　　喬	財団法人長崎原子爆弾被爆者対策協議会中央診療所顧問
中山樹一郎	福岡大学医学部皮膚科学教室教授
石井　祐次	九州大学大学院薬学研究院分子衛生薬学分野准教授
石田　卓巳	九州大学大学院薬学研究院分子衛生薬学分野助教
山田　英之	九州大学大学院薬学研究院分子衛生薬学分野教授
古賀　信幸	中村学園大学栄養科学部教授
太田　千穂	中村学園大学栄養科学部助教
塚本　直也	環境省環境保健部環境安全課環境リスク評価室室長
丹藤　昌治	環境省環境保健部環境安全課環境リスク評価室室長補佐

本書の刊行に寄せて

　全国油症治療研究班は，カネミ油症に関する学術的書籍として，*Yusho — A human disaster caused by PCBs and related compounds*（Masanori Kuratsune, Hidetoshi Yoshimura, Yoshiaki Hori, Makoto Okumura, Yoshito Masuda 編，Kyushu University Press，1996 年），『油症研究 ── 30 年のあゆみ ──』（小栗一太，赤峰昭文，古江増隆編，九州大学出版会，2000 年），*Long-term effects of polychlorinated biphenyls and dioxins in humans — Lessons from Yusho —*（Masutaka Furue 編，Journal of Dermatological Science, Supplement 1, Elsevier 社，2005 年）をこれまでに刊行してきた。また班研究の研究成果は隔年に福岡医学雑誌に報告されてきた。2009 年には「油症と PCB 及びダイオキシン関連化合物に関する研究報告集」は第 22 集が発刊されている。

　油症の発生当時の状況，原因究明，原因となったカネミ油に含まれたダイオキシン類・PCB 類の種類と濃度，急性期の様々な症状，臨床検査異常，血中や体脂肪中のダイオキシン類・PCB 類の濃度とその推移，さまざまな治療法の試みなどは，これらの既刊書に詳細に記されている。「油症 30 年のあゆみ」を刊行後，全国油症治療研究班の治療研究に大きな転機が訪れた。それは分析技術の進歩によってダイオキシン類濃度とりわけ油症発症の最大の原因物質である 2,3,4,7,8-pentachlorodibenzofuran（PCDF）の血中濃度を，2001 年から検診で測定することが可能となったことである。そのことによって，さまざまな臨床症状や検査値異常と PCDF 濃度との関連性を明らかにすることが可能となった。また油症患者の現状や症状経過を円滑に把握することを目的として，油症相談員制度が 2002 年から開始された。しっかりとした臨床試験に基づいた治療効果のエビデンスを明らかにするために，2005 年からまず漢方薬による臨床試験が開始された。2008 年には九州大学病院油症ダイオキシン研究診療センターが設置され，長崎県五島中央病院に油症外来がオープンした。このような経緯を踏まえ，最近 10 年間の学術的研究成果を「油症研究 II ── 治療と研究の最前線 ──」として本書に収載することとなった。本書の刊行は，われわれ編者一同にとって，大きな喜びである。と同時に，油症の治療研究という高い高い頂きをみつめながら，忸怩たる思いであることも事実である。

　振り返ってみると，最近 10 年間のあゆみは，まるで大きなうねりをみるようである。その間の多くの患者さんたちのご努力とご協力に深甚なる感謝の念で一杯である。また本書の執筆者の皆様，全国油症治療研究班の皆様，検診を運営していただいている各県行政の方々，油症相談員の皆様，油症ダイオキシン研究診療センターの皆様，厚生労働省担当課の皆様，そして九州大学出版会の皆様に心より御礼を申し上げたい。

　謝辞：本書は，厚生労働省科学研究費によって刊行されている。

2010 年 1 月吉日

編者　古江増隆・赤峰昭文・佐藤伸一・山田英之・吉村健清

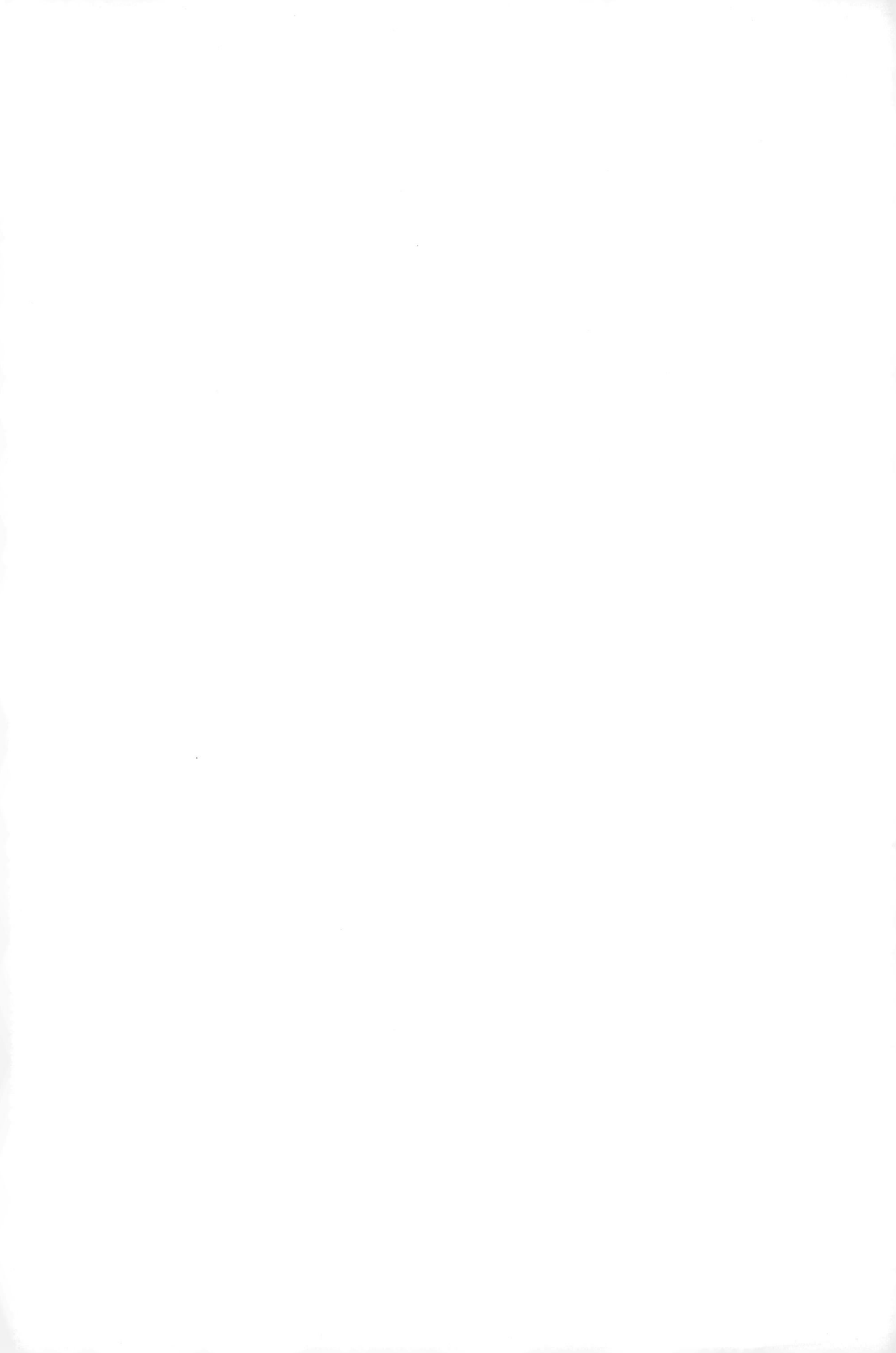

油症研究の回顧と現状および今後の課題

古江増隆，赤峰昭文，佐藤伸一，山田英之，吉村健清

はじめに

　全国油症治療研究班は，カネミ油症に関する学術的書籍として，*Yusho — A human disaster caused by PCBs and related compounds*（Masanori Kuratsune, Hidetoshi Yoshimura, Yoshiaki Hori, Makoto Okumura, Yoshito Masuda 編，Kyushu University Press，1996 年），『油症研究 ── 30 年のあゆみ ──』（小栗一太，赤峰昭文，古江増隆編，九州大学出版会，2000 年），「Long-term effects of polychlorinated biphenyls and dioxins in humans — Lessons from Yusho —」（Masutaka Furue 編，Journal of Dermatological Science, Supplement 1, Elsevier 社，2005 年）をこれまでに刊行してきた。また班研究の研究成果を隔年に福岡医学雑誌に報告しており，2009 年には「油症と PCB 及びダイオキシン関連化合物に関する研究報告集」は第 22 集が発刊されている。

　油症の発生当時の状況，原因究明，原因となったカネミ油に含まれたダイオキシン類・PCB 類の種類と濃度，急性期の様々な症状，臨床検査異常，血中や体脂肪中のダイオキシン類・PCB 類の濃度とその推移，さまざまな治療法の試みなどは，これらの既刊書に詳細に記されている。「油症 30 年のあゆみ」を刊行後，全国油症治療研究班の治療研究に大きな転機が訪れた。それは分析技術の進歩によってダイオキシン類濃度とりわけ油症発症の最大の原因物質である 2,3,4,7,8-pentachlorodibenzofuran（PCDF）の血中濃度を，2001 年から検診で測定することが可能となったことである（1）。そのことによって，さまざまな臨床症状や検査値異常と PCDF 濃度との関連性を明らかにすることが可能となった。また油症患者の現状や症状経過を円滑に把握することを目的として，油症相談員制度が 2002 年から開始された。しっかりとした臨床試験に基づいた治療効果のエビデンスを明らかにするために，2005 年からまず漢方薬による臨床試験が開始された。2008 年には九州大学病院油症ダイオキシン研究診療センターが設置され，長崎県五島中央病院に油症外来がオープンした。このような経緯を踏まえ，最近 10 年間の学術的研究成果を「油症研究 II ── 治療と研究の最前線 ──」として本書に収載することとなった。当然のことながら，それ以前の研究成果の多くは残念ながら割愛されている。上述の既刊の書籍にその任を譲りたい。

思 う に

　人は生活環境の中で様々な環境化学物質に否応なしに汚染されている。1968 年に我が国で発生したカネミ油症は，世界的にみても大規模なしかも高濃度のダイオキシン類・PCB 類による被害であった。時間の経過とともに体外に排泄されるであろうと推定されたダイオキシン類・

PCB類は，その後継続して行われている全国油症治療研究班・九州大学・長崎大学の追跡調査によって，発生後40年経過した現在でも，多くの患者で高濃度に残留している（PCDF血中平均濃度は健常人の約15倍）ことが判明した（2）。現時点での予測半減期が20〜40年の患者も多いことから，おそらく一生涯患者の体内に高濃度残存すると考えられる（3）。ダイオキシン中毒によって発生したしびれ，関節痛，皮膚障害，呼吸器障害，全身倦怠感，消化器症状などの急性期の症状の多くは，現在でも多くの患者を苦しめているが，糖代謝異常，脂質代謝異常，肝癌の増加（男性），肺癌の増加（男性），骨粗鬆症に関連する訴えなど新たな症状や健康被害が付加されつつある。もちろん，このような症状は加齢に伴う変化を反映しているのかもしれないが，血中のダイオキシン類濃度と有意に相関する症状も多いことから，注意深い観察が必要である（4〜17）。アスベストによる中皮腫が30年後に顕在化したという教訓は，化学物質による人の健康被害が身近なしかも長期的視野が必要な重要課題であることを示している。

環境汚染の実態調査研究や環境浄化手法の研究は盛んに行われ，多くの成果を得ていることは枚挙にいとまがないが，すでに汚染されたヒトに発生する健康障害をいかに中和し軽減させるかの研究は世界的にみても皆無に等しい。ダイオキシンの毒性発現機序の解明はこの10年間に長足の進歩を遂げた。ダイオキシン類受容体であるaryl hydrocarbon receptor（AhR）の同定，遺伝子構造の解明，蛋白構造の解明，修飾剤の開発，生体内分布，免疫調節機構における役割（とりわけTh17細胞の特異的AhR発現），光感受性機構としてのAhRなど，ダイオキシン類毒性の研究者のみならずきわめて多彩な研究分野でAhRが登場するようになり，一部の分野では主役として取り上げられるようになった（18，19）。しかし依然として，「ヒトを対象にしたダイオキシン類による健康障害に対する治療薬あるいは対処法」の研究はほとんど行われていないのが現状である。

一方，自然環境の中に滞留しているダイオキシン類によって，大なり小なり我々の体は毎日汚染されている。このような微量なダイオキシン類によって人体の健康が脅かされているとは思えない。しかし，継世代的な影響，たとえば新生児の先天異常の増加，男女出生比の低下などは，ダイオキシン類を含めた環境化学物質による影響ではないかという社会的な危惧はむしろ大きくなっている。そのことが我が国で2008年から開始された環境省「Japan Eco and Child Study」（6万人規模の新生児長期追跡調査）にも反映されている（本書にも依頼執筆されている）。このような新生児を対象とした調査は，アメリカ（The National Children's Study），オランダ（Danish National Birth Cohort），ノルウェー（Norwegian Mother and Child Cohort Study）でも10万人規模で開始されつつある。このような大規模な疫学的調査が行われても，すでに体内に取り込まれたダイオキシン類による健康影響を中和軽減し防御する手段・対処法・治療薬がなければ，片手落ちではないかと考える。全国油症治療研究班は，「ダイオキシン類による健康障害に対する治療薬あるいは対処法」の開発をこの40年間模索し続けてきた。

しかるに

我々は，ダイオキシン中毒油症患者の検診，健康相談を行い，さまざまな症状に対する診療を行ってきた。現在では，患者のさまざまな症状を軽減させるために，いろいろな治療薬の臨床試

験を行っている．すでに，麦門冬湯がダイオキシン中毒患者に認められる「咳や痰」に有効であり患者の活力も上昇させることを明らかにした（本書に執筆）．またダイオキシン類の血中濃度を下げる（消化管内でキレートする）薬剤としてコレスチミドの臨床試験も2年前から開始し2010年には終了し，結果の解析を行う予定である．さらに，ダイオキシン中毒によって生ずるchloracne（塩素ニキビ）の治療薬として，ビタミンA類似体であるアダパレンの臨床試験も2009年から開始した．

　体内に貯留されているダイオキシン類の影響をできるだけ軽減し回避するための新たな対処法，治療薬の開発は今後重要な課題であると思われる．もちろん，高濃度のダイオキシン類による中毒が頻繁に起こることはありえない．しかし開発途上国においては潜在的に多くの人々が高濃度のダイオキシン類に既に暴露されていることが危惧されている．我が国でも地域ごとにダイオキシン類の人体汚染の程度は異なっていることが知られている．焼却施設周辺の住民の中には，決して低いとはいえないレベルのダイオキシン類血中濃度を示す人もいる．ダイオキシン類の汚染レベルが低濃度である多くの国民に大きな健康被害が発生することは考え難いが，一方で妊娠適齢期の女性では次世代への影響が懸念されるという報道もある．どのような汚染レベルであれ，地球環境の中に既に存在し，我々の体内への蓄積を止める術のないダイオキシン類に対する対処法，しかも安全で実行可能な対処法，治療法の開発は大切である．しかし，その対処法・治療法の開発に向けて，現実的なレベルで学際的に治療研究を行い，実際に臨床試験を施行しているのは，世界的にみても油症ダイオキシン研究診療センター・全国油症治療研究班のみかもしれない．

おわりに

　臨床試験の際に，もっとも重要なことは安全性である．人にまだ投与されたことがない薬剤を開発し，患者に対する臨床試験を行うというプロセスは安全面での大きなリスクと膨大な開発費を伴う．ダイオキシン中毒のような対象患者の少ない疾患群への企業の投資は見込めない．しかしながら，すでにヒトの治療に使用されている薬剤の中から，スクリーニングすることによって新たにAhR親和性を確認し，ダイオキシン毒性への軽減効果を確認できた場合には，すでに臨床応用されている薬剤であるので，安全性と有効性にある程度の目処が立ち，油症患者への臨床試験を行う倫理的な配慮も尽くされる．このような考えから，油症ダイオキシン研究診療センターでは臨床試験を押し進めることが可能である．

　臨床応用可能な薬剤，健康食品，植物エキスなど，様々な化合物の中から，AhR親和性を示す化合物をスクリーニングし，その作用機序を解明し，安全性を調査し，臨床応用可能かどうかを評価する．我々の目的はあくまでも，人に投与可能なあるいは応用可能な対処法・治療法を発見することである．臨床試験は必須である．ダイオキシン毒性を緩和軽減する目的で，人体へ投与可能なあるいは応用可能な薬剤，食品化合物，外用化合物の開発は世界的に期待されている．このような研究は，「ダイオキシンに対する対処法・治療法の確立」という国民が日々疑問に思い，研究者に期待するきわめて身近な課題に取り組むものであり，国民生活に安心と安全を届ける研究であるといえよう．

油症研究における最近 10 年間の学術的研究成果を,「油症研究 II —— 治療と研究の最前線 ——」として上梓できたことはこの上ない喜びであると同時に,今後やらねばならないさまざまな課題を見つめなおすことでもある。ダイオキシン類への対処法・治療法の確立という課題は,明快ではあるがきわめて困難な課題でもある。これまで多くの先達が取り組んできたこの課題に我々も挑戦し,一歩でも前進させたいと切望している。(2010 年 1 月)

文　献

1) Todaka T, Hirakawa H, Tobiihi K, Iida T. (2003) New protocol of dioxins analysis in human blood. Fukuoka Acta Med 94 : 148-157.
2) 戸高　尊,平川博仙,堀　就英,飛石和大,飯田隆雄 (2005) 油症患者血液中ダイオキシン類濃度の追跡調査 (2002-2003 年)(英文)　福岡医誌　96 : 249-258.
3) 赤羽　学,松本伸哉,神奈川芳行,梶原淳睦,戸髙　尊,平川博仙,小池創一,古江増隆,今村知明 (2009) 油症患者における PeCDF 半減期の推定および二つの再吸収機構を考慮した排泄シミュレーション　福岡医誌 100 : 172-178.
4) Tokunaga S, Iida T, Furue M, (2005) Study Groupfor Yusho. The concepts of the new criteria for Yusho poisoning. J Dermatol Sci 1 : S95-S104.
5) Uenotsuchi T, Nakayama J, Asahi M, Kohro O, Akimoto T, Muto M, Furue M. (2005) Sex ratio in the children of Yusho Patients. J Dermatol Sci 1 : S81-S83.
6) Uenotsuchi T, Iio Y, Tadakuma R, Haraduka R, Kanagawa Y, Imamura T, Shimizu K, Katayama I, Kanzaki T, Kanagawa Y, Imamura T, Furue M. (2005) Dermatological manifestations in Yusho : correlation between skin symptoms and blood levels of dioxins, such as polychlorinated dibenzofurans (PCDFs) and polychlorinated biphenyls (PCBs). J Dermatol Sci 1 : S73-S80.
7) Todaka T, Hirakawa H, Hori T, Tobiishi K, Iida T, Furue M. (2007) Concentrations of polychlorinated dibenzo-p-dioxins, polychlorinated dibenzofurans, and non-ortho and mono-ortho polychlorinated biphenyls in blood of Yusho patients. Chemosphere. 66 (10) : 1983-1989.
8) Imamura T, Matsumoto S, Kanagawa Y, Tajima B, Matsuya S, Furue M, Oyama H. (2007) A technique for identifying three diagnostic findings using association analysis. Med Biol Eng Comput. 45 (1) : 51-59.
9) Imamura T, Kanagawa Y, Matsumoto S, Tajima B, Uenotsuchi T, Shibata S, Furue M. (2007) Relationship between clinical features and blood levels of pentachlorodibenzofuran in patients with Yusho. Environ Toxicol. 22 (2) : 124-131.
10) Todaka T, Hirakawa H, Kajiwara J, Hori T, Tobiishi K, Onozuka D, Kato S, Sasaki S, Nakajima S, Saijo Y, Sata F, Kishi R, Iida T, Furue M. (2007) Concentrations of polychlorinated dibenzo-p-dioxins, polychlorinated dibenzofurans, and dioxin-like polychlorinated biphenyls in blood collected from 195 pregnant women in Sapporo City, Japan. Chemosphere. 69 (8) : 1228-1237.
11) Tsukimori K, Tokunaga S, Shibata S, Uchi H, Nakayama D, Ishimaru T, Nakano H, Wake N, Yoshimura T, Furue M. (2008) Long-term effects of polychlorinated biphenyls and dioxins on pregnancy outcomes in women affected by the Yusho incident. Environ Health Perspect. 116 (5) : 626-630.
12) Todaka T, Hirakawa H, Kajiwara J, Hori T, Tobiishi K, Onozuka D, Kato S, Sasaki S, Nakajima S, Saijo Y, Sata F, Kishi R, Iida T, Furue M. (2008) Concentrations of polychlorinated dibenzo-p-dioxins, polychlorinated dibenzofurans, and dioxin-like polychlorinated biphenyls in blood and breast milk collected from 60 mothers in Sapporo City, Japan. Chemosphere. Jul ; 72 (8) : 1152-1158.
13) Todaka T, Hori T, Hirakawa H, Kajiwara J, Yasutake D, Onozuka D, Kato S, Sasaki S, Nakajima S, Saijo Y, Sata F, Kishi R, Iida T, Furue M. (2008) Congener-specific analysis of non-dioxin-like polychlorinated biphenyls in blood collected from 195 pregnant women in Sapporo City, Japan.

Chemosphere. 73 (6) : 923-931.
14) Todaka T, Hori T, Hirakawa H, Kajiwara J, Yasutake D, Onozuka D, Iida T, Furue M. (2008) Congener-specific analysis of non-dioxin-like polychlorinated biphenyls in blood collected from 127 elderly residents in Nakagawa Town, Fukuoka Prefecture, Japan. Chemosphere. 73 (6) : 865-872.
15) Kanagawa Y, Matsumoto S, Koike S, Tajima B, Fukiwake N, Shibata S, Uchi H, Furue M, Imamura T. (2008) Association of clinical findings in Yusho patients with serum concentrations of polychlorinated biphenyls, polychlorinated quarterphenyls and 2,3,4,7,8-pentachlorodibenzofuran more than 30 years after the poisoning event. Environ Health. 7 : 47.
16) Onozuka D, Yoshimura T, Kaneko S, Furue M. (2009) Mortality after exposure to polychlorinated biphenyls and polychlorinated dibenzofurans : a 40-year follow-up study of Yusho patients. Am J Epidemiol. 169 (1) : 86-95.
17) Imamura T, Matsumoto S, Akahane M, Kanagawa Y, Koike S, Tajima B, Matsuya S, Uchi H, Shibata S, Furue M. (2009) Cutaneous symptoms such as acneform eruption and pigmentation are closely associated with blood levels of 2,3,4,7,8-penta-chlorodibenzofurans in Yusho patients, using data mining analysis. BMC Res Notes. 25 ; 2 : 27.
18) Veldhoen M, Hirota K, Westendorf AM, Buer J, Dumoutier L, Renauld JC, Stockinger B. (2008) The aryl hydrocarbon receptor links TH17-cell-mediated autoimmunity to environmental toxins. Nature. 453 (7191) : 106-109.
19) Veldhoen M, Hirota K, Christensen J, O'Garra A, Stockinger B. (2009) Natural agonists for aryl hydrocarbon receptor in culture medium are essential for optimal differentiation of Th17 T cells. J Exp Med. 206 : 43-49.

略　　語

カネミ	:	カネミ倉庫株式会社
鐘淵	:	鐘淵化学工業株式会社
AHH	:	Aryl hydrocarbon hydroxylase
BZ	:	Benzphetamine
CB%	:	A ratio of the amount of a specific PCB congener to the total amount of PCBs, as calculated by gaschromatographic peak heights of a PCB mixture
DCB	:	Dichlorobiphenyl
DCDD	:	Dichlorodibenzo-*p*-dioxin
GSH	:	Glutathione
HCB/HexCB	:	Hexachlorobiphenyl
HCDF	:	Hexachlorodibenzofuran
HepCB	:	Heptachlorobiphenyl
HepCDF	:	Heptachlorodibenzofuran
HPLC	:	High performance liquid chromatography
KC	:	Kanechlor (a product of PCBs manufactured by Kanegafuchi)
LD	:	Lethal dose
MC	:	Methylcholanthrene
MCDD	:	Monochlorodibenzo-*p*-dioxin
MFO	:	Mixed function oxidase
NADPH	:	Reduced nicotinamide adenine dinucleotide phosphate
P450	:	Cytochrome P-450
PB	:	Phenobarbital
PCB	:	Polychlorinated biphenyl
PCDD	:	Polychlorinated dibenzo-*p*-dioxin
PCDF	:	Polychlorinated dibenzofuran
PCQ	:	Polychlorinated quarterphenyl
PCQE	:	Polychlorinated quarterphenyl ether
PCT	:	Polychlorinated terphenyl
PenCB	:	Pentachlorobiphenyl
PenCDF	:	Pentachlorodibenzofuran
RBF	:	Rice bran fiber
TCB	:	Tetrachlorobiphenyl
TCDD	:	Tetrachlorodibenzo-*p*-dioxin

略　語

TCDF	:	Tetrachlorodibenzofuran
TEf	:	TEQ factor
TEQ	:	2,3,7,8-TCDD toxic equivalent
TriCB	:	Trichlorobiphenyl
TriCDD	:	Trichlorodibenzo-*p*-dioxin

PCB 略号

CB5	2,3-dichlorobiphenyl
CB12	3,4-dichlorobiphenyl
CB30	2,4,6-trichlorobiphenyl
CB31	2,4´,5-trichlorobiphenyl
CB49	2,2´,4,5´-tetrachlorobiphenyl
CB52	2,2´,5,5´-tetrachlorobiphenyl
CB70	2,3´,4´,5-tetrachlorobiphenyl
CB77	3,3´,4,4´-tetrachlorobiphenyl
CB78	3,3´,4,5-tetrachlorobiphenyl
CB79	3,3´,4,6-tetrachlorobiphenyl
CB80	3,3´,5,5´-tetrachlorobiphenyl
CB87	2,2´,3,4,5´-pentachlorobiphenyl
CB99	2,2´,4,4´,5-pentachlorobiphenyl
CB101	2,2´,4,5,5´-pentachlorobiphenyl
CB105	2,3,3´,4,4´-pentachlorobiphenyl
CB106	2,3,3´,4,5-pentachlorobiphenyl
CB107	2,3,3´,4´,5-pentachlorobiphenyl
CB108	2,3,4,3´,5´-pentachlorobiphenyl
CB110	2,3,3´,4´,6-pentachlorobiphenyl
CB111	2,3,3´,5,5´-pentachlorobiphenyl
CB118	2,3´,4,4´,5-pentachlorobiphenyl
CB120	2,3´,4,5,5´-pentachlorobiphenyl
CB121	2,3´,4,5´,6-pentachlorobiphenyl
CB126	3,3´,4,4´,5-pentachlorobiphenyl
CB127	3,3´,4,5,5´-pentachlorobiphenyl
CB130	2,2´,3,3´,4,5´-hexachlorobiphenyl
CB132	2,2´,3,3´,4,6´-hexachlorobiphenyl
CB138	2,2´,3,4,4´,5´-hexachlorobiphenyl
CB141	2,2´,3,4,5,5´-hexachlorobiphenyl
CB146	2,2´,3,4´,5,5´-hexachlorobiphenyl

CB149	2,2´,3,4´,5´,6-hexachlorobiphenyl
CB151	2,2´,3,5,5´,6-hexachlorobiphenyl
CB153	2,2´,4,4´,5,5´-hexachlorobiphenyl
CB154	2,2´,4,4´,5,6´-hexachlorobiphenyl
CB156	2,3,3´,4,4´,5-hexachlorobiphenyl
CB159	2,3,3´,4,5,5´-hexachlorobiphenyl
CB167	2,3´,4,4´,5,5´-hexachlorobiphenyl
CB178	2,2´,3,3´,5,5´,6-heptachlorobiphenyl
CB180	2,2´,3,4,4´,5,5´-heptachlorobiphenyl
CB183	2,2´,3,4,4´,5,5´-heptachlorobiphenyl
CB187	2,2´,3,4´,5,5´,6-heptachlorobiphenyl

目　次

本書の刊行に寄せて i

油症研究の回顧と現状および今後の課題
　　..................................... 古江増隆，赤峰昭文，佐藤伸一，山田英之，吉村健清 ... iii

略　　語 ix

第1部　生体濃度

第1章　油症検診での血液中化学物質（PCB, PCQ, PCDF）の濃度測定法の開発と変遷
　　.. 飯田隆雄，戸高　尊 ... 3
　1.1　PCBの分析
　1.2　PCQの分析
　1.3　PCDFの分析

第2章　油症検診受診者における血液中PCB濃度の測定 .... 堀　就英 ... 14
　2.1　血液中PCB測定による油症診断
　2.2　血液中PCB異性体分離分析法への移行
　2.3　2004年度油症検診受診者の血液中PCB分析
　　　　──油症発生から36年経過時点のPCB体内残留──
　2.4　2006年度油症検診受診者の血液中PCB分析──油症患者と一般住民との比較──
　2.5　油症検診受診者の血液中PCB濃度の経年推移（2004〜2007年度）

第3章　油症検診受診者における血液中PCQ濃度の測定 .... 中川礼子 ... 29

第4章　油症患者の血液中PCDF濃度の測定 .... 梶原淳睦 ... 34
　4.1　概　要
　4.2　油症患者の血液中PCDF濃度

第4章補論　長崎県における油症患者の血液中PCB・PCQ濃度の測定 .... 山之内公子 ... 40
　4補.1　はじめに
　4補.2　分析方法
　4補.3　結　果

第5章　油症検診データベース　............ 片岡恭一郎，髙尾佳子，小野塚大介，吉村健清 ... 46
　　　　　── システムの構築と変遷 ──

5.1　はじめに

5.2　油症検診データベース構築の変遷

5.3　油症検診データベースシステムの現状

5.4　油症検診データベースシステムの今後の展望

第6章　全国油症検診結果の総括 .... 片岡恭一郎，髙尾佳子，小野塚大介，吉村健清 ... 60

6.1　はじめに

6.2　全国油症検診受診者の概要

6.3　臨床所見の概要

6.4　まとめ

第7章　油症患者における PeCDF の残留濃度と半減期
　　................................... 松本伸哉，赤羽　学，神奈川芳行，小池創一，今村知明 ... 72

7.1　PeCDF 半減期のこれまでの報告

7.2　油症の各患者の半減期の分布

7.3　男女別の各患者の半減期の分布

7.4　PeCDF 濃度別の各患者の半減期の分布

7.5　まとめ

第8章　全国油症検診受診者における 2, 3, 4, 7, 8-五塩化ジベンゾフラン
　　　　（PeCDF）レベルの時間変化 .... 徳永章二 ... 79

8.1　はじめに

8.2　対象者と方法

第9章　胎児性油症の原因物質もポリ塩化ダイベンゾフラン .... 長山淳哉 ... 89

9.1　緒　　言

9.2　分析した保存臍帯

9.3　保存臍帯中のダイオキシン類と PCBs 濃度

9.4　胎児性油症の原因物質

9.5　総　　括

第 2 部　臨　床

第 1 章　油症診断基準改訂（2004 年）の経緯 .... 古江増隆，三苫千景，内 博史 ... 99
1.1　はじめに
1.2　油症と PCBs, polychlorinated quarterphenyl（PCQs）, PCDFs
1.3　油症検診とダイオキシン類の測定
1.4　新しい診断基準の作成

第 2 章　油症患者における血中 PeCDF 値と症状や血液検査等との関係
.... 神奈川芳行，松本伸哉，赤羽　学，小池創一，今村知明 ... 104
2.1　油症患者の PCB 関連化合物の血中濃度（2001〜2003 年度の油症検診から）
2.2　2001〜2003 年度の検診結果の平均値と，血中 PeCDF 値と症状等の関係について
2.3　油症患者の症状・徴候の比較；発症 20 年後（1988 年）と約 35 年後（2001〜2003 年）
2.4　油症検診における代表的な検査項目と，血中 PeCDF 濃度の高低との関係

第 3 章　油症患者における骨・関節症状の実態 .... 岩本幸英，福士純一 ... 115
3.1　油症発生初期における骨・関節症状
3.2　現在の油症患者における骨・関節症状
3.3　油症患者における骨密度

第 4 章　油症における産科・婦人科系の異常 .... 月森清巳，諸隈誠一，大寺由佳 ... 120
4.1　油症における妊娠異常と胎児・新生児異常
4.2　油症における女性性機能
4.3　油症における婦人科疾患

第 5 章　油症における内分泌機能と免疫機能 .... 辻　　博 ... 130
5.1　油症における内分泌機能と免疫機能
5.2　油症における内分泌機能
5.3　油症における免疫機能

第 6 章　油症患者の死因分析 .... 小野塚大介，吉村健清 ... 139

第 7 章　油症における酸化ストレス .... 清水和宏 ... 144

第 8 章　油症におけるクレアチンキナーゼ
.... 吉村俊朗, 中野治郎, 沖田　実, 北村　喬 ... 149

8.1　はじめに
8.2　血清 CK の経年変化
8.3　血清アルドラーゼ（ALD）
8.4　カネミ油症検診者の血清 CK 上昇の要因
8.5　そ の 他
8.6　まとめ

第 9 章　油症における皮膚症状 .... 内　博史, 三苫千景, 古江増隆, 中山樹一郎 ... 173
　　　　　── 特に血中ダイオキシン類濃度との関連性について ──

9.1　はじめに
9.2　2001 年以前
9.3　2001 年以後
9.4　その他のダイオキシン類中毒事件
9.5　考　察
9.6　年次検診で観察した油症皮膚病変の最近 10 年間の推移

第 3 部　基礎研究

第 1 章　ダイオキシンの後世代影響とその機構 ...... 山田英之, 石井祐次, 石田卓巳 ... 185

1.1　はじめに
1.2　TCDD のステロイドホルモン合成への影響
1.3　胎児ステロイド合成系低下の機構
1.4　ゴナドトロピン障害と性行動抑制のインプリンティング
1.5　おわりに

第 2 章　ダイオキシン毒性を軽減する物質の探索 .. 石田卓巳, 石井祐次, 山田英之 ... 192
　　　　　── 食用食物成分を中心として ──

2.1　緒　論
2.2　食用食物成分によるダイオキシン毒性の軽減
2.3　おわりに

第3章　高残留性PCB類の代謝および代謝物の毒性評価 .... 古賀信幸, 太田千穂 ... 200
　3.1　はじめに
　3.2　PCBの水酸化反応とメチルチオ化反応
　3.3　ヒト血中に残留するPCB代謝物の親PCBの探索
　3.4　PCB代謝に関与するチトクロムP450
　3.5　PCB代謝物の毒性評価
　3.6　最後に

第4部　治　療

第1章　油症に対する漢方治療 .... 内　博史, 德永章二, 三苫千景, 古江増隆 ... 221
　1.1　はじめに
　1.2　試験の概要
　1.3　統計学的方法
　1.4　結　果
　1.5　考　察

第2章　玄米発酵食品の摂取による油症原因物質の体外排泄促進 ...... 長山淳哉 ... 228
　2.1　はじめに
　2.2　玄米発酵食品ハイ・ゲンキ（スピルリナ入）
　2.3　研究協力者と研究プロトコル
　2.4　ハイ・ゲンキ（スピルリナ入）の血中濃度への影響
　2.5　ハイ・ゲンキ（スピルリナ入）の体外排泄促進効果
　2.6　まとめ

[特別寄稿]　子どもの健康と環境に関する全国調査（エコチル調査）について
　... 塚本直也, 丹藤昌治 ... 239
　1.　背　景
　2.　子どもの健康と環境に関する全国調査（エコチル調査）の概要
　3.　調査の中心仮説について
　4.　実施計画
　5.　パイロット調査
　6.　国民とのコミュニケーションと産学官の連携
　7.　国際協力

8. 調査費用と契約

9. まとめ

［付　録］

付録 1　油症の診断基準と治療指針など 253

付録 2　"奇病"の原因究明のために昭和 43 年に結成された九州大学油症研究班の臨床部会，
　　　　分析専門部会，疫学部会の構成員 259

付録 3　油症研究班，油症治療研究班の年表 261

付録 4　九州大学油症治療研究班ならびに全国油症治療研究班が開催したセミナー
　　　　その他検討会議 263

第1部

生体濃度

第1章　油症検診での血液中化学物質（PCB, PCQ, PCDF）の濃度測定法の開発と変遷

飯田隆雄，戸高　尊

　油症の原因物質はカネクロール（KC-400）が混入したライスオイル（米ぬか油）であり，患者はこの汚染された米ぬか油を摂食して油症を発症した（1,2）。KC-400は米ぬか油製造中に脱臭工程で熱媒体として使用されていたPCBの製品で，加熱使用中にPCBからPCDF，PCQ等が生成していた（3,4,5,6）。これらの化学物質は汚染米ぬか油，患者の組織や血液から検出されている（7,8,9,10）。

　患者血液中PCBは，一般人に比べて濃度が2から3倍高くまた一般人とは異なる特徴を示した（11）。そこで，特に大量に摂取されたPCBやPCQの血液中のデータは臨床所見とともに油症の重要な診断基準とされた（12）。一方，PCDFは毒性が高く油症の主な原因物質であるので，油症症状を解明する上でも個々の患者について血液中PCDFレベルを測定し調査することは重要である（13）。しかし，ヒト血液中濃度は極めて低レベルであり，当時の分析技術では血液中のPCBやPCQのように検診項目として追跡調査することは困難であった。しかし，近年，分析機器と分析技術の発達により環境中のダイオキシン類の微量測定，さらには，血液中のPCDF測定が可能となり，血液中2,3,4,7,8-pentachlorodibenzofuran（PeCDF）値が追補された油症診断基準が新たに作成された（2004年9月29日補遺）（14）。ここでは油症検診の血液中PCB，PCQおよびPCDFの分析法の進歩と改良について紹介する。

1.1　PCBの分析

　PCBは多くの同族体の複雑な混合物であるので分析が困難であり，油症発生当時の技術では，患者の血液中PCBは事件後しばらく測定できなかった。1970年代の初めPCBによる広範な環境汚染が明らかにされ，これに対応するため，厚生省によって電子捕獲型検出器付きガスクロマトグラフ（GC/ECD）による分析法がまとめられた（以下，統一分析法）（15）。増田らは統一分析法を用いて，油症患者の血液中PCBをGC/ECDで分析し，油症患者は一般人と比べ濃度が高く，また，GC/ECDのガスクロマトグラム上のPCBのピークパターン（PCBパターン）が油症患者では一般人と異なる特異なパターンを示すことを明らかにした（11）。油症患者に特有なPCBパターンをAタイプ，一般人と変わらないパターンをCタイプ，両者の中間のパターンをBタイプとした。このPCBパターンによる分類は油症診断基準中の検査成績に「血液PCBの性状および濃度の異常」として採り入れられた（1972年10月26日）（16）。その後，1976年の油症診断基準の改定では「重要な所見」の一つとされた（17）。厚生省の統一分析法は鵜川らにより改良され，GC/ECDのガスクロマトグラム上の各ピークに対応するPCBの絶対濃度の定量が可能となった（以下，鵜川法）（18）。油症患者血液中PCBは，大学や自治体の分析機関で，統一分

表 1.1 パックドカラム GC/ECD による血液中 PCB 分析のクロスチェック結果

分析項目	試料	I	II	III	IV	V	VI	平均	標準偏差	変動係数(%)
総 PCB 濃度 (ppb)	S-1	1	1	1	1	0.8	1	0.97	0.082	8.4
	S-2	0.8	1	1	1	0.8	1	0.93	0.10	11
	S-3	0.9	1	1	1	0.7	1	0.93	0.12	13
PCB118 濃度 (ppb)	S-1	0.1	0.1	0.09	0.1	0.08	0.05	0.087	0.020	23
	S-2	0.07	0.1	0.09	0.1	0.07	0.08	0.085	0.014	16
	S-3	0.06	0.1	0.08	0.09	0.06	0.08	0.078	0.016	20
PCB153 濃度 (ppb)	S-1	0.4	0.4	0.3	0.4	0.3	0.3	0.35	0.055	16
	S-2	0.3	0.3	0.3	0.4	0.2	0.3	0.30	0.063	21
	S-3	0.3	0.3	0.3	0.3	0.2	0.3	0.28	0.041	14
PCB156 濃度 (ppb)	S-1	0.08	0.1	0.07	0.09	0.04	0.05	0.072	0.023	32
	S-2	0.06	0.1	0.07	0.08	0.03	0.05	0.065	0.024	37
	S-3	0.06	0.1	0.07	0.07	0.03	0.05	0.063	0.023	37
CB% 比	S-1	0.8	1	0.8	0.7	0.6	1	0.82	0.16	20
	S-2	0.9	1	0.8	0.6	0.4	0.7	0.73	0.22	29
	S-3	1	1	1	0.8	0.6	0.6	0.83	0.20	24

析法または鵜川法のいずれかの方法を使って分析された。1985 年に全国油症治療研究班では油症検診で使用される検診票が統一され，それに伴って血液中 PCB の分析法を統一することが必要となった。そこで，全国油症治療研究班は PCB パターンを全国的に統一されたものにするため福岡市で「パターン検討会（1989 年 1 月 27 日）」を開いた。検討会では，PCB パターンの表現法について検討し，次のような合意に達した。

「PCB パターンをあらわすために，PCB パターンに関係のある 2,3′,4,4′,5-pentachlorobiphenyl（IUPAC PCB118），2,2′,4,4′,5,5′-hexachlorobiphenyl（IUPAC PCB153）および 2,3,3′,4,4′,5-hexachlorobiphenyl（IUPAC PCB156）を血液中の絶対濃度で示すことを原則とする」。以後，鵜川法を用いて血液中 PCB 分析が行われるようになった。

1994 年に，関係 6 機関が参加した血液中 PCB 分析のクロスチェックが行われた。その結果を表 1.1 に示す。この表から明らかなように，総 PCB 濃度，PCB118，PCB153，PCB156 および CB % 比（PCB153/PCB118）の変動係数は，8.4〜13 %，16〜23 %，14〜21 %，32〜37 % および 20〜29 % であった。分析機関の間におけるバラつきはかなり大きく，これは多くの PCB 異性体を不十分な分離のまま測定するパックドカラム GC/ECD で行う分析法の限界であると考えられた。

これらの問題を解決するために，従来のパックドカラムに代えて，分離能力に優れたキャピラリーカラムと物質の質量数の違いを検出できる質量分析計を組み合わせた高分解能ガスクロマトグラフ/質量分析計が PCB 分析に応用された。三村らは高分解能ガスクロマトグラフ/低分解能質量分析計（HRGC/LRMS）を用いて全 PCB209 種類の分析を行い 2 件の汚染ライスオイルから 899 ppm および 769 ppm の総 PCB を検出した (19)。さらに，三村らは HRGC/LRMS で油症患者と一般人の血液の PCB を分析し，49 種類の異性体を検出し，油症患者では 14 種類の PCB

第1章　油症検診での血液中化学物質（PCB, PCQ, PCDF）の濃度測定法の開発と変遷　　5

表1.2　HRGC/HRMS による PCB クロスチェック結果

測定項目	分析機関 I	II	III	IV	V	平均	標準偏差	変動係数(%)
総 PCB 濃度（ppb）	0.85	0.77	0.88	0.83	0.81	0.83	0.041	5.0
PCB118（ppb）	0.042	0.040	0.044	0.048	0.043	0.043	0.0030	6.8
PCB153（ppb）	0.17	0.20	0.15	0.16	0.17	0.17	0.019	11
PCB156（ppb）	0.015	0.015	0.017	0.016	0.016	0.016	0.00084	5.3
CB%比	0.36	0.38	0.39	0.33	0.37	0.36	0.020	5.6

異性体の濃度が一般人に比べて高値を示すことを報告した（20）。

中川らは，油症患者と一般人の血液中 PCB を HRGC/LRMS と従来のパックドカラム GC/ECD の二つの方法で分析し，両方法で PCB パターンを判定した（21）。両方法における PCB パターン判定結果は，A パターンで 83.3 %，B パターンで 70.0 %，C パターンで 62.5 % が一致した。

高菅らは高分解能ガスクロマトグラフ/高分解能質量分析計（HRGC/HRMS）を用いた PCB の全異性体分析の詳細について報告した（22）。HRGC/HRMS は，ミリマス単位で精密に質量数を測定できることから置換塩素数の大きい PCB フラグメントイオンやバックグラウンドの影響を大きく受ける HRGC/LRMS に比べて感度（S/N）が約 100 倍優れていると述べている。我々は HRGC/HRMS によってカネミライスオイル中の PCB を精密分析して，その総濃度が 745 ppm であることを報告した（23）。Yao らは HRGC/HRMS によってライスオイル中の PCB を精密に分析し総濃度 850 ppm という値を得た（24）。

松村らはキャピラリーカラムに PCB の分離が特に優れている HT8-PCB を用いて HRGC/HRMS による PCB 全 209 異性体の溶出順位を明らかにした（25）。

中川らは油症患者血液（109 件）および一般人プール血液（10 名をプール）3 件中の PCB を HRGC/HRMS とパックドカラム GC/ECD で分析し，両方法で PCB パターンを判定した（26）。両方法における PCB パターン判定は，（A + B）パターンで 98.2 %，C パターンで 94.3 % とよく一致し，この結果から HRGC/HRMS による分析で油症検診での PCB パターン判定が可能であると報告した。

堀らは油症検診で分析される血液中 PCB 分析項目とダイオキシン類分析で測定される 8 種類のモノオルソ PCB 分析を統合して行う系統的分析法を確立した（27）。従来，ダイオキシン類分析では，活性炭カラムで PCB 画分とダイオキシン類画分に分画し，この PCB 画分についてさらに活性の強い活性炭カラムでモノオルソ PCB を分離して測定していた。この系統的分析法では，PCB 画分を，ゲル浸透クロマトグラフ（GPC）で精製し，PCB の全異性体を対象にした分析法とした。その結果，油症患者の血液中 PCB とダイオキシン類分析でのモノオルソ PCB 分析が同時に行われ，さらに全ての PCB の異性体別分析が可能となった。

HRGC/HRMS による血液中 PCB 分析のクロスチェックが 5 分析機関で行われた。その結果を表 1.2 に示す。PCB118，PCB153，PCB156，総 PCB 濃度および CB % 比の変動係数は，それ

ぞれ，5.0 %，6.8 %，11 %，5.3 %および 5.6 %であった。これらの結果は，1994 年に行ったパックドカラム GC/ECD による 6 分析機関による血液中 PCB 分析のクロスチェックと比べると，バラつきが非常に小さく信頼性が高い結果となっている。

久保らは高分解能ガスクロマトグラフ/タンデム質量分析計（HRGC/MS/MS）によるヒト血液中 PCB の測定法とセップパックシリカゲルによる簡便な前処理法について検討した (28)。彼らはヒト血液中では 1，2，9 および 10 塩化 PCB は非常に少ないので，3 から 8 塩素化体を対象として分析し，検出下限値はそれぞれの異性体で 0.002 ppb と報告した。

1.2 PCQ の分析

Miyata らは油症患者が使用したライスオイルから PCQ を検出した (9)。さらに，樫本らは患者組織や血液から PCQ の存在を発見した (29)。前田らは完全塩素化による PCQ の定量分析法を確立した (30)。1981 年に血液中 PCQ 濃度は油症診断基準に重要な所見として追加された (31)。

樫本らは油症患者（56 名），職業的 PCB 接触者（72 名）および一般人（60 名）の血液中 PCQ 濃度を分析し，油症患者および職業的 PCB 接触者のうち使用済みの PCB に接触した 3 名の血液から，それぞれ，平均値で 2.0 ppb および 0.9 ppb の PCQ が検出されたが，一般人および未使用 PCB に接触した 69 名の血液からは PCQ は検出されないと報告した（検出下限値 0.02 ppb）(29)。すなわち，使用済み PCB への職業的接触者を除けば，血液中 PCQ は油症患者に特異的に検出されるので，血液中 PCQ 濃度は油症の有力な検診データとされた。油症検診では検出下限値（0.02 ppb）を正確に測定しなければならないが，PCQ を完全塩素化してパックドカラム GC/ECD で測定するという複雑な分析法であるため，検出下限値レベルの非常に低い濃度を測定することはかなり困難であった。

そこで，我々は，キャピラリーカラムを用いた分析法を開発した (32)。キャピラリーカラムの使用によって大部分の妨害ピークを PCQ の完全塩素化物のピークから分離して測定できるようになり，ブランクは十分に低く抑えられ，その結果パックドカラム GC/ECD 測定に比べて 10 倍程度の高感度測定が可能になった。我々は，この方法によって一般人の血液中 PCQ 濃度を 0.001 ppb（検出下限値）まで測定し，一般人の血液中 PCQ 濃度が平均 0.02 ppb であることを報告した (33)。PCQ のキャピラリーカラム GC/ECD による血液中 PCQ のクロスチェックが 3 機関によって行われた。その 1989～1997 年の成績を表 1.3 に示す。試料 1 は血液中 PCQ 濃度が高い患者の血液，試料 2 はこの血液を 50 倍希釈した試料である。低濃度の検体では大きな変動係数を示す年もあるが，高濃度検体ではかなり良好な結果であった。

芦塚らはキャピラリーカラム GC/ECD による PCQ の高感度分析法をさらに改良し，その詳細を報告している (34)。すなわち，検出下限値 0.02 ppb で，血液試料 2 g，GC 用最終検液量 0.2 ml，GC 注入 3 μl で，前田らの方法と比べると感度は約 100 倍高くなっている。これは GC 装置の性能が向上したことに加え，カラムの内径が細く，膜厚が薄いキャピラリーカラムを使用し，測定時間を 60 分程度に短く設定することによって高い感度を得ることができたと考えられる。この高感度分析法では，使用する試料量を 2 g に削減することができるので，前処理で使用

表1.3 血液中PCQのクロスチェック結果

分析年	試料	分析機関 I	分析機関 II	分析機関 III	平均	標準偏差	変動係数(%)
1989年	試料1	7.8	6.9	7.9	7.5	0.55	7.3
	試料2	0.12	0.13	0.16	0.14	0.021	15
1990年	試料1	7.0	7.6	7.4	7.3	0.31	4.2
	試料2	0.13	0.16	0.080	0.12	0.040	33
1991年	試料1	8.4	7.0	7.0	7.5	0.81	11
	試料2	0.15	0.15	0.15	0.15	0	0
1992年	試料1	8.1	7.3	7.9	7.8	0.43	5.5
	試料2	0.15	0.14	0.15	0.15	0.0058	3.9
1993年	試料1	8.1	7.3	8.9	8.1	0.83	10
	試料2	0.17	0.16	0.15	0.16	0.010	6.3
1994年	試料1	7.2	7.4	7.5	7.4	0.15	2.0
	試料2	0.13	0.13	0.17	0.14	0.023	16
1995年	試料1	7.1	7.4	8.8	7.8	0.92	12
	試料2	0.15	0.14	0.12	0.14	0.015	11
1996年	試料1	6.4	6.4	7.3	6.7	0.52	7.8
	試料2	0.14	0.12	0.15	0.14	0.015	11

試料1：PCQの血中濃度が高い患者の血液
試料2：試料1を50倍希釈

するガラス器具等の器材を小スケール化することが可能となり，操作を非常に簡略化できた．さらに，内標準物質がないので自動注入を行うためには極端に濃縮することはできないが，最終検液量の濃縮を0.2 mlに抑えることによって自動注入によっても正確な定量が維持される．また，キャピラリーカラムの注入量は通常1〜2 μl程度であるがPCQの完全塩素化物は沸点が非常に高いので3〜4 μlの注入が可能である．これらの改良により，多くの検体を迅速に処理することができた．

PCBの分析法には完全塩素化して十塩素化ビフェニルとして定量する方法がある(15)．一方，PCBを脱塩素化してビフェニルとして測定する方法も報告されている(35)．現在，PCQは完全塩素化して6種類のクアテルフェニルの完全塩素化物として測定されている．HRGC/HRMSによってクアテルフェニルは高感度に測定できるので，PCBと同様に脱塩素化して測定する方法も可能と考えられる．この方法が確立できれば前処理が簡易化され，より正確で迅速なPCQ分析が可能になるであろう．

1.3 PCDFの分析

先に述べたようにPCDFは非常に毒性が高く，油症を引き起こした主な原因化学物質である．しかし，ヒト血液中のPCDFは非常に微量であるので少量の血液試料では正確な測定ができなかった．1980年代の後半になって，HRGC/HRMSが普及し始め，安定同位体^{13}Cでラベルされ

た内標準物質を用いた PCDF の正確な測定が可能になってきた。我々は，油症患者の血液と皮下脂肪ならびに糞便中の PCDF を分析し，血液と皮下脂肪中の PCDF 濃度の間に有意の相関があることを明らかにした (36)。このことは，血液中 PCDF 濃度から体内残留量を推定できることを示唆している。また，PCDF は体内の残留量に応じて，わずかではあるが，糞便中に排出されていることも分かった。Ryan らは油症患者血液中のダイオキシン類を分析している (37)。我々は油症患者 83 名の血液中ダイオキシン類を測定した (38)。我が国では，1990 年代より焼却施設より排出されるダイオキシン類の健康影響が社会問題化し，人体汚染への関心が高まり，厚生省（当時）では「血液中のダイオキシン類測定暫定マニュアル」が作られた (39)。このマニュアルでは 50 g の血液試料が 1 回の分析に使用されるので少なくとも 100 g の血液採取が必要であり，被験者にとって相当な負担であった。

全国油症治療研究班は血液中 PCDF 濃度を油症診断基準に取り入れることを企画した。これに対応するため，我々は，2001 年にパイロットスタディとして，福岡県で行われた油症一斉検診受診者の血液中 PCDF 濃度を測定した (40)。我々は油症検診項目として測定するために高感度で正確な血液中 PCDF 等の分析法を開発した (41)。ほとんどの油症患者が 60 歳を超えているので，PCDF 等の分析のために無理なく試料採取できる血液量はバックアップ試料を含めて 10 g 程度である。したがって 1 回の分析に使用できる血液量は 5 g であるので，非常に高感度な測定法が必要となる。また，多くの試料を短い期間で分析するために，前処理操作を大幅に合理化する必要がある。そこで，5 g の血液量でダイオキシン類分析を可能にする測定系および血液試料の前処理法を検討した。すなわち，高速溶媒抽出装置による血液試料からの脂質の抽出法，従来法 (42) の 1/4 スケールでのカラムクリーンアップ法および大量溶媒注入装置（SCLV injection system）を装備した HRGC/HRMS を用いての高感度測定からなる分析法について検討し，超高感度迅速分析法を確立した。

5 g という少量の血液試料に含まれる PCDF 等は 0.02 pg 程度と極微量であり，これを検出するため極めて高感度な技術が必要である。分析システムの応答は GC/MS への最終検液の大量導入により増強することができる。GC/MS の感度を向上させるためにいくつかの大量溶媒注入技術が提案されている中でも，SCLV はヒト血液中 PCDF 等分析に対してもっとも有用であると報告されている (43)。この方法はプレカラムと分析カラムの 2 段階のクロマトグラフシステムから構成されている。GC/MS に注入された大量のサンプルはプレカラムで溶媒と分析対象物質に分離され，サンプル中のさまざまな分析妨害物質は分析対象物質から除去される。分析対象物質は分析カラムの先端にコールドトラップにより捕集され，その後分析カラムは昇温され，化学物質は分離同定される。注入された試料中のほとんどの共存物はプレカラムにより除去されるので，分析カラムは内径が細く（0.1〜0.15 mm），膜厚が薄い（0.1〜0.15 μm）タイプのカラムを使用することができる。実際に，SCLV 注入システムを装着した HRGC/HRMS で標準品を測定してみると，非常にシャープなピークが得られ，通常のスプリットレス注入と比べて感度が 10 倍以上増加することが確認できた。これにより，5 g の血液から非常に微量の PCDF 等を測定することが可能となった。

サンプル抽出操作はしばしば分析の律速段階となる。従来法では血液中脂質の抽出操作は非常

に煩雑で長時間を要するので，多くの試料を処理するのに適当な操作法ではない。高速溶媒抽出装置（ASE）は，高圧と高温（ほぼ沸点）下で有機溶媒を用いて環境試料からPCDFを含むダイオキシン類を抽出する抽出装置であり，ソックスレー抽出法や液－液抽出法の代わりに広く使用されている。血液試料からダイオキシン類の抽出にASE技術を応用することによって，従来の抽出法に比べ少量の溶媒と短い時間で血液からPCDFを含むダイオキシン類の抽出を行うことが可能となった。

この改良法と従来法のデータの同等性を確認するため，同じ血液を用いて2つの方法で行ったPCDF等の分析結果を比較した。両方法のPCDDs，PCDFsおよびCo-PCBsのそれぞれの異性体濃度はほとんど同じであったが，改良法で得られたHeCDDとOCDDの測定値は従来法で得られたそれらの値より高い値を示した。これは，ASEによって血液からのHeCDDとOCDDが従来の方法よりも効率的に抽出されることを示唆している。しかし，HeCDDとOCDDは毒性等価係数（TEF）が小さいので，総毒性等量TEQレベルは従来法で得られた値とほとんど同じであった。これらの結果は基本的には改良法が従来法と同じであることを示している。さらに，改良法で測定された患者血液中PCDF等濃度の測定における^{13}Cラベルの内標準物質の回収率は60％以上と良好であった。

改良法には従来法と比べて次のような重要な利点がある。すなわち，(A) ASEにより血液中の脂質抽出は自動的に行われ，1試料あたりの処理時間は30分以内である；(B) 使用される溶媒量は従来法に比べて簡易化されたクリーンアップ操作によって4分の1かそれ以下に削減された。(C) 改良された前処理操作はPCDF等の測定に影響を与えないレベルまでにバックグラウンドを低減した。

この分析法によって，従来の方法に比べて多くのサンプルを短期間のうちに高い精度で分析できるようになった。

新しい油症診断基準を策定するために，2002年度から3年計画で全国の油症患者血液中ダイオキシン濃度の追跡調査を含めた研究事業が立ち上げられた。2002年に，約400人の患者血液中ダイオキシン類濃度を測定する計画で，血液試料の前処理段階で費やす時間を大幅に短縮するために，いくつかの操作でさらに改良を行った(44)。

血液試料からの脂質の抽出は上で述べた方法と同様にASEシステムで行い，今回は，ASEシステムで血液から脂質を抽出する前に血液試料を16時間凍結乾燥した。この改良によってASEシステムで脂質抽出後に無水硫酸ナトリウムを用いて乾燥させる操作を省略することが可能となった。さらに，硝酸銀シリカゲルカラムと活性炭カラムを直結することによって硝酸銀シリカゲルカラムからの溶出液を濃縮する操作を省略することが可能となった。その結果，操作時間と労力は劇的に減少した。前処理操作の簡略化で従来の方法よりも多数の試料を迅速に処理することができるようになった。

5gの血液を用いてPCDF等濃度を高感度に分析するために，操作中のバックグラウンドを血液中のPCDF等濃度よりも十分に低く保つ必要がある。そこで，以下のような方法でPCDF等の測定に影響を与えるいろいろな妨害物質による汚染の効果的な防除を行った。すなわち，(A) ヒト血液のための実験室は室外からの汚染を避けるために専用的に使用した。(B) 専用実験室

表1.4 血液中ダイオキシン類測定結果

	同族体	分析機関毎の平均値（pg/g）					5機関の集計		
		A	B	C	D	E	平均	標準偏差	変動係数%
PCDDs	2,3,7,8-TeCDD	0.003	0.003	0.004	ND	ND			
	1,2,3,7,8-PeCDD	0.014	0.016	0.015	0.016	0.018	0.016	0.0015	9.4
	1,2,3,4,7,8-HxCDD	0.006	0.008	0.007	0.009	0.010	0.0080	0.0016	20
	1,2,3,6,7,8-HxCDD	0.048	0.047	0.046	0.042	0.06	0.049	0.0068	14
	1,2,3,7,8,9-HxCDD	0.008	0.008	0.009	0.009	0.012	0.0092	0.0016	18
	1,2,3,4,6,7,8-HeCDD	0.058	0.046	0.055	0.053	0.18	0.078	0.057	73
	OCDD	0.58	0.56	0.62	0.56	2.0	0.86	0.64	74
	総 PCDDs	0.72	0.69	0.76	0.69	2.3	1.0	0.70	68
	総 PCDDs-TEQ	0.024	0.026	0.026	0.023	0.029	0.025	0.0022	8.8
PCDFs	2,3,7,8-TeCDF	0.004	0.003	0.004	ND	ND			
	1,2,3,7,8-PeCDF	0.003	0.003	ND	ND	ND			
	2,3,4,7,8-PeCDF	0.030	0.029	0.031	0.027	0.029	0.029	0.0015	5.1
	1,2,3,4,7,8-HxCDF	0.010	0.010	0.011	0.011	0.010	0.010	0.00055	5.3
	1,2,3,6,7,8-HxCDF	0.010	0.010	0.011	0.011	0.011	0.011	0.00045	4.1
	1,2,3,7,8,9-HxCDF	ND	ND	ND	ND	ND			
	2,3,4,6,7,8-HxCDF	0.005	0.004	0.004	0.007	ND			
	1,2,3,4,6,7,8-HeCDF	0.009	0.007	0.007	0.008	ND			
	1,2,3,4,7,8,9-HeCDF	ND	ND	ND	ND	ND			
	OCDF	ND	ND	ND	ND	ND			
	総 PCDFs	0.070	0.064	0.069	0.067	0.050	0.064	0.0082	13
	総 PCDFs-TEQ	0.012	0.011	0.012	0.011	0.011	0.011	0.00045	4.0
Non-ortho PCBs	3,4,4',5-TeCB(PCB81)	0.008	ND	0.009	0.009	ND			
	3,3',4,4'-TeCB(PCB77)	0.016	0.018	0.009	0.009	ND			
	3,3',4,4',5-PeCB(PCB126)	0.18	0.24	0.22	0.27	0.19	0.22	0.037	17
	3,3',4,4',5,5'-HxCB(PCB169)	0.11	0.13	0.14	0.13	0.12	0.13	0.011	9.0
	総 Non-ortho PCBs	0.32	0.38	0.38	0.42	0.31	0.36	0.046	13
	総 Non-ortho PCBs-TEQ	0.021	0.028	0.026	0.031	0.023	0.026	0.0039	15
Mono-ortho PCBs	2',3,4,4',5-PeCB(PCB123)	0.63	0.73	0.70	0.56	0.73	0.67	0.074	11
	2,3',4,4',5-PeCB(PCB118)	36	37	37	36	31	35	2.5	7.1
	2,3,3',4,4'-PeCB(PCB105)	6.1	6.9	6.9	6.2	6.4	6.5	0.38	5.9
	2,3,4,4',5-PeCB(PCB114)	2.3	2.7	2.8	2.9	2.2	2.6	0.31	12
	2,3',4,4',5,5'-HxCB(PCB167)	5.0	5.3	5.5	5.6	4.0	5.1	0.65	13
	2,3,3',4,4',5-HxCB(PCB156)	13	13	14	14	12	13	0.84	6.3
	2,3,3',4,4',5'-HxCB(PCB157)	3.4	3.1	3.5	3.4	2.8	3.2	0.29	8.9
	2,3,3',4,4',5,5'-HpCB(PCB189)	1.5	1.8	2.0	1.6	1.6	1.7	0.20	12
	総 Mono-ortho PCBs	67	70	73	70	61	68	4.5	6.7
	総 Mono-ortho PCBs-TEQ	0.0020	0.0021	0.0022	0.0021	0.0018	0.0020	0.00014	6.8
	Total	69	71	74	71	63	70	4.1	5.9
	総 TEQ	0.059	0.067	0.066	0.069	0.064	0.065	0.0035	5.3
	脂肪含量(mg/g)	5.1	5.2	4.8	5.5	4.7	5.1	0.32	6.3
	使用血液量（g）	30	20	10	7	5			

ND：検出限界値以下

はヒト血液の前処理操作中の汚染を避けるよう維持管理した．（C）カラム充填剤（硝酸銀シリカゲル，活性炭，無水硫酸ナトリウム）は高温，高圧下 ASE によってヘキサンまたはトルエンで洗浄した．（D）実験に使われるすべてのガラス器具は高温乾燥器（ダイオキシンフリーオーブン）で 450℃，6 時間加熱した．（E）前処理操作を簡略化することによりいくつかの操作の省略と使用溶媒量の削減を行った．

改良法の外部精度管理として，5 件のコントロール（管理用）血液試料を調製し，この血液試料について，試料 20 g で公定法を使用して測定する 2 つの分析検査機関との間でクロスチェックを行った．その結果，改良法は公定法で得られた脂質含量と同じ結果となることが確認された．PCDF 等のそれぞれの異性体の濃度は，2 つの方法で，ほぼ同じであり，改良法によって得られた総 TEQ は公定法で得られた結果とほとんど同じであった．また，内部精度管理として，各分析ロットに 1 件の同じ血清試料の分析を行った．改良法で行った 10 回のコントロール試料の測定結果は，高い再現性を示し，^{13}C でラベルされた内標準物質の回収率は 65 % 以上であった．

ボランティア 4 人の血液をプールし，この血液中試料について 5 分析機関の間で PCDF 等分析のクロスチェックを行った（45）．その結果を表 1.4 に示す．この表から明らかなように，ダイオキシン類の総 TEQ 値は，平均 0.065 pg/g，標準偏差 0.0035，最高値 0.067 pg/g，最低値 0.059 pg/g，変動係数 6.3 % と良好な結果であった．また，血液中の脂質含量は平均 5.1 mg/g，標準偏差 0.32，最高値 5.5 mg/g，最低値 4.7 mg/g，変動係数 6.3 % と良好な結果であった．

以上，改良法が基本的に従来法と同等で，再現性が高く，短期間に多くのサンプルを迅速に処理することができる効果的な分析法であることが示された．この分析法により 2001 年から 2008 年に延べ 2,410 名の血液中 PCDF 等を測定し，また，2004 年に対照群として 127 名の一般人の血液中 PCDF 等を測定した（第 1 部第 4 章参照）．

文　献

1) 塚元久雄，牧角三郎，広瀬　広，他（1969）油症患者が使用したライスオイル中の有毒化学物質の化学的検索．福岡医誌 60, 496-512.
2) 倉恒匡徳，森川由紀雄，廣畑富雄，他（1969）油症の疫学研究．福岡医誌 60, 513-532.
3) 長山淳哉，倉恒匡徳，増田義人（1981）ポリ塩化ビフェニールの加熱によるポリ塩化ジベンゾフランの生成．福岡医誌 72, 136-141.
4) 宮田秀明，樫本　隆（1978）PCB 関連物質に関する研究（第 4 報）ポリ塩化ジベンゾフランの生成について．食衛誌 19, 78-84.
5) Miyata H, Kashimoto T, Kunita N (1978) Studies on the compounds related to PCB V. Detection and determination of unknown organochlorinated compounds in Kanemi rice oil caused the "Yusho" and investigation on the PCQ formation. J. Food Hyg. Soc. 19, 364-371.
6) 山領智子，宮崎徳光，増田義人，他（1979）ポリ塩化ビフェニールの加熱によるポリ塩化クオーターフェニルの生成．福岡医誌 70, 88-92.
7) Nagayama J, Masuda Y, Kuratsune M (1975) Chlorinated dibenzofurans in Kanechlols and rice oils used by patients with Yusho. Fukuoka Acta Med. 66, 593-599.
8) Miyata H, Kashimoto T, Kunita N (1977) Detection and determination of polychlorodibenzofurans in normal human tissues and Kanemi rice oils caused "Kanemi Yusho". J. Food Hyg. Soc. 18, 260-265.

9) Miyata H, Murakami Y, Kashimoto, T (1978) Studies on the compounds related to PCB (Ⅵ) Determination and detection polychlorinated quaterphenyl (PCQ) in Kanemi rice oil caused the "Yusho" and investigation on the PCQ formation. J. Food Hyg. Soc. 19, 417-425.
10) 樫本　隆, 宮田秀明, 高山孝司, 他（1987）高分解能 MS-SIM 法による油症患者組織及び原油中の PCDFs, Coplanar PCBs, PCDFs. 福岡医誌 78, 325-336.
11) 増田義人, 香川梨絵, 島村京子, 他（1974）油症患者及び一般人の血液中ポリ塩化ビフェニール. 福岡医誌 65, 25-27.
12) 倉恒匡徳, 青野正男, 吉田彦太郎（1985）序言. 福岡医誌 76, 117-125.
13) Vos JG, Koeman, JH, van der Maas et al. (1970) Identification and toxicological evaluation of chlorinated dibenzofuran and chlorinated naphthalene on two commercial polychlorinatrd biphenyls. Fd. Cosmet. Toxicol. 8, 625-633.
14) 古江増隆（2005）序言. 福岡医誌 96, 111-112.
15) 川城　厳, 上田喜一, 上田雅彦, 他（1985）PCB の分析法に関する研究. 食品衛生研究 22, 228-251.
16) 占部治邦（1974）序言. 福岡医誌 65, 1-4.
17) 杉山浩太郎（1977）序言. 福岡医誌 68, 93-95.
18) 鵜川昌弘, 中村彰夫, 樫本　隆（1973）PCB の数値化に関する研究. 食衛誌 14, 415-424.
19) 三村敬介, 田村水穂, 原口浩一, 他（1999）高分離能ガスクロマトグラフ／低分解能質量分析計による全 PCB 異性体の分析. 福岡医誌 90, 192-201.
20) 三村敬介, 田村水穂, 原口浩一, 他（1999）油症患者の母乳及び血液中の全 PCB 異性体の分析. 福岡医誌 90, 202-209.
21) 中川礼子, 中村又善, 平川博仙, 他（1999）キャピラリーカラム GC/MS による油症患者及び健常者血液中 PCB 分析 ── パックドカラム ECD/GC 従来法との比較 ──. 福岡医誌 94, 184-191.
22) 高菅卓三, 井上　毅, 大井悦雅（1995）各種クリーンアップ法と HRGC／HRMS を用いたポリ塩化ビフェニル（PCBs）の全異性体詳細分析方法. 環境化学 5, 647-675.
23) 飯田隆雄（2000）PCBs および PCDFs の体外排泄促進. 油症研究 ── 30 年の歩み ── 小栗一太, 赤峰昭文, 古江増隆　編　九州大学出版会, 272-297.
24) Yao Y, Takasuga T, Masunaga S, et al. (2002) Detailed study on the levels of polychlorinated dibenzo-p-dioxins, polychlorinated dibenzofurans and polychlorinated biphenyls in Yusho rice oil. Chemosphere 46, 1461-1469.
25) 松村千里, 鶴川正寛, 中野　武, 他（2002）キャピラリーカラム（HT8-PCB）による PCB 全 209 異性体の溶出順位. 環境化学 12, 855-862.
26) 中川礼子, 芦塚由紀, 堀　就英, 他（2003）血中 PCB パターン判定における従来法と異性体別分析法の同等性について. 福岡医誌 94, 144-147.
27) 堀　就英, 飛石和大, 芦塚由紀, 他（2005）ゲル浸透クロマトグラフィー（GPC）及び高分解能ガスクロマトグラフィー／高分解能による質量分析法（HRGC/HRMS）血中 PCB 異性体別分析. 福岡医誌 96, 220-226.
28) 久保紀久子, 赤木浩一, 畑野和弘（2005）GC/MS/MS による血液中のポリ塩化ビフェニルの分析. 福岡市保健環境研究所報 31, 95-98.
29) 樫本　隆, 宮田秀明, 福島成彦, 他（1981）油症患者と他の PCB 汚染者の残留塩素化合物の相異. 福岡医誌 72, 198-204.
30) 前田浩一郎, 樫本　隆（1978）大阪府立公衆衛生研究所報告　食品衛生編 9, 89.
31) 吉村英敏（1983）序言. 福岡医誌 74, 189-192.
32) 飯田隆雄, 深町和美, 竹中重幸, 等（1988）ポリ塩化クァテルフェニルのキャピラリーガスクロマトグラフィーによる定量. 分析化学 37, 230-235.
33) 飯田隆雄, 竹中重幸, 中川礼子, 他（1987）正常者の血液中ポリ塩化クアテルフェニル濃度. 福岡医誌 78, 305-308.
34) 芦塚由紀, 中川礼子, 平川博仙, 他（2005）油症検診における血液中ポリ塩化クァテルフェニルの

分析. 福岡医誌 96, 227-231.
35) 能勢憲英, 小林 進, 木村一宏, 他（1973）ポリ塩化ビフェニルの脱塩化反応による定量法について. 食衛誌 14, 18-24.
36) Iida T, Hirakawa H, Matsueda T, et al. (1992) Levels of polychlorinated biphenyls and polychlorinated dibenzofurans in the blood, subcutaneous adipose tissue and stool of Yusho patients and normal subjects. Toxicol. Environ. Chem. 35, 17-24.
37) Ryan JJ, Levesque, D, Panopio, L. G, et al. (1993) Elimination of polychlorinated dibenzofurans (PCDFs) and polychlorinated biphenyls (PCBs) from human blood in the Yusho and Yu-Cheng rice oil poisonings. Arch. Environ. Contam. Toxicol. 24, 504-512.
38) 飯田隆雄, 平川博仙, 松枝隆彦, 他（1997）油症患者 83 名の血液中 PCDDs, PCDFs 及び Coplanar PCBs 濃度. 福岡医誌 88, 169-176.
39) 厚生省「血液中のダイオキシン類測定暫定マニュアル」(2000 年 12 月 12 日).
40) 飯田隆雄, 戸高 尊, 平川博仙, 他（2003）油症患者血液中ダイオキシン類レベルの追跡調査（2001 年）. 福岡医誌 94, 126-135.
41) Todaka T, Hirakawa H, Tobiishi K, et al. (2003) New protocol of dioxins analysis in human blood. Fukuoka Acta Medica 94, 148-157.
42) 竹中重幸, 平川博仙, 中村又善, 他（2001）油症患者血中ダイオキシンレベルの追跡調査（1998～1999）. 福岡医誌 92, 139-148.
43) Matsumura T, Masuzaki Y, Ezaki T, et al. (2000) Detection of low femto gram dioxins-Development of column switching cut large volume / multiple injection cryofocus trap GC-HRMS. Organohalogen Compounds：45, 25-28.
44) Todaka T, Hirakawa H, Tobiishi K, et al. (2005) Improvement in dioxin analysis of human blood and their concentrations in blood of Yusho patients. J Dermatol Sci. Supplement 1, S21-S28.
45) 梶原淳睦, 戸高 尊, 平川博仙, 他（2008）血液中ダイオキシン類のクロスチェック, 第 17 回環境科学討論会 2008 年 6 月 11-13 日, 神戸市.

第2章　油症検診受診者における血液中 PCB 濃度の測定

堀　就英

2.1　血液中 PCB 測定による油症診断

　血液中 PCB の定量分析が技術的に可能となったのは油症事件の発生から5年が経過した1973年頃である。電子捕獲型検出器（ECD）を備えたガスクロマトグラフ（ECD-GC）による機器分析法が確立され，患者及び対照群（一般健常者）の血液抽出物から PCB が同定・定量された。1972年には油症診断基準が一部改訂され，血液中 PCB の測定結果が初めて検診項目に追加された。当時，血液中 PCB は油症検診項目の中で唯一の化学検査項目であり，以降の定期検診で検査が継続され，現在に至っている。

　患者血液に見いだされる PCB の特異的な残留は，原因ライスオイルを摂取したことを反映する指標と捉えられている。実際の診断では，血液中 PCB の「濃度」と「性状」を指標とし，この両面から体内残留の特異性が判定される。PCB は化学構造の異なる209種類の異性体の混合物であるが，パックドカラムを装着した ECD-GC を用いてヒト血液の抽出物を測定した場合，PCB は GC クロマトグラム上で8本のピークに分離される (1)。各々のピーク強度を濃度に換算して総和し，血液中の総 PCB 濃度を算出することができる (2)。油症発生直後（1973年頃）に測定された典型的な油症患者の血液中 PCB 濃度は，一般人に対して2～3倍の値を示していた (3)。

　油症患者の GC クロマトグラムは一般健常者と異なる特徴的な形状を示し相似とはならない。双方を比較して顕著なのは，患者血液では DDE（農薬 DDT の代謝物）由来のピークから数えて1番目のピーク（ピーク No. 1）の強度が相対的に低いことである (4)。ピーク No. 1 の主要成分は 2,3′,4,4′,5-pentaCB（PCB118）であるが，ピーク No. 1 強度の相対的な低下は，油症原因物質による強い酵素誘導作用により当該物質の代謝排泄が亢進したためと考えられている (5)。油症診断では，GC クロマトグラムの形状を数値化して対照群と比較・解析する手法を用いる (6)。すなわちピーク No. 1 及びピーク No. 5（主成分：2,3,3′,4,4′,5-hexa CB（PCB156））の各濃度を，ピーク No. 2（主成分：2,2′,4,4′,5,5′-hexaCB（PCB153））濃度を基準として各々の比を算出し，対照群に対する統計上の離れ度合いを算出する。血中 PCB の「性状」が，対照群のものと大きく異なる（すなわち統計上の差が大きい）場合を "A"，対照群と区別できない場合を "C"，その中間タイプとして "B" または "BC" というパターンに分類する (7)。このパターン分類結果は，患者の臨床症状（ざ瘡様皮疹など）の重症度と強く関連することが示されている (8)。

2.2 血液中 PCB 異性体分離分析法への移行

PCB は 1930 年頃から熱媒体や電気絶縁体等を用途に工業生産が始まり，その生産量は 1960 年代に急増した。しかし 1974 年 4 月に施行された「化学物質の審査及び製造等の規制に関する法律」（化学物質審査規制法）において特定化学物質に指定され，その製造や輸入・使用は原則として禁止された。この間の世界累計生産量は 120 万 t と見積もられている (9)。PCB は難分解性であり，現在も多くの媒体（土壌，大気，生物試料等）から高頻度に検出される環境汚染化学物質である。また同時に PCB は有害な食品汚染化学物質であり，厚生労働省は魚介類，乳類等の動物性食品に暫定的残留基準値を設けている (10)。一般の人々は PCB を主に食事経由で日々摂取しており，血液中 PCB 濃度は加齢に伴い増加する傾向を示す (11)。油症患者の体内に"油症原因油由来"と"環境汚染由来"という摂取経路の異なる PCB が混在し，加齢とともに"環境汚染型" PCB の比率が高まり，油症に特徴的な PCB の残留性が次第に薄れ，PCB 分析による診断作業の精度ならびに患者の識別性が低下することが懸念される。油症発生から約 40 年が経過し，患者体内に高濃度に残留していた PCB は僅かずつではあるが排泄され，多くの検診受診者の血中濃度は対照群と年々接近する傾向が認められている (12)。また，最近の油症検診では，事件発生後に患者・未認定者から出生した次世代以降の受診者数が増加傾向にあり，検診の対象が血液中 PCB 濃度の非常に低い若年層に拡大している。今後の油症患者の血液中 PCB 分析は，従来よりも検出感度・精度が高く，油症の特徴（残留特性）を鋭敏に検出できる手法によらなければならない。従来の血液中 PCB 測定は，パックドカラムを装着した ECD-GC を使用して行われてきたが，本法は検出器のコンディションによって感度が変動しやすい，クロマトグラムが測定試料中に残存するマトリックス成分の影響を受けやすいなど，検出感度・精度の両面で多くの進歩は望めない分析方法であった。

近年，環境分析技術の向上にともない，パックドカラムに代わり理論段数の高いキャピラリーカラムが広く用いられるようになった。さらに環境試料中の PCB を異性体別に分離・定量できるキャピラリーカラムが開発され，分析条件が確立された (13)。また GC の検出部に質量分析計を装備し，感度・選択性に優れる GC/MS が開発され，化学分析の現場に広く導入されている。

筆者らは 2004 年度より血液中 PCB 測定法をパックドカラム/ECD-GC 法から高分解能 GC/高分解能質量分析法 (HRGC/HRMS) へ移行し，血液中 PCB の異性体分離分析 (Isomer specific analysis) を開始した。移行に先立ち，HRGC/HRMS 法によるパターン解析 (A，B，BC 及び C パターン) の結果は従来法とよく一致し，過去のパターン解析結果との連続性が維持できることを確認した (14)。

この新しい機器分析法への移行と同時に，血液試料の抽出から精製に至る前処理工程を見直し，PCB とダイオキシン類の系統的迅速分析法を確立した (15)。従来の血液中 PCB の分析は，秤量した血液をアルカリ分解し，分解物を有機溶媒で抽出したあとシリカゲル等の固相カラムで精製し，GC で測定する方法であった (16,17)。しかし，この分析法は水酸化カリウム水溶液等の強アルカリを用いるために操作上の危険を伴い，操作が煩雑で一度に多くの試料を分析するこ

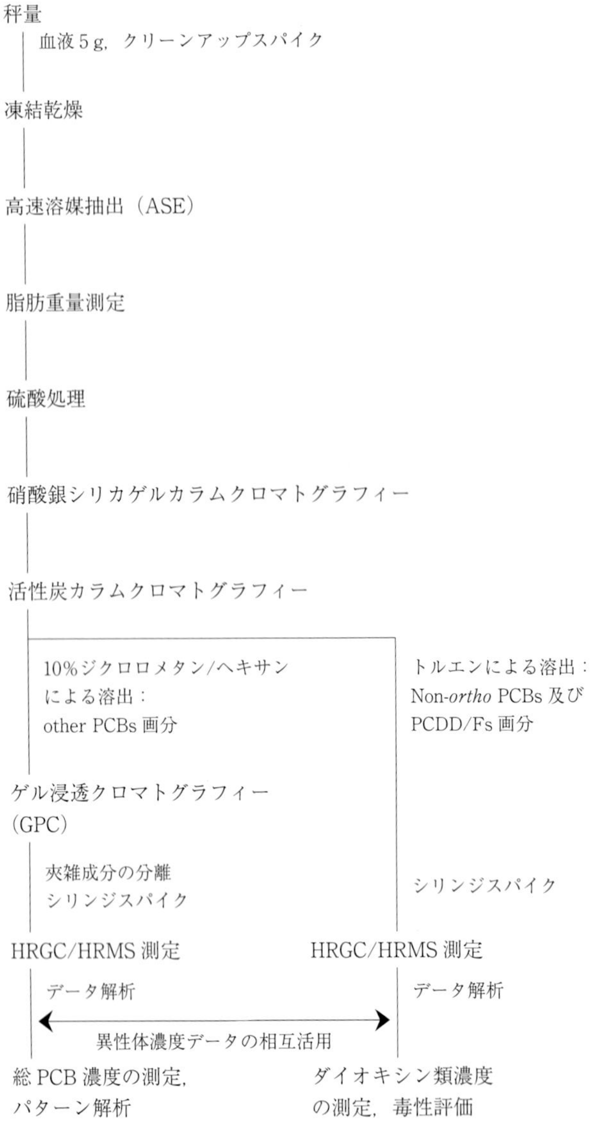
秤量
血液5g，クリーンアップスパイク
凍結乾燥
高速溶媒抽出（ASE）
脂肪重量測定
硫酸処理
硝酸銀シリカゲルカラムクロマトグラフィー
活性炭カラムクロマトグラフィー
10%ジクロロメタン/ヘキサン
による溶出：
other PCBs画分
トルエンによる溶出：
Non-*ortho* PCBs及び
PCDD/Fs画分
ゲル浸透クロマトグラフィー
（GPC）
夾雑成分の分離
シリンジスパイク
シリンジスパイク
HRGC/HRMS測定
HRGC/HRMS測定
データ解析
データ解析
異性体濃度データの相互活用
総PCB濃度の測定，
パターン解析
ダイオキシン類濃度
の測定，毒性評価

図2.1　血中ダイオキシン類とPCBの異性体分離・迅速分析法

とが困難であった。また，血液の脂肪重量当たりの濃度換算を前提とすると，アルカリ分解法では脂肪含量を測定するための抽出操作を別途必要とするため，必ずしも効率的な手法とはいえなかった。そのため従来のアルカリ分解法に代わる迅速性の高い試料前処理法の開発が望まれていた。

新しい系統的迅速分析法は，すでにTodakaらによって確立されていた血液中ダイオキシン類（29種類化合物）の高感度迅速分析法（18）を改良し，ダイオキシン類29種類に加えて，血液中に見いだされる主要なPCB（約70種異性体）の同時分析を可能としたものである。^{13}C同位

第 2 章　油症検診受診者における血液中 PCB 濃度の測定

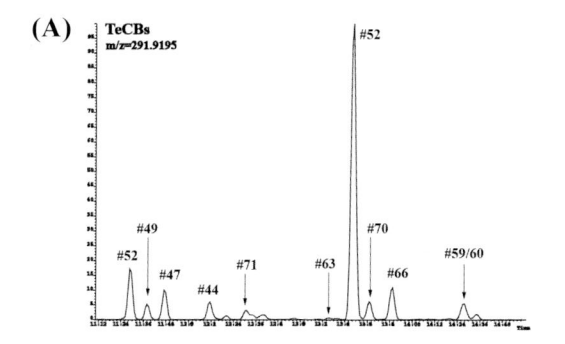

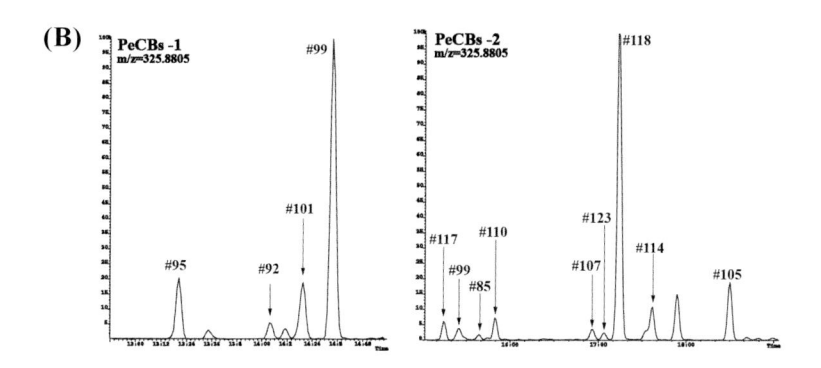

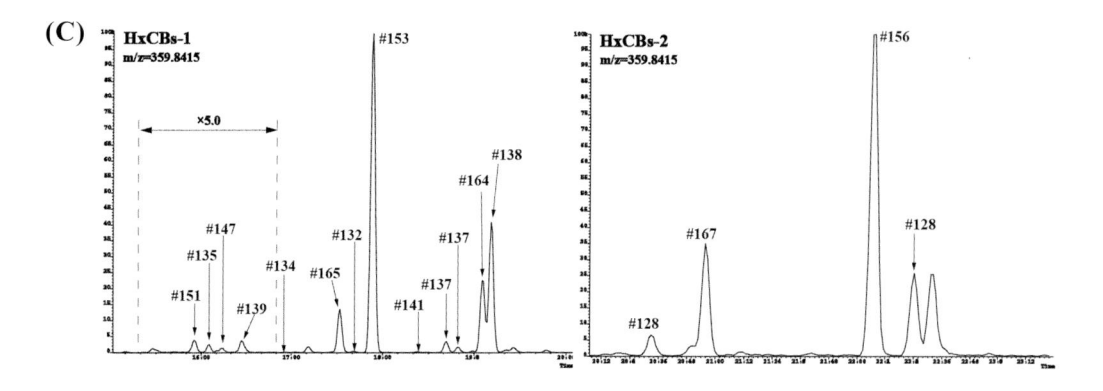

図 2.2　油症患者における血液中 PCB の HRGC/HRMS クロマトグラムの一例.
(A) tetraCBs, (B) pentaCBs, (C) hexaCBs.

体希釈法により定量の対象とされた化合物には，血液中 PCB の性状解析（パターン解析）に必要な PCB118, 153, 156 及びダイオキシン様の毒性を有するコプラナー PCBs（Co-PCBs）の各異性体が含まれる。迅速分析法の概略を図 2.1 に示した。この中で血液抽出物の活性炭カラム精製時に得られるジクロロメタン/ヘキサン画分には non-*ortho* PCBs を除く大部分の PCB が含まれている。改良前の分析法では，引き続き活性炭分散シリカゲルカラムで精製し，抽出物由来の脂肪族炭化水素類等とダイオキシン類の毒性評価に必要な mono-*ortho* PCBs（8 異性体）を分離

表 2.1　血液中 PCB 分析における検出下限値

Congener	LOD (pg/g whole basis) Evaluated at S/N=3	LOD (pg/g whole basis) Demanded officially
triCB	0.0006	−
tetraCB	0.0003	−
pentaCB	0.0004〜0.0007	0.03
hexaCB	0.0009〜0.0013	0.03
heptaCB	0.0007〜0.0022	0.03
octaCB	0.0010	−
nonaCB	0.0009	−
decaCB	0.0008	−

し，測定試料を得ていた。改良法では活性炭カラムの工程をゲル浸透クロマトグラフィー（Gel Permeation Chromatography, GPC）に替え，血液中に見いだされる主要な PCB 異性体約 70 種類を一斉に分析できる。

　改良前の活性炭分散シリカゲルカラムによる精製操作は全て手作業によるもので，1 試料あたり約 60 分の操作時間を要していたが，改良後は自動化されたシステムで複数の試料を 1 件あたり約 30 分で連続的に処理することが可能となった。また使用する有機溶媒の量を大幅に削減することができた。改良前の活性炭分散シリカゲルカラムの溶出操作では 1 試料あたり 25ml の有機溶媒を使用し，フラスコに分取したカラム溶出液の濃縮にはロータリーエバポレーターや窒素ガスの吹き付け等による段階的操作を必要としていた。一方，改良法では GPC 分画に使用する溶媒量が 0.7ml と少量であり，画分を測定バイアルに直接分取できるため，測定試料の調製を容易かつ短時間に実施できるようになった。

　上述の改良法を用いて，典型的な油症患者 1 名から採取した血液から PCB 測定試料を調製し，HRGC/HRMS で測定した。結果として，全設定質量数（3〜10 塩化物）及び全走査時間（注入から約 30 分間）におけるクロマトグラムに著しい妨害ピークやベースラインの変動は認められず，良好なクロマトグラムが得られた（図 2.2）。並行して実施した全操作のブランク試験の値は，各 PCB 異性体の定量値に影響を与えないレベルであった。分析法の妥当性を評価するために，本法が望ましい検出下限値を達成できているかを検証した。改良法における PCB の検出下限値を表 2.1 に示す。HRGC/HRMS に標準品を注入して得られたクロマトグラムより異性体ごとにシグナル/ノイズ比（S/N 比）= 3 に相当する量を求めた。筆者らの測定対象化合物にはダイオキシン類の毒性評価に必要な 12 種類の Co-PCBs が含まれている。そのため，各 PCB 異性体の検出下限は「血液中のダイオキシン類測定暫定マニュアル」（2000 年，厚生省）に定められている目標値を満たす必要があった。結果として，本方法の検出下限値は目標値よりも 10 倍以上低く，本法が血液中ダイオキシン類の測定法として必要な検出感度を有していることが確認できた。本法の活用によって 2 つの油症検診項目「PCB 濃度と性状」と「2,3,4,7,8-pentaCDF 濃度」の結果を 1 回の血液抽出操作で確定することが可能となり，検査期間の短縮化に寄与するも

第2章 油症検診受診者における血液中PCB濃度の測定

表2.2 2004年度福岡県油症検診における認定患者37名の血液中PCB異性体分離定量結果（単位：pg/g whole blood basis）*.

Congener	Pattern A (n=10) Min.	Max.	Mean	Pattern B (n=7) Min.	Max.	Mean	Pattern BC (n=5) Min.	Max.	Mean	Pattern C (n=15) Min.	Max.	Mean	Normal control**
2,4,5-triCB (#29)	0.060	0.22	0.11	0.065	0.18	0.11	0.054	0.11	0.089	ND	0.14	0.10	0.04
2,4,4′-triCB (#28)	2.8	6.0	4.4	2.9	15	6.3	2.2	4.7	3.2	4.3	19	8.6	5.4
3,4,4′-triCB (#37)	ND	2.9	0.92	ND	7.8	2.4	ND	2.5	0.88	ND	2.2	0.51	0.34
2,2′,5,5′-tetraCB (#52)	2.6	13	5.5	2.2	7.4	4.4	1.5	3.6	2.8	2.6	6.6	4.1	3.0
2,2′,4,5′-tetraCB (#49)	0.79	2.7	1.3	0.64	1.8	1.0	0.46	0.96	0.77	0.78	1.4	1.0	0.83
2,2′,4,4′-tetraCB (#47)	1.8	3.2	2.2	1.3	4.7	2.2	1.0	1.9	1.6	1.5	3.9	2.2	1.6
2,2′,3,5′-tearaCB (#44)	1.2	2.5	1.7	0.97	2.1	1.4	0.67	1.8	1.2	1.2	2.2	1.6	1.3
2,3′,4′,6-tetraCB (#71)	0.36	1.5	0.80	0.16	1.2	0.65	ND	0.51	0.24	0.53	1.1	0.81	0.71
2,3,4′,5-tetraCB (#63)	0.054	0.41	0.27	0.22	0.67	0.30	0.06	0.26	0.12	0.11	0.85	0.40	0.29
2,4,4′,5-tetraCB (#74)	5.9	48	24	5.1	38	21	ND	26	13	2.2	170	53	27
2,3′,4′,5-tetraCB (#70)	0.58	1.5	0.93	0.52	1.7	0.82	0.53	1.3	0.83	0.66	1.5	1.1	0.70
2,3′,4,4′-tetraCB (#66)	1.2	6.1	3.2	2.5	18	5.9	1.1	2.5	1.7	1.9	13	6.5	5.5
2,3,3′,4′-/2,3,4,4′-tetraCBs (#56/60)	0.55	4.0	2.2	0.96	4.6	1.7	0.36	1.0	0.81	0.69	4.7	2.5	1.8
2,2′,3,5′,6-pentaCB (#95)	2.1	6.4	3.4	1.6	6.9	3.0	1.0	2.3	1.7	1.6	4.1	2.7	2.0
2,2′,3,5,5′-pentaCB (#92)	0.60	7.3	2.6	1.3	4.6	2.0	0.33	1.3	0.75	0.65	5.8	2.1	2.1
2,2′,4,5,5′-pentaCB (#101)	2.1	17	8.1	3.3	15	5.6	1.1	3.0	2.0	1.7	10	4.9	5.4
2,2′,4,4′,5-pentaCB (#99)	26	260	98	15	71	32	2.4	36	18	5.6	61	30	23
2,3,4′,5,6-pentaCB (#117)	1.0	28	12	1.1	3.2	2.1	0.42	2.0	0.96	0.43	6.2	2.5	1.5
2,2′,3,4,5′-pentaCB (#87)	1.2	6.7	3.9	0.69	4.6	1.8	0.60	1.7	1.1	0.68	3.4	1.7	1.5
2,2′,3,4,4′-pentaCB (#85)	0.35	1.1	0.58	0.22	1.8	0.56	0.11	0.45	0.24	0.24	0.82	0.47	0.52
2,3,3′,4′,6-pentaCB (#110)	0.86	2.4	1.2	0.58	3.5	1.4	0.54	1.2	0.82	0.56	1.8	1.1	1.2
2,3,3′,4′,5-pentaCB (#107)	0.38	3.0	1.5	1.2	4.7	2.0	0.20	0.92	0.53	0.38	5.3	2.5	1.8
2′,3,4,4′,5-pentaCB (#123)	0.057	1.2	0.51	0.22	1.7	0.64	ND	0.40	0.21	0.19	2.6	1.2	0.73
2,3′,4,4′,5-pentaCB (#118)	9.4	78	34	19	91	37	1.9	28	15	7.9	130	59	40
2,3,4,4′,5-pentaCB (#114)	1.7	23	10	0.91	6.7	3.9	ND	3.6	1.8	0.17	12	4.5	3.1
2,3,3′,4,4′-pentaCB (#105)	2.4	17	7.5	5.1	24	9.0	0.60	5.8	3.4	2.3	26	12	9.6
2,2′,3,5,5′,6-hexaCB (#151)	0.97	21	5.0	1.6	9.1	3.3	0.41	2.4	1.3	0.77	11	3.6	3.2
2,2′,3,3′,5,6′-hexaCB (#135)	0.65	5.1	1.6	0.78	3.8	1.5	0.20	0.99	0.54	0.34	2.3	1.2	1.1
2,2′,3,4,′5,6-hexaCB (#147)	0.48	4.9	2.7	0.77	3.0	1.3	0.26	1.1	0.56	0.31	3.0	1.3	1.3
2,2′,3,4,4′,6-hexaCB (#139)	1.8	7.8	3.6	1.3	11	3.1	0.49	1.5	1.0	0.61	3.7	2.0	2.0
2,2′,3,3′,5,6-hexaCB (#134)	ND	0.40	0.15	ND	0.43	0.15	ND	0.18	0.090	ND	0.26	0.14	0.14
2,3,3′,5,5′,6-hexaCB (#165)	ND	ND	ND	ND	ND	ND	ND	ND	ND	ND	24	2.2	ND
2,2′,3,4,5,5′-hexaCB (#146)	31	190	100	20	83	46	3.5	40	21	3.1	91	38	26
2,2′,3,3′,4,6-hexaCB (#132)	0.69	3.6	1.4	0.34	3.1	1.0	0.17	0.81	0.37	0.075	1.4	0.71	0.91
2,2′,4,4′,5,5′-hexaCB (#153)	190	900	520	100	520	270	18	250	140	21	520	220	160
2,2′,3,4,5,5′-hexaCB (#141)	0.31	2.4	0.85	0.34	3.3	0.93	0.15	0.44	0.31	0.25	1.51	0.81	0.97
2,2′,3,4,4′,5-hexaCB (#137)	14	120	49	4.5	22	12	0.46	9.0	4.7	0.78	15	7.1	5.7
2,2′,3,3′,4,5-hexaCB (#130)	5.0	81	34	4.7	13	8.0	0.77	6.9	3.3	0.89	14	6.7	5.2
2,3,3′,4,′5,′6-hexaCB (#164)	44	300	150	28	98	61	4.9	45	26	5.1	120	52	30
2,2′,3,4,4′,5′-hexaCB (#138)	110	810	360	54	250	120	7.0	120	65	13	200	99	76
2,2′,3,3′,4,4′-hexaCB (#128)	0.77	4.9	2.2	1.0	6.5	2.3	0.22	1.5	0.85	0.81	3.9	2.0	2.5
2,3′,4,4′,5,5′-hexaCB (#167)	2.1	18	9.5	2.4	11	7.0	0.41	6.4	3.5	0.61	20	8.5	5.9
2,3,3′,4,4′,5-hexaCB (#156)	67	610	250	28	89	54	1.8	27	15	1.7	49	20	15
2,3,3′,4,4′,5′-hexaCB (#157)	18	160	70	7.2	24	14	0.45	7.2	3.9	0.32	12	5.1	3.7
2,2′,3,3′,5,6,6′-heptaCB (#179)	0.35	2.5	0.79	0.32	2.3	0.72	0.18	0.46	0.28	ND	1.19	0.54	0.57
2,2′3,3′,5,5′,6-heptaCB (#178)	11	50	26	6.3	39	19	1.2	17	9.5	0.89	38	15	11
2,2′,3,4,4′,5,6-heptaCB (#182)	57	230	120	39	180	88	9.5	79	47	6.0	180	75	47
2,2′,3,4,4′,5′,6-heptaCB (#183)	17	68	37	9.1	36	19	1.9	22	11	2.1	34	16	10

表 2.2 （つづき）

Congener	Pattern A (n=10) Min.	Max.	Mean	Pattern B (n=7) Min.	Max.	Mean	Pattern BC (n=5) Min.	Max.	Mean	Pattern C (n=15) Min.	Max.	Mean	Normal control**
2,2',3,4,4',5,6-heptaCB (#181)	0.88	9.1	3.5	0.24	0.97	0.50	0.039	0.48	0.19	ND	0.35	0.19	0.12
2,2',3,3',4',5,6-heptaCB (#177)	13	62	36	9.0	35	17	2.1	17	8.5	2.1	32	16	12
2,2',3,3',4,5,5'-heptaCB (#172)	11	65	30	5.4	24	13	0.68	10	5.4	0.66	17	7.9	6.6
2,2',3,4,4',5,5'-heptaCB (#180)	160	800	430	88	530	250	17	190	110	11	370	150	114
2,3,3',4,4',5',6-heptaCB (#191)	3.8	31	13	1.6	5.5	3.5	0.21	3.0	1.4	0.11	3.8	1.8	1.3
2,2',3,3',4,4',5-heptaCB (#170)	65	430	200	33	130	77	3.9	54	30	2.4	100	41	34
2,3,3',4,4',5,5'-heptaCB (#189)	10	74	32	5.6	14	9.0	0.43	3.5	2.1	0.14	5.7	2.5	1.9
2,2',3,3',5,5',6,6'-octaCB (#202)	3.8	18	8.0	2.2	17	7.8	0.42	7.0	3.6	0.17	55	14	4.6
2,2',3,3',4,5',6,6'-octaCB (#200)	0.49	3.3	1.6	0.44	3.2	1.2	0.11	1.5	0.68	0.10	9.2	2.2	0.92
2,2',3,3',4',5,5',6-/2,2',3,3',4,5,5',6-octaCBs (#201/198)	25	92	55	16	95	45	3.4	36	20	0.50	69	24	15
2,2',3,4,4',5,5',6-octaCB (#203)	24	120	60	14	64	35	2.8	28	15	0.46	50	20	6.3
2,2',3,3',4,4',5,6-octaCB (#195)	6.2	36	18	3.9	15	8.2	0.62	6.6	3.5	0.50	12	4.9	3.3
2,2',3,3',4,4',5,5'-octaCB (#194)	29	120	66	19	87	41	3.8	28	16	0.99	51	22	16
2,3,3',4,4',5,5',6-octaCB (#205)	1.1	6.9	3.5	0.99	2.4	1.4	0.20	0.94	0.58	0.15	1.7	0.80	0.50
2,2',3,3',4,5,5',6,6'-nonaCB (#208)	2.0	6.4	4.1	1.3	5.8	2.7	0.55	2.2	1.2	0.08	4.4	2.0	0.71
2,2',3,3',4,4',5,6,6'-nonaCB (#207)	1.0	4.0	2.2	0.75	2.9	1.3	0.25	0.97	0.55	0.13	1.7	0.89	0.38
2,2',3,3',4,4',5,5',6-nonaCB (#206)	5.5	24	13	4.7	15	7.7	1.1	5.8	3.2	0.19	11	4.7	1.4
2,2',3,3',4,4',5,5',6,6'-decaCB (#209)	2.8	8.4	4.8	2.5	11	4.5	1.0	3.6	2.1	0.24	7.0	3.5	0.063
Total triCBs	2.9	9.0	5.4	4.0	16	9	2.9	6.1	4.2	4.9	20	9.2	5.8
Total tetraCBs	16	61	42	23	79	39	11	38	23	18	190	73	43
Total pentaCBs	49	360	180	55	240	100	11	86	47	25	250	130	93
Total hexaCBs	480	3200	1600	260	1200	620	40	520	280	51	1000	470	340
Total heptaCBs	350	1700	930	200	960	500	37	400	220	25	770	330	240
Total octaCBs	90	390	210	56	280	140	11	110	59	3.0	200	88	46
Total nonaCBs	8.7	35	20	6.7	24	12	1.9	8.9	5	0.4	17	7.6	2.5
Total PCB (ppb, whole blood basis)	1.01	5.79	2.95	0.608	2.58	1.41	0.116	1.14	0.645	0.129	2.48	1.11	0.768

*Concentrations of four kinds of non-*ortho* coplanar PCBs (IUPAC#77, #81, #126 and #169) are excluded in this summary.
**Determined from blood mixture of ten adults living in Fukuoka.

のと考えられる。

2.3　2004年度油症検診受診者の血液中 PCB 分析
──油症発生から 36 年経過時点の PCB 体内残留──

　前節で確立した迅速分析法を用い，2004 年度福岡県油症検診の受診者のうち 66 名を対象に血液中 PCB の異性体分離分析を実施した。コントロール血液（対照血液）として，福岡県内に在住する一般成人 10 名から提供された血液を等量ずつ混合したものを用いた。受診者 66 名の内訳は，認定患者 37 名，および未認定者 29 名であった。

　各受診者について PCB 濃度測定ならびに PCB パターン解析を行った。結果は以下の通りであった。総 PCB 濃度（全血重量あたり）は A パターン（10 名）で 1.44～6.92 ppb（平均 4.05

ppb), Bパターン (7名) では 0.74～4.02 ppb (平均 2.15 ppb), BCパターン (7名) で 0.20～1.99 ppb (平均 1.17 ppb), Cパターン (42名) で 0.10～3.77 ppb (平均 1.43 ppb) の範囲であった。一方,対照血液の総 PCB 濃度は 1.32 ppb であった。受診者 66 名における総 PCB 濃度の最高値は 5.79 ppb であり,これは対照血液に対して 7.5 倍高い値であった。

認定患者 37 名の血液中 PCB の異性体別濃度を表 2.2 に示した。Aパターン (10名) における平均 PCB 濃度 2.95 ppb に対し,Bパターン (7名) は 1.41 ppb, BCパターン (5名) では 0.64 ppb, Cパターン (15名) 1.11 ppb であった。

1998 年度に三村らは GC/MS (四重極型質量分析計) を用いて油症患者 13 名の血液及び 2 名の母乳試料について PCB 異性体別分析を行い,血液から 49 種の PCB 異性体を検出した (19)。油症患者 13 名の総 PCB 濃度の平均値は 4.97 ppb であったが,これは筆者らの分析による A パターン 10 名の総 PCB 濃度の平均値 2.95 ppb よりもやや高い濃度である。

油症発生から 36 年余りが経過した時点で,油症検診受診者の血液中 PCB の異性体分離分析を行った結果,一部の認定患者の体内には一般健常者よりも高いレベルの PCB が未だ保持されていることが確認された。また対照血液に対して PCB の性状の違いが顕著な患者群 (A パターン) になるほど総 PCB 濃度は高くなる傾向が認められた。一方,多くの検診受診者の血液中 PCB 濃度は一般健常者と接近しており,対照血液の総 PCB 濃度を下回る例も認められた。

2.4 2006 年度油症検診受診者の血液中 PCB 分析——油症患者と一般住民との比較——

前節で述べた血液中 PCB の異性体分離分析法の確立によって,検診受診者における PCB の体内残留度を,一般健常者と異性体別に比較することが可能となった。2006 年度,筆者らは福岡県油症検診受診者 58 名 (認定患者 15 名,未認定者 43 名) について血液中 PCB 濃度と性状を調べた。また受診者との比較対照試料として,2004 年度に福岡県の同一自治体内に居住する一般住民 127 名より採取した血液について同様に PCB 濃度を測定した。

検診受診者 58 名と一般住民 127 名の血液中 PCB 分析結果を表 2.3 に示した。認定患者における 6～8 塩化物 (HexaCBs, HeptaCBs, OctaCBs) の各濃度は一般住民よりも高く,Total hexa-CBs の平均濃度は一般住民に対して 1.4 倍,Total heptaCBs は 1.4 倍,Total octaCBs は 1.3 倍であった。一方,未認定者における 3～8 塩化物の平均濃度はいずれも一般住民よりも低い値となっていた。これは一般住民 127 名の年齢構成が 68～86 (平均 68.1 歳) だったのに対し,2006 年度の検診受診者は 10～80 歳と幅広く,未認定者に多く含まれる低年齢層が平均 PCB 濃度を引き下げたためと考えられる。

表 2.4 は認定患者及び未認定者の一般住民に対する血液中 PCB の濃度比を異性体別に算出した結果である。各母集団要素の年齢を近似させるために,認定患者においては 60～81 歳 (平均 72.0 歳) の 10 名,未認定者は 61～84 歳 (平均 68.5 歳) の 19 名のデータをそれぞれ選び出して用いた。また,ここでは分析対象の 68 種 PCB 異性体のうち全血重量あたりの濃度が 10 pg/g 以上を示したものを表示した。

認定患者の各 PCB 異性体の平均濃度は一般住民に対して全般に高い傾向を示した。一般住民に対して濃度が顕著に高かった化合物を順に挙げると PCB157, 156, 189, 137, 195, 170, 99

表 2.3　2006 年度油症検診受診者（認定患者 15 名及び未認定者 43 名）および福岡県在住一般住民 127 名における血液中 PCB 異性体分離分析結果

Congener	Yusho patients (n=15) Min.	Max.	Mean	Yusho suspected persons (n=43) Min.	Max.	Mean	Fukuoka pref. residents (n=127) Min.	Max.	Mean
2,4,5-triCB (#29)	ND	ND	-	ND	ND	-	ND	0.29	0.079
2,4,4′-triCB (#28)	2.6	18	5.7	ND	26	6.4	2.3	43	8.5
3,4,4′-triCB (#37)	ND	ND	-	ND	ND	-	ND	ND	-
2,2′,5,5′-tetraCB (#52)	1.3	9.4	3.9	0.11	19	3.4	1.3	16	4.1
2,2′,4,5′-tetraCB (#49)	0.54	2.9	1.5	0.47	4.2	1.8	0.33	2.3	1.0
2,2′,4,4′-tetraCB (#47)	0.71	4.3	2.7	ND	5.7	1.7	0.81	4.6	1.9
2,2′,3,5′-tetraCB (#44)	ND	3.1	1.2	ND	2.8	0.93	0.35	3.3	1.5
2,3′,4′,6-tetraCB (#71)	ND	1.7	0.63	ND	1.6	0.50	ND	1.2	0.61
2,3,4′,5-tetraCB (#63)	ND	1.1	0.35	ND	1.6	0.39	0.057	2.0	0.47
2,4,4′,5-tetraCB (#74)	6.8	150	53	1.8	190	48	12	240	64
2,3′,4′,5-tetraCB (#70)	0.17	2.2	0.99	ND	1.4	0.49	0.17	2.2	0.83
2,3′,4,4′-tetraCB (#66)	1.4	15	5.5	ND	25	5.7	1.4	40	7.7
2,3,3′,4′-/2,3,4,4′-tetraCBs (#56/60)	0.87	6.4	2.4	ND	10	2.6	0.52	16	2.9
2,2′,3,5′,6-pentaCB (#95)	ND	4.9	2.7	ND	8.7	2.9	0.86	9.5	2.7
2,2′,3,5,5′-pentaCB (#92)	ND	6.3	1.7	ND	8.9	1.5	0.50	16	2.8
2,2′,4,5,5′-pentaCB (#101)	2.8	13	6.1	0.70	21	5.2	1.3	26	6.1
2,2′,4,4′,5-pentaCB (#99)	7.7	350	74	2.0	100	30	10	120	40
2,3,3′,4′,6-pentaCB (#117)	ND	27	4.1	ND	8.9	1.9	0.63	14	3.0
2,2′,3,4′,5-pentaCB (#87)	ND	6.0	2.5	ND	4.0	1.1	0.63	8.2	2.2
2,2′,3,4,4′-pentaCB (#85)	ND	0.70	0.30	ND	1.4	0.27	0.16	2.8	0.70
2,3,3′,4′,6-pentaCB (#110)	ND	1.9	1.2	ND	1.8	0.97	0.39	2.9	1.3
2,3,3′,4′,5-pentaCB (#107)	ND	4.8	2.0	ND	9.2	2.0	0.56	17	3.2
2′,3,4,4′,5-pentaCB (#123)	ND	2.7	0.95	ND	4.6	1.1	0.24	8.0	1.5
2,3′,4,4′,5-pentaCB (#118)	9.2	120	54	3.8	200	50	16	360	79
2,3,4,4′,5-pentaCB (#114)	0.63	23	7.4	ND	16	3.8	1.6	17	5.5
2,3,3′,4,4′-pentaCB (#105)	2.3	26	11	0.87	37	10	3.0	78	17
2,2′,3,5,5′,6-hexaCB (#151)	ND	14	3.5	ND	9.2	2.1	0.83	18	4.0
2,2′,3,3′,5,6′-hexaCB (#135)	ND	2.6	1.0	ND	3.4	0.52	0.43	6.3	1.5
2,2′,3,4′,5,6-hexaCB (#147)	ND	5.1	1.2	ND	4.9	0.77	0.14	6.1	1.6
2,2′,3,4,4′,6-hexaCB (#139)	ND	7.7	2.9	ND	5.8	1.1	0.44	9.5	2.6
2,2′,3,3′,5,6-hexaCB (#134)	ND	ND	-	ND	ND	-	ND	0.55	0.090
2,3,3′,5,5′,6-hexaCB (#165)	ND	ND	-	ND	ND	-	ND	ND	-
2,2′,3,4′,5,5′-hexaCB (#146)	5.2	190	50	1.2	100	27	15	150	44
2,2′,3,3′,4,6′-hexaCB (#132)	ND	3.0	0.77	ND	3.1	0.33	0.044	3.7	0.91
2,2′,4,4′,5,5′-hexaCB (#153)	35	1100	360	6.5	650	190	93	880	290
2,2′,3,4,5,5′-hexaCB (#141)	ND	1.2	0.30	ND	2.4	0.13	0.12	4.9	1.1
2,2′,3,3′,4,4′,5-hexaCB (#137)	1.3	140	23	ND	20	6.9	2.9	33	9.6
2,2′,3,3′,4,5′-hexaCB (#130)	ND	92	14	ND	23	5.7	1.9	35	8.4
2,3,3′,4′,5′,6-hexaCB (#164)	7.3	340	76	1.8	120	37	ND	190	62
2,2′,3,4,4′,5′-hexaCB (#138)	14	870	200	5.3	280	85	41	420	130
2,2′,3,3′,4,4′-hexaCB (#128)	0.59	3.9	1.9	ND	5.1	1.4	0.43	9.2	2.8
2,3′,4,4′,5,5′-hexaCB (#167)	1.5	16	8.7	0.41	25	6.5	3.4	47	12
2,3,3′,4,4′,5-hexaCB (#156)	2.9	670	92	0.49	58	18	8.9	92	26
2,3,3′,4,4′,5′-hexaCB (#157)	1.3	170	24	ND	16	4.8	2.3	21	6.5
2,2′,3,3′,5,6,6′-heptaCB (#179)	ND	2.3	0.88	ND	2.5	0.54	0.13	3.0	0.67
2,2′,3,3′,5,5′,6-heptaCB (#178)	3.1	50	22	ND	45	14	7.4	62	20

表 2.3 （つづき）

Congener	Yusho patients (n=15) Min.	Max.	Mean	Yusho suspected persons (n=43) Min.	Max.	Mean	Fukuoka pref. residents (n=127) Min.	Max.	Mean
2,2´,3,4,4´,5,6-heptaCB (#182)	14	210	110	1.89	210	63	32	280	90
2,2´,3,4,4´,5´,6-heptaCB (#183)	2.0	93	33	ND	50	15	6.5	59	20
2,2´,3,4,4´,5,6-heptaCB (#181)	ND	12	1.6	ND	2.3	0.47	ND	0.8	0.23
2,2´,3,3´,4´,5,6-heptaCB (#177)	4.0	83	27	0.73	65	15	5.1	60	18
2,2´,3,3´,4,5,5´-heptaCB (#172)	1.4	65	14	ND	19	6.0	3.4	31	9.5
2,2´,3,4,4´,5,5´-heptaCB (#180)	30	830	250	4.2	460	120	74	650	190
2,3,3´,4,4´,5´,6-heptaCB (#191)	1.0	32	5.9	ND	10	1.8	0.85	7	2.4
2,2´,3,3´,4,4´,5-heptaCB (#170)	9.9	550	110	1.6	140	39	22	180	55
2,3,3´,4,4´,5,5´-heptaCB (#189)	0.77	84	12	ND	8.6	2.5	1.3	11	3.3
2,2´,3,3´,5,5´,6,6´-octaCB (#202)	1.4	16	7.3	ND	20	5.1	ND	130	9.0
2,2´,3,3´,4,5´,6,6´-octaCB (#200)	0.47	3.0	1.7	ND	2.9	0.88	ND	39	2.2
2,2´,3,3´,4´,5,5´,6-/2,2´,3,3´,4,5,5´,6-octaCBs (#201/198)	5.0	91	34	ND	67	20	12	130	32
2,2´,3,4,4´,5,5´,6-octaCB (#203)	3.0	130	33	ND	48	15	8.9	91	25
2,2´,3,3´,4,4´,5,6-octaCB (#195)	1.5	53	13	ND	20	5.6	1.9	21	5.8
2,2´,3,3´,4,4´,5,5´-octaCB (#194)	5.5	150	39	ND	58	19	8.6	130	27
2,3,3´,4,4´,5,5´,6-octaCB (#205)	ND	7.4	1.6	ND	2.3	0.49	0.33	2.7	0.99
2,2´,3,3´,4,5,5´,6,6´-nonaCB (#208)	1.3	8.5	3.5	ND	9.2	2.0	0.44	7.4	2.5
2,2´,3,3´,4,4´,5,6,6´-nonaCB (#207)	ND	6.5	2.0	ND	3.3	0.99	0.18	3.2	1.1
2,2´,3,3´,4,4´,5,5´,6-nonaCB (#206)	1.9	33	8.6	ND	12	4.5	2.2	20	6.3
2,2´,3,3´,4,4´,5,5´,6,6´-decaCB (#209)	1.9	7.3	4.0	ND	8.0	3.0	1.6	12	4.4
Total triCBs	2.6	18	5.7	ND	26	6.5	2.4	43	8.6
Total tetraCBs	20	170	73	7.1	230	65	18	320	85
Total pentaCBs	29	460	170	13	400	110	41	680	170
Total hexaCBs	69	3600	860	16	1300	390	200	1900	600
Total heptaCBs	67	2000	580	8.6	990	280	160	1290	410
Total octaCBs	17	440	130	0.66	200	66	38	420	100
Total nonaCBs	3.8	48	14	0.045	23	8	2.8	29	9.8
Total PCB (ppb, whole blood basis)	0.221	6.63	1.83	0.0521	3.16	0.923	0.519	4.60	1.39

*ND: not detected

であり，一般住民に対してそれぞれ 5.1 倍，4.8 倍，4.7 倍，3.2 倍，2.9 倍，2.5 倍，2.5 倍の濃度であった．これらの化合物は油症原因ライスオイルから比較的高濃度に検出されている(20)．一方，未認定者における PCB 各異性体の平均濃度は一般住民と非常に近接しており，一般住民に対して 0.89～1.4 倍の範囲であった．

油症患者において，特異的に高濃度の残留が認められている異性体としては PCB156 が知られており，その残留濃度はパターン判定作業におけるパラメータとして用いられている．同様にパラメータとして使用されている PCB118 は油症患者では特異的に低く検出される化合物である．今回，PCB118 と同様に PCB105 の濃度は油症患者で特異的に低く検出された．PCB105 の濃度は，原因ライスオイルを摂取したことを示す新たな指標化合物となる可能性がある．

表 2.4 油症認定患者および未認定者における血液中 PCB 異性体の残留傾向.一般住民における各 PCB 異性体の平均濃度に対する比を求め,患者-未認定者で比較した.

Congener	Mean concentration ratios for Fukuoka residents (n=127)	
	Yusho patients (n=10)	Yusho suspected persons (n=19)
2,4,4´,5-tetraCB (#74)	1.1	1.3
2,2´,4,4´,5-pentaCB (#99)	2.5	1.1
2,3´,4,4´,5-pentaCB (#118)	0.87	1.0
2,3,4,4´,5-pentaCB (#114)	1.8	1.1
2,3,3´,4,4´-pentaCB (#105)	0.85	0.98
2,2´,3,4´,5,5´-hexaCB (#146)	1.5	0.94
2,2´,4,4´,5,5´-hexaCB (#153)	1.6	0.99
2,2´,3,4,4´,5-hexaCB (#137)	3.2	1.1
2,2´,3,3´,4,5-hexaCB (#130)	2.3	1.0
2,3,3´,4´,5´,6-hexaCB (#164)	1.6	0.92
2,2´,3,4,4´,5´-hexaCB (#138)	2.0	0.95
2,3´,4,4´,5,5´-hexaCB (#167)	0.95	0.89
2,3,3´,4,4´,5-hexaCB (#156)	4.8	1.1
2,3,3´,4,4´,5´-hexaCB (#157)	5.1	1.1
2,2´,3,3´,5,5´,6-heptaCB (#178)	1.4	1.1
2,2´,3,4,4´,5,6-heptaCB (#182)	1.5	1.1
2,2´,3,4,4´,5´,6-heptaCB (#183)	2.2	1.1
2,2´,3,3´,4´,5,6-heptaCB (#177)	1.9	1.3
2,2´,3,3´,4,5,5´-heptaCB (#172)	2.0	0.97
2,2´,3,4,4´,5,5´-heptaCB (#180)	1.7	1.0
2,2´,3,3´,4,4´,5-heptaCB (#170)	2.5	1.1
2,3,3´,4,4´,5,5´-heptaCB (#189)	4.7	1.1
2,2´,3,3´,4´,5,5´,6-/2,2´,3,3´,4,5,5´,6-octaCBs (#201/198)	1.4	0.94
2,2´,3,4,4´,5,5´,6-octaCB (#203)	1.7	0.94
2,2´,3,3´,4,4´,5,6-octaCB (#195)	2.9	1.4
2,2´,3,3´,4,4´,5,5´-octaCB (#194)	1.8	1.1
2,2´,3,3´,4,4´,5,5´,6-octaCB (#206)	1.7	0.97

　一般の人々における PCB の食事経由の平均摂取量は,PCB の製造使用中止措置がとられた 1974 年以降ゆるやかに減少したが,近年は明確な減少傾向は見られずほぼ横ばいである.1995 年における調査結果では,食事経由の PCB 平均摂取量は約 0.5μg/person/day と見積もられている (21).また増田らは 2000〜2002 年に油症患者 28 名及び一般市民 151 名から採取した血液を GC/MS (四重極型質量分析計) で分析し,24 種類の PCB 異性体を分離・定量した (22).この結果によれば,一般人では「各 PCB 異性体濃度」と「年齢」との間に高い相関が見られたが,油症患者では PCB118,138,156,180,170 の 5 種類の異性体濃度に年齢との相関を認めなかった.この傾向は本研究結果とよく一致している.油症患者に特異的に検出される PCB 異性体の残留状況を把握することは,油症患者の識別性の向上に役立つと考えられる.

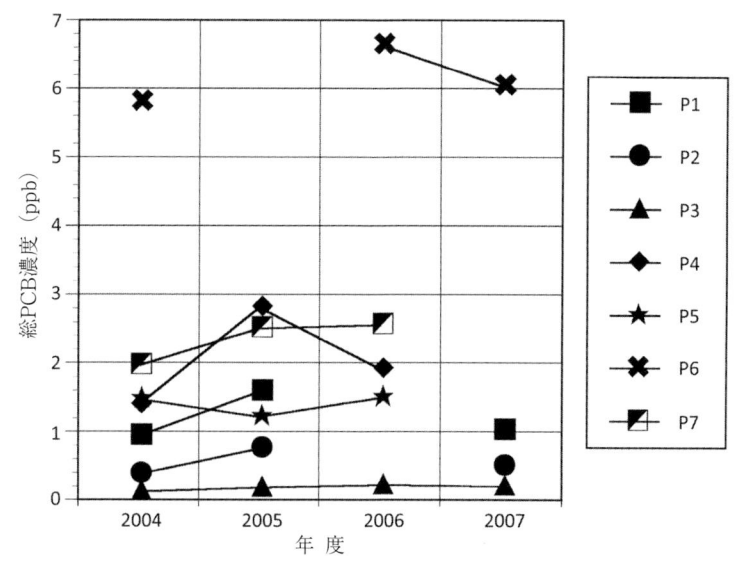

図 2.3 油症検診受診者（認定患者 P1〜P7）の血中 PCB 濃度の推移
（2004〜2007 年度）

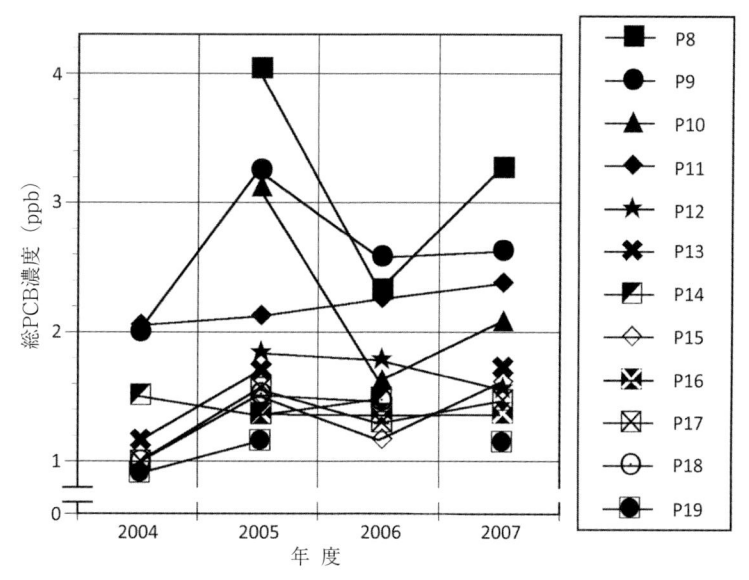

図 2.4 油症検診受診者（未認定者 P8〜P19，血中濃度 ≧ 1 ppb）の血中
PCB 濃度の推移（2004〜2007 年度）

2.5 油症検診受診者の血液中 PCB 濃度の経年推移（2004〜2007 年度）

HRGC/HRMS を用いて血液中 PCB の異性体分離分析を開始した 2004 年度から 2007 年度までの 4 ヵ年に得られたデータをもとに，当該期間に受診歴が 3 回以上の個人 29 名を対象として「PCB 濃度」及び「血中 PCB パターン」の推移を調べた。29 名の内訳は認定患者 7 名，未認定

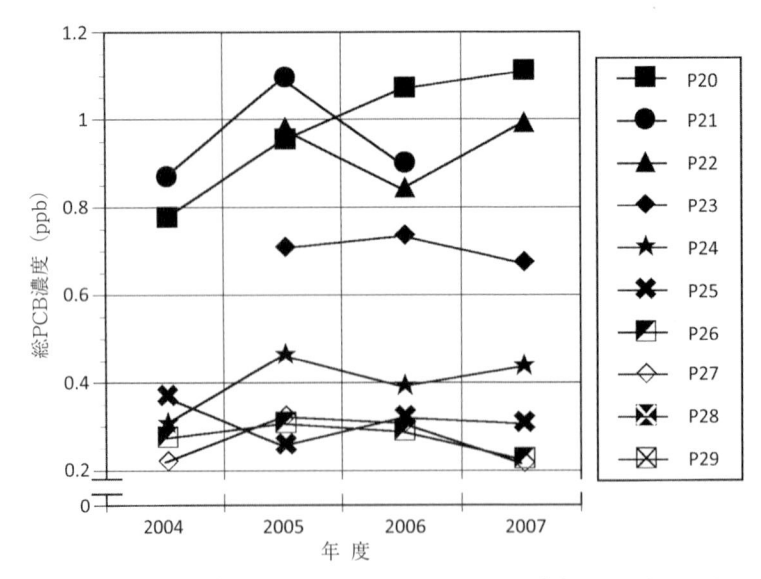

図 2.5 油症検診受診者（未認定者 P20〜P29，血中濃度＜1 ppb）の血中 PCB 濃度の推移（2004〜2007 年）

者22名であった．図2.3に認定患者7名の血中PCB濃度の推移を示した．図2.4及び2.5は未認定者における濃度推移である．図2.4は4ヵ年における平均PCB濃度が1 ppb以上の受診者，図2.5は同様に1 ppb未満の受診者について示した．

認定患者（図2.3）においては，1名（P6）の血中濃度が6〜7 ppbの比較的高い濃度域を推移していたが，他の6名はいずれも3 ppb未満であった．一方，筆者らが2004〜2007年度に分析した対照血液のPCB濃度は0.46〜1.32 ppb（平均0.82 ppb），2004年度に福岡県下で採取した健常者127名の血液中PCB濃度は0.52〜4.60 ppb（平均1.39 ppb）であった．このように一部の認定患者を除き，多くの検診受診者と一般健常者との間で血液中PCB濃度に大きな差異が認められないのが現状である．

増田らの報告によると，油症認定患者の血液中PCB濃度は1976年から2005年にかけての30年間で約1/2に減少していた（12）．本調査における最近4ヵ年の結果を見る限りでは，血液中PCB濃度の明確な減少傾向は認定患者7名及び未認定者22名には認められず，多少の変動はあるものの横ばいで推移していた（図2.3〜2.5）．

2004〜2007年度の29名の血液中PCBパターンの判定結果を見ると，4名においてBC-C間の変動が認められたほかは，各々のパターン判定結果に変化は認められなかった．患者P6とP7においては，PCBの曝露から約40年の経過した時点においても，ガスクロマトグラムの形状は一般健常者と明確に区別され，判定結果に変動は認められずAパターンで保持されていた．

現在，油症診断における化学分析の項目としては，PCB，PCQ（ポリ塩化クアテルフェニル），さらには2004年度より追加されたPCDF（ポリ塩化ジベンゾフラン）の計3項目がある．油症発生から約40年が経過した時点で，典型的な油症患者においてPCBの特異的な残留が認め

表 2.5 血液中 PCB パターンの経年推移（2004〜2007 年度）

No.	患者区分	2004	2005	2006	2007	PCB 平均濃度 (ppb)
P1	認定	C	C	-	C	1.18
P2	認定	BC	BC	-	C	0.54
P3	認定	BC	BC	C	C	0.17
P4	認定	B	B	B	-	2.04
P5	認定	C	C	C	-	1.39
P6	認定	A	A	A	A	6.15
P7	認定	A	A	A	-	2.34
P8	未認定	C	C	C	-	3.20
P9	未認定	C	C	C	C	2.61
P10	未認定	-	BC	C	C	2.27
P11	未認定	C	C	BC	C	2.20
P12	未認定	-	C	C	C	1.73
P13	未認定	C	C	-	C	1.52
P14	未認定	C	C	C	-	1.45
P15	未認定	-	C	C	C	1.43
P16	未認定	-	C	C	C	1.36
P17	未認定	C	C	C	C	1.33
P18	未認定	C	C	C	-	1.32
P19	未認定	C	C	-	C	1.07
P20	未認定	C	C	C	C	0.98
P21	未認定	C	C	C	-	0.95
P22	未認定	-	C	C	C	0.94
P23	未認定	-	C	C	C	0.70
P24	未認定	C	C	C	C	0.40
P25	未認定	C	C	C	C	0.31
P26	未認定	C	C	C	C	0.27
P27	未認定	C	C	C	C	0.27
P28	未認定	C	C	C	C	0.12
P29	未認定	C	C	C	C	0.06

られた．血液中 PCB の分析結果は油症診断に有用であり，検診を通じて PCB の体内残留の推移を把握することは，受診者の健康管理に寄与すると考えられる．

文　献

1) 中川礼子，中村又善，平川博仙，堀　就英，飯田隆雄（1999）キャピラリーカラム GC/MS による油症患者及び健常者血液中 PCB の分析 ── パックドカラム ECD/GC 従来法との比較 ──．福岡医誌 90, 184-191.
2) 鵜川昌弘，中村彰夫，樫本　隆（1973）PCB の数値化法に関する研究．食品衛生学雑誌 14, 415-424.
3) 増田義人，香川梨絵，島村京子，高田真由美，倉恒匡徳（1974）油症患者および一般人の血液中のポリ塩化ビフェニール．福岡医誌 60, 25-27.

4) 増田義人，香川梨絵，倉恒匡徳（1974）油症患者および一般人のポリ塩化ビフェニール．福岡医誌 60，17-24．
5) Yoshihara S, Nagata K, Yoshimura H, Kuroki H, and Masuda Y (1981) Inductive effect on hepatic enzymes and acute toxicity of individual polychlorinated dibenzofuran congeners in rats. Toxicol. Appl. Pharmacol. 59, 580-588.
6) 倉恒匡徳，青野正男，吉田彦太郎（1987）序言．福岡医誌 78，181-192．
7) Masuda Y, (1985) Health status of Japanese and Taiwanese after exposure to contaminated rice oil. Environmental Health Perspect. 60, 321-325.
8) 幸田 弘，増田義人（1975）九州大学付属病院油症外来患者の血中 PCB 濃度と臨床症状との関係．福岡医誌 66，624-628．
9) Beltchly JD (1984) Proceeding of PCB seminor, Ministry of Housing, Physical Planning and Environment, the Netherlands. pp. 343-372.
10) 厚生省環境衛生局長通知：食品中に残留する PCB の規制について，昭和 47 年 8 月 24 日，環食第 442 号
11) Hirai T, Fujimine Y, Watanabe S, and Nakano T (2005) Congener-specific analysis of polychlorinated biphenyl in human blood from Japanese. Environmental Geochemistry and Health. 27, 65-73.
12) 増田義人，吉村健清，梶原淳睦，J. J. Ryan（2007）油症発生より 38 年間の患者血中 PCBs, PCDFs の濃度変遷．福岡医誌 98，182-195．
13) 松村千里，鶴川正寛，中野 武，江崎達也，大橋 眞（2002）：キャピラリーカラム（HT-8PCB）による PCB 全異性体の溶出順位．環境化学 12，855-865．
14) 中川礼子，芦塚由紀，堀 就英，平川博仙，飛石和大，飯田隆雄（2003）血中 PCB パターン判定における従来法と異性体分析法の同等性について．福岡医誌 94，144-147．
15) 堀 就英，飛石和大，芦塚由紀，中川礼子，戸高 尊，平川博仙，飯田隆雄（2005）ゲル浸透クロマトグラフィー（GPC）及び高分解能ガスクロマトグラフィー/高分解能質量分析計（HRGC/HRMS）による血中 PCB 異性体別分析．福岡医誌 96，220-226．
16) Patterson DG Jr, Isaacs SG, Alexander LR, Turner WE, Hampton L, Bernert JT, and Needham LL (1991) Method 6, Determination in specific polychlorinated-p-dioxins and dibenzofurans in blood and adipose tissue by isotope-dilution high-resolution mass spectrometry. Envioronmental carcinogens methods of analysis and exposure measurement, Vol. 11, IARC Scientific Publications No. 108, 343-355.
17) 厚生省：血液中のダイオキシン類測定暫定マニュアル（2000 年 12 月）．
18) Todaka,T., Hirakawa H., Tobiishi K., and Iida T. (2003) New protocol of dioxins analysis in human blood. Fukuoka Acta Medica 94, 148-157.
19) 三村敬介，田村水穂，原口浩一，増田義人（1999）油症患者母乳及び血液中の全 PCB 異性体の分析．福岡医誌 90，202-209．
20) 小栗一太，赤峰昭文，古江増隆（2000）油症研究 30 年の歩み．p 274，九州大学出版会，福岡．
21) 桑原克義，松本比佐志，村上保行，堀 伸二郎（1997）19 年間（1977 年～1995 年）におけるトータルダイエットスタディー法による大阪在住成人の PCB 及び有機塩素系農薬の 1 日摂取量の推移．食品衛生学雑誌 38，286-295．
22) 増田義人，原口浩一，古野純典（2003）油症患者における PCB 異性体の 30 数年間にわたる特異な残留．福岡医誌 94，136-143．

第3章　油症検診受診者における血液中PCQ濃度の測定

中川礼子

　ポリ塩化クアテルフェニル（PCQ）は分子構造がポリ塩化ビフェニル（PCB）の2量体であり，油症の原因となった米ぬか油に，PCBと同様に，高濃度で混入していた。その濃度は明らかにされているものとして，1968年2月5日工場出荷油が866 ppm（PCBは968 ppm），同年2月9日出荷油が490 ppm（PCBは151 ppm），同年2月10日出荷油が536 ppm（PCBは155 ppm）であった（1,2）。PCQの毒性は，カニクイザルを用いた経口投与実験で，5 mg/日では免疫抑制と肝臓肥大や肝細胞の肥大が観察されたが，体重減少や皮膚の異常はなく，0.5 mg/日では，コントロール群と比べて変化はなかったとの報告があった（3）。さらに，その他の毒性実験結果（4）も併せて，PCQが油症の主たる原因物質ではないことが明らかにされた。1978年に油症原因油から（5），また，1981年に原因の米ぬか油を摂取した被害者の組織や血液中に，PCQが初めて検出・同定された（6）。一方，一般コントロール群において血液中PCQ濃度は検出下限値0.02 ppb未満であった。当時，強毒性ポリ塩化ジベンゾフラン（PCDF）の原因油における存在やその油症における最優位の毒性的役割も明らかにされてはいたが，血液中の微量PCDFの定量技術が確立されていなかったことなどから，PCQ濃度が原因油の摂取の有無を示すものとして，1981年油症診断基準の一つに採用された。PCQはPCBよりもさらに異性体数が多いため，PCQを完全塩素化し，生成した6種類の骨格（図3.1）の18塩素化クアテルフェニルのピーク高の和として測定する分析法が考案された。当初は，パックドカラムを用いたガスクロマトグラフィーによって，出現する3ピークを測定していたが，1988年からはより精度の高いキャピラリーガスクロマトグラフィー（7）によって，6つに分離したピーク（カラムの違いにより，5本のピークになることもある）を測定する方法に変更し，その後，分析工程の小スケール化により，前処理に要する時間を短縮するなどの改良を加えながら現在に至っている（8）。

　初期において，血液中PCQ濃度は自覚症状，臨床所見，PCB濃度，及び油症の重篤度の段階とも強い相関のある血液中PCBのガスクロマトグラムパターン（A，B，BC，Cタイプ）とよく相関することが示された（9, 10）。その後も，PCQが油症原因物質であるPCDFと同様に難代謝性や高蓄積性の挙動を示すことによるものとも思われるが，油症患者において血液（皮下脂肪）中PCQ濃度と一部の油症の症状との相関が見られた（11）。また，PCQ濃度の分布は，2007年においても1981年当時と同様に，PCBガスクロマトグラムパターンとの間で明確な差異があることが示された（図3.2）（12）。

　福岡県では，1985年からPCQ測定が開始されており，血液中PCQ濃度は，ある油症患者においての観察結果では，1985年の測定時から徐々に減少していた（8）。しかし，最近の数年間における減少度は図3.3に示されるように小さくなっている。

30 第1部　生体濃度

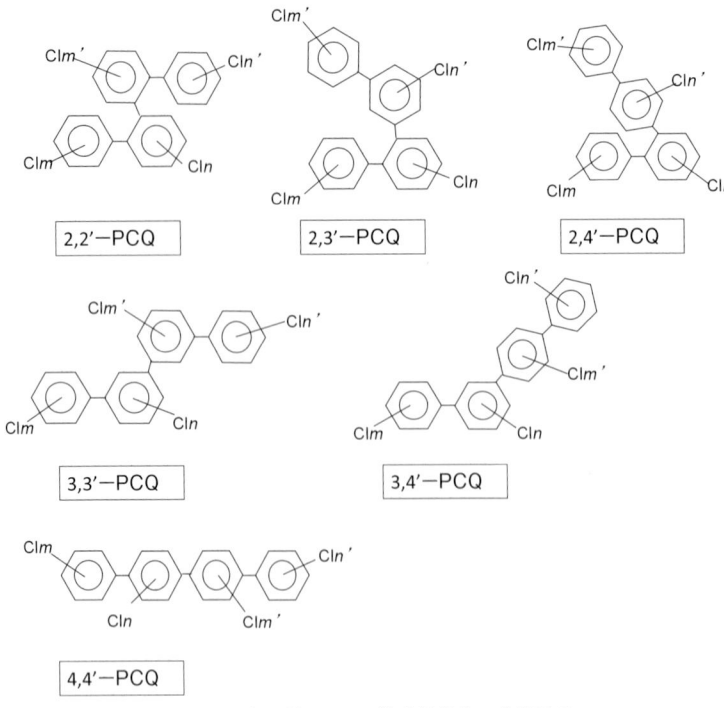

図3.1 全6種のPCQ構造異性体の化学構造

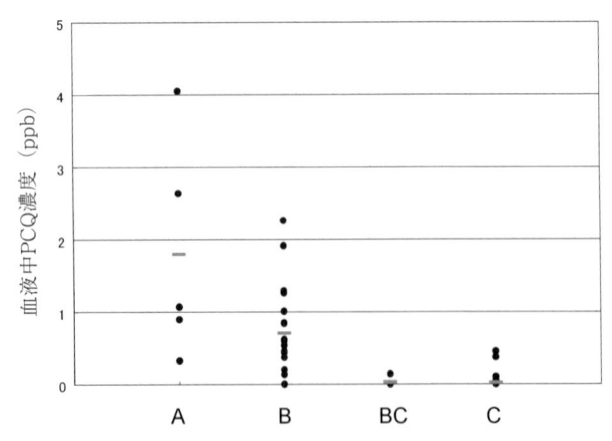

図3.2 2005年の定期油症検診でのPCBパターンが異なる血液中PCQ濃度の分布。―― は平均値を示す

　PCQ測定は，主として隠れた油症被害者の救済のために行われ，得られたPCQ結果は被害者の診定会議に科学的根拠の一つとして提出されている。最近の1999〜2008年の10年間の福岡県保健環境研究所で実施したPCQ検査件数（表3.1）とその分布（図3.4）を示した。対象者は「所見無し」，「経過観察」，「初回受診」に区分された未認定者160名及び認定患者1名（陽性コ

第3章 油症検診受診者における血液中PCQ濃度の測定

表3.1 1999〜2008年までの福岡県保健環境研究所でのPCQ検査件数

受診者内訳	1999	2000	2001	2002	2003	2004	2005	2006	2007	2008	累計	10年間で1回以上受診した人数
受診者数（人）	2	3	4	25	24	31	55	45	55	55	299	161
うち患者数（人）	1	1	1	1	1	1	1	1	1	1	10	1
未認定者（人）	1	2	3	24	23	30	54	44	54	54	289	160

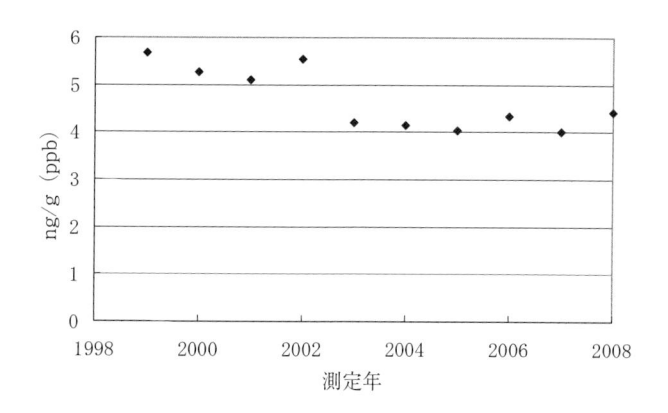

図3.3 1999〜2008年における典型的油症患者血液中PCQ濃度の経年推移

ントロール）で、未認定者を出生年が油症発生の1968年を基点とした4グループに分けた（表3.2）。

表3.2に示したように、1968年当時すでに7歳以上であった受診者99名（I）の中には、20名に0.02〜1.11 ppbの濃度範囲で、PCQが検出された（検出率20.2%）。1968年当時1〜6歳児であった受診者（II）のグループには、12名中3名（当時2歳、4歳、6歳）にそれぞれ0.14 ppb、0.05 ppb、0.02 ppb検出された（検出率25.0%）。また、1968〜1978年に出生した受診者（III）のグループには28名中1名のみにPCQが0.13 ppb検出された（検出率3.6%）。その受診者は1968年に出生した2名のうちの1名であった。なお、1978年以降1991年までに出生した受診者21名（IV）にはPCQは検出されなかった。以上の事実を総合すると、福岡県の油症検診では、PCQの確たる検出は少なくとも出生が1968年以前（グループI、II及び1968年出生者）に見られることであった。

この10年間に福岡県で新たに認定された受診者11名を表3.3に示した。PCQ濃度が低い症例が見られるが、他の基準や所見を含め総合的に診定されたと思われる。

近年、1990年前後以降に出生する3世代児へのPCQの移行が今後の「小児への健康影響」問題の一つとして懸念されている。しかしながら、それを裏付ける知見が明確には得られていない。今後、この点に関して、高いPCQ濃度を有する患者家族における世代間での検証が最優先に必要になるであろう。

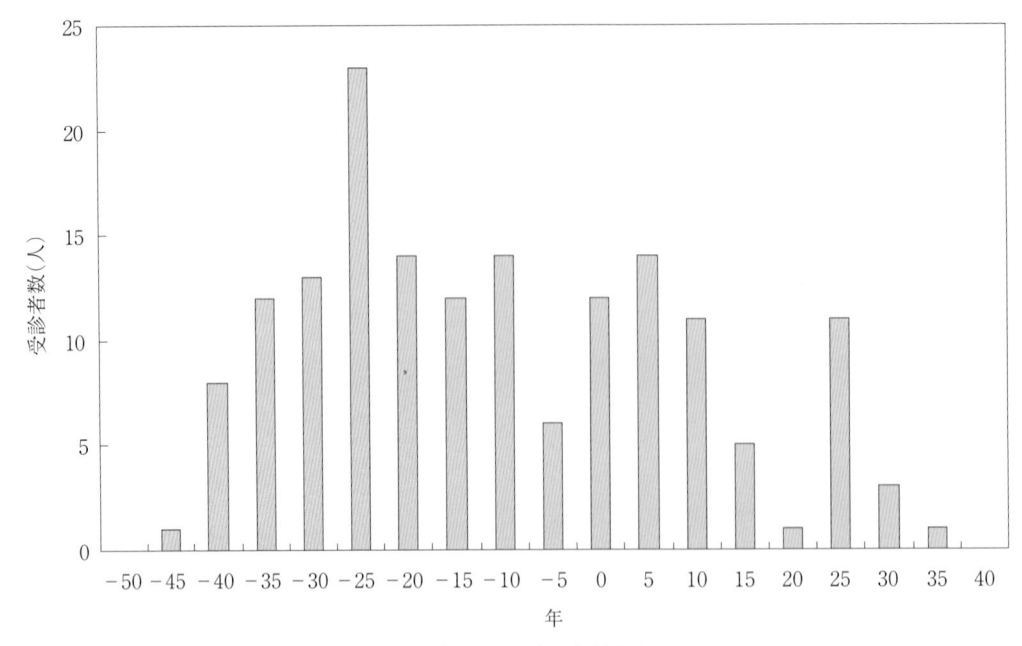

図 3.4 1968年出生を0とした場合の受診者161名の年齢分布
正（負）の数字は1968年よりそれぞれ後（前）に出生する（した）までの年数を示す。
年区分0は0～4.9を，5は5～9.9を示す。

表 3.2 1999～2008年の受診者の血液中PCQ検査結果の総括

	人	PCQが0.02ppbを超え検出された人数	割合（％）
未認定者全体	160	24	15.0
1968年当時7歳以上（I）	99	20	20.2
1968年当時乳幼児1～6歳（II）	12	3	25.0
1968～1978年出生者（III）	28	1	3.6
1979～1991年出生者（III）	21	0	0.0

表 3.3 1999～2008年に新たに認定された受診者

	PCQ濃度（ppb）	PCB濃度（ppb）	PCBパターン	PCDF濃度（pg/g, lipid）
A	1.11	2.10	B	263.1
B	1.05	1.82	B	202.3
C	0.87	1.82	B	117.6
D	0.23	1.39	B	131.9
E	0.20	0.57	B	72.4
F	0.14	0.72	BC	16.1
G	0.13	1.50	B	6.8
H	0.08	4.00	C	83.5
I	0.08	0.42	B	14.3
J	0.06	0.47	C	4.9
K	0.05	1.24	C	54.9
L	0.03	0.88	C	61.3

文 献

1) Miyata H, Kashimoto T, Kunita N (1978) Studies on the compounds related to PCB (V). Detection and determination of unknown organochlorinated compounds in Kanemi rice oil caused the Yusho. J. Food Hyg. Soc. 19, 364-371.
2) Miyata H, Murakami Y, Kashimoto T (1978) Studies on the compounds related to PCB (VI). Determination of polychlorinated quaterphenyl (PCQ) in Kanemi rice oil caused the "Yusho" and investigation on the PCQ formation. J. Food Hyg. Soc. 19. 417-425.
3) Hori S, Obana H, Kashimoto T, Otake T, Nishimura H, Ikegami N, Kunita, N. and Uda H. (1982) Effect of polychlorinated biphenyls and polychlorinated quarterphenyls in Cynomolgus monkey (Macaca Fascicuris). Toxicology. 24, 123-139.
4) Takenaka S, Iida T, Nagase M (1985) Accumulation, excretion and effects on hepatic enzymes of polychlorinated quareterphenyl congeners in rats. J. Pharmacobio-Dyn. 8, 571-577.
5) Kamps LR, Trotter WJ, Young SJ, Carson L. J, Roach JAG, Sphone JA, Tanner JT and McMahon B (1978) Polychlorinated quarter-phenyls identified in rice oil associated with Japanese "Yusho" poisoning. Bull. Environ. Contam. Toxicol. 20, 589-591.
6) Kashimoto T, Miyata H and Kunita N (1981). The presence of polychlorinated quarterphenyls in the tissues of Yusho victims. Cosmet. Toxicol. 19, 335-340.
7) 飯田隆雄, 深町和美, 竹中重幸, 中川礼子, 高橋克巳 (1988). ポリ塩化クアテルフェニルのキャピラリーガスクロマトグラフィーによる定量 (1988). 分析化学 37, 230-235.
8) 芦塚由紀, 中川礼子, 平川博仙, 堀 就英, 飯田隆雄 (2005) 油症検診における血液中ポリ塩化クアテルフェニルの分析. 福岡医誌 96, 227-231.
9) 飯田隆雄, 芥野岑男, 高田 智, 中村周三, 高橋克巳, 増田義人 (1981) ヒト血液中におけるポリ塩化ビフェニルおよびポリ塩化クアテルフェニル. 福岡医誌 72, 185-191.
10) 片岡恭一郎, 大久保彰人, 篠原志郎, 高橋克巳, 増田義人 (1983) 福岡県における油症検診データの統計解析. 福岡医誌 74, 296-301.
11) 中川礼子, 高橋克巳 (1991) PCB及びその関連化合物体内残留濃度の油症診断への適用に関する研究. 福岡医誌 82, 280-294.
12) 芦塚由紀, 中川礼子, 平川博仙, 堀 就英, 梶原淳睦, 飯田隆雄, 吉村健清 (2007) 2005年度油症検診における血液中ポリ塩化クアテルフェニルの分析. 福岡医誌 98, 232-235.

第4章　油症患者の血液中PCDF濃度の測定

梶原淳睦

4.1 概　要

　油症の原因であるライスオイルにはPCBだけでなく，PCBを熱媒体として高温に加熱して使用したために生じたと考えられるPCDFやPCT，PCQその他のPCB関連化合物をも含んでいることが明らかになった(1,2)。さらに油症原因の物質の毒性を解析した結果，油症を引き起こした主役は，当初考えられたPCBではなく，原因ライスオイル中の濃度がPCBの約1/200に過ぎないPCDFが，圧倒的に重要な役割を演じており，油症はこれらPCB関連化合物による複合中毒であることが分かった(3,4)。中でも2,3,4,7,8-ペンタクロロジベンゾフラン(PeCDF)が最も重要な原因物質であると推測された。しかし，油症患者の血液中に存在する2,3,4,7,8-PeCDF濃度の測定には当初，数百グラム，1980年代に入り高分解能のGC/MSが測定に用いられるようになっても50 gの血液が必要であり(5)，高齢になった個々の油症患者の血液中2,3,4,7,8-PeCDF濃度を測定することは負担が大きく困難であった。このため2001年より，ほとんどの患者から採血可能な5～10 mlの血液から2,3,4,7,8-PeCDFを正確に測定するため，抽出，クリーンアップ，高感度測定の一連の血液中ダイオキシン類分析システムを構築した(6,7)。この一斉分析法を用い2001年から2008年に延べ2,410名（油症認定患者1,606名，未認定者804名）の血液中ダイオキシン類濃度を測定した(8,9,10,11)。また，2004年に対照群として福岡県内の60歳以上の127名の一般人の血液中ダイオキシン類濃度を測定した。これらの血液中ダイオキシン類濃度測定結果のうち2001，2002年の油症認定患者の血液中ダイオキシン類濃度と対照群との解析により(12)，新しい油症診断基準が2004年に制定された。ここでは，これまでに測定した油症認定患者の血中ダイオキシン類濃度について性別，年齢群別に集計し解析した。

表4.1　2001年から2008年までの血液中ダイオキシン類濃度測定者数

	2001年[*1]	2002年	2003年	2004年	2005年	2006年	2007年[*2]	2008年[*2]	累計
油症認定患者	78	279	269	242	237	300	96	105	1,606
未認定者	3	92	74	74	114	125	148	174	804
小計	81	371	343	316	351	425	244	279	2,410

[*1]：福岡県内の油症認定患者と未認定者
[*2]：過去3年以内に血液中ダイオキシン類を測定していない油症認定患者と未認定者

表 4.2 油症認定患者血液血中の PCDDs, PCDFs 及びノンオルソコプラナー PCB 濃度 (2001～2008 年)

4.2 油症患者の血液中 PCDF 濃度

2001 年から 2008 年までの血液中ダイオキシン類濃度測定者数を表 4.1 に示した。2001 年に福岡県の油症一斉検診受診者のうち血液中ダイオキシン類検査の希望者 81 名の測定を開始した。翌 2002 年から 2006 年までは全国の油症一斉検診受診者を対象に血液中ダイオキシン類検査希望者，さらに 2007 年，2008 年は過去 3 年以内に血液中ダイオキシン類を測定していない油症認定患者と未認定者全員の血液中 PCDF 濃度を測定した。このため 2007 年から油症認定患者の測定者数は減少しているが，2004 年の油症診断基準の追加，2007 年のカネミ油症特例法の成立後に認定を求める未認定者の受診が増加した。

2001 年から 2008 年までの各年の血液中ダイオキシン類濃度測定結果を表 4.2 に示した。各年の受診者は異なるので年度間の直接比較はできないが，油症認定患者の Total TEQ の平均値は 61〜180 pg-TEQ/g lipids で，一般人の Total TEQ の平均値 37 pg-TEQ/g lipids の 1.6〜4.9 倍，2,3,4,7,8-PeCDF 濃度の平均値は油症患者が 70〜260 pg/g lipids で，一般人が 17 pg/g lipids で 4.1〜15.3 倍高かった。先にも述べたが 2007 年以降は油症認定患者のダイオキシン類測定対象が変わっているため平均濃度が大きく変化している。2001 年から 2008 年に延べ 2,410 名（油症認定患者 1,606 名，未認定者 804 名）の血液中ダイオキシン類濃度を測定したが，複数回検診を受診した油症認定患者および未認定者が存在するため油症認定患者の実数は 611 名，未認定者の実数は 387 名であった。これは 2008 年に確認されている油症認定患者 1,933 名の 31.6 ％に相当する。

これまでに血液中ダイオキシン濃度を測定した油症認定患者 611 名について血液中 2,3,4,7,8-PeCDF 濃度の解析を行った。血液中 2,3,4,7,8-PeCDF 濃度の経年変化を解析したところ数年程度の短期間ではほとんど変化しなかったので，1 度しか分析していない油症認定患者はその濃度を，複数回測定している場合は最後に測定した直近の濃度をその油症認定患者の血中濃度として解析した。血液中ダイオキシン濃度を測定した油症認定患者 611 名の 2008 年時点での平均年齢は 65.3 歳，男女の内訳は男性 300 名（平均年齢 64.3 歳），女性 311 名（66.3 歳）であり，血液中ダイオキシン濃度の平均値 140 pg-TEQ/g lipids，中央値 53 pg-TEQ/g lipids，男性は平均値 68 pg-TEQ/g lipids，中央値 32 pg-TEQ/g lipids，女性は平均値 210 pg-TEQ/g lipids，中央値 100 pg-TEQ/g lipids と女性の方が高い値を示した。血液中ダイオキシン濃度を測定した油症認定患者 611 名の 2,3,4,7,8-PeCDF 濃度の分布を図 4.1 に示した。約半数の 306 名は 50 pg/g lipids 以下の濃度であったが，1,000 pg/g lipids を超える者も 4 名存在した（全て女性）。男女別では男性の 64 ％（193 名）は 50 pg/g lipids 以下であったが，女性は 36 ％（113 名）が 50 pg/g lipids 以下であった。また，女性の半数以上の 157 名は 100 pg/g lipids を超えている（図 4.2）。

2008 年時点での年齢区分ごとの 2,3,4,7,8-PeCDF の平均血液中濃度を表 4.3 に示した。油症事件が発生した 1968 年以降に生まれた 39 歳以下及び事件発生当時 10 歳以下であった 40 歳代では 2,3,4,7,8-PeCDF 濃度の平均値はほぼ一般人と同レベルであるが，一部，濃度が高い者も見られる。2,3,4,7,8-PeCDF 濃度の平均値が最も高い年代は 70 歳代で，以下，80 歳以上，60 歳代，50 歳代の順であった。すべての年齢層で女性の血液中 2,3,4,7,8-PeCDF 濃度の平均値

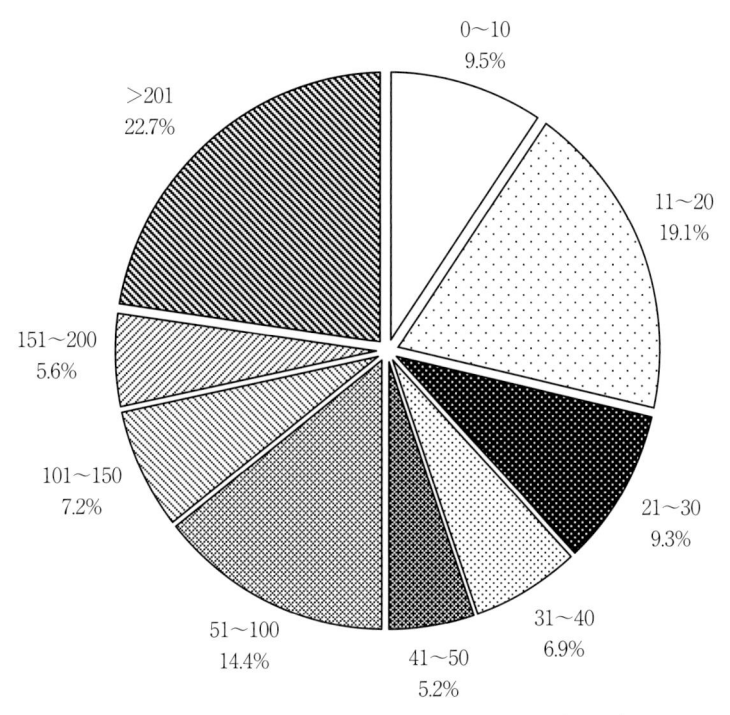

第 4 章　油症患者の血液中 PCDF 濃度の測定

図 4.1　油症認定患者の血液中 2,3,4,7,8-PeCDF 濃度分布
（n = 611, pg/g lipids）

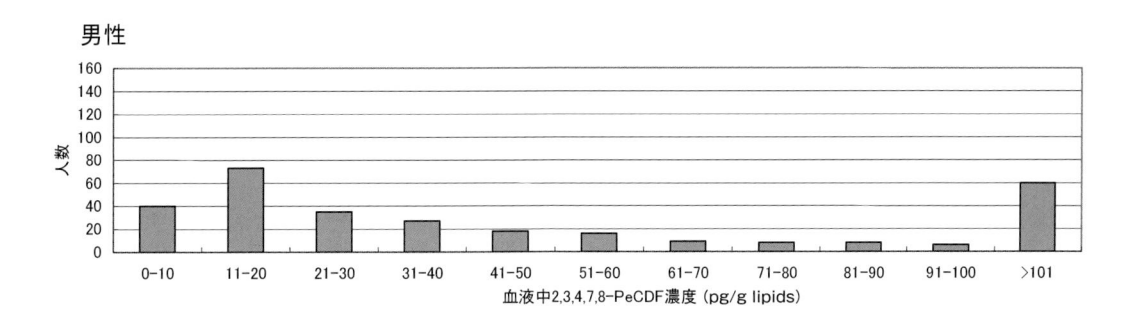

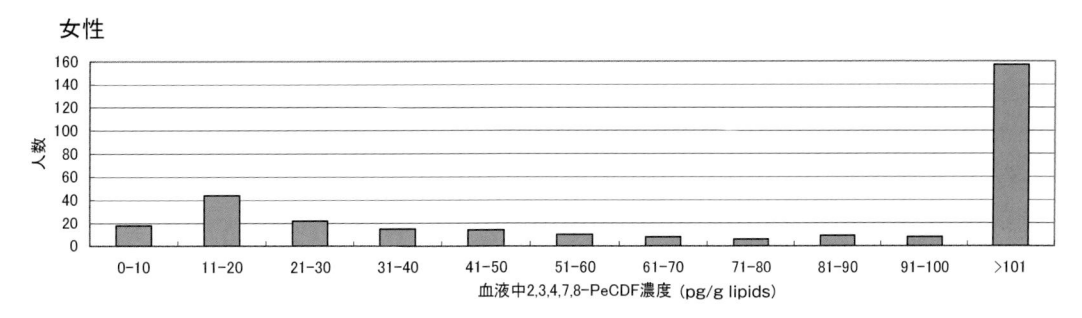

図 4.2　油症認定患者の血液中 2,3,4,7,8-PeCDF 濃度の分布（男女別）

表 4.3　油症認定患者の性別, 年代別血液中 2,3,4,7,8-PeCDF 濃度の分布　　　　　(pg/g lipid)

	全体 (n = 611)						女性 (n = 311)						男性 (n = 300)				
	人数	Mean	Med	SD	Min	Max	人数	Mean	Med	SD	Min	Max	人数	Mean	Med	SD	Min	Max
39歳以下	19	14	11	11.9	3.0	53	7	22	14	15.9	11	53	12	8.5	8.3	3.9	3.0	14
40歳代	88	22	16	23.2	2.9	150	38	26	16	30.7	2.9	150	50	19	16	14.8	3.8	85
50歳代	98	100	47	154.5	3.4	900	49	160	97	194.8	6.1	900	49	40	28	50.1	3.4	280
60歳代	129	150	60	210.7	5.5	1,400	72	220	150	250.9	10	1,400	57	61	34	80.9	5.5	510
70歳代	176	200	110	223.9	6.5	1,800	91	280	240	263.4	9.2	1,800	85	120	69	130.7	6.5	560
80歳以上	101	180	71	247.6	7.6	1,200	54	270	120	306.3	16	1,200	47	83	46	76.4	7.6	290
合計	611	140	53	204.3	2.9	1,800	311	210	100	252.7	2.9	1,800	300	68	32	93.9	3.0	560

は男性の 1.4 から 4 倍高い値を示し, 最大値, 中央値も女性の方が高い。女性の方が血液中 2,3,4,7,8-PeCDF 濃度が高い原因は, 油症原因オイルの摂取量が多い, あるいは女性の方が体脂肪が多くダイオキシン類を蓄える傾向にあるなどが考えられる。

文　献

1) Nagayama J, Masuda Y, Kuratsune M (1975) Chlorinated dibenzofurans in Kanechlols and rice oils used by patients with Yusho. Fukuoka Acta Med. 66, 593-599.
2) Miyata H, Kashimoto T, Kunita N (1977) Detection and determination of polychlorodibenzofurans in normal human tissues and Kanemi rice oils caused "Kanemi Yusho". J. Food Hyg. Soc. 18, 260-265.
3) Vos J G, Koeman J H, Van der Maas H L, et al (1970) Identification and toxicological evaluation of chlorinated dibenzofuran and chlorinated naphthalene in two commercial PCBs. Food Cosmet. Toxicol. 8, 625-633.
4) Masuda Y, Kuroki H, Haraguchi K, et al (1986) PCDFs and related compounds in humans from Yusho and Yucheng incidents. Chemosphere 15, 1621-1628.
5) 厚生省「血液中のダイオキシン類測定暫定マニュアル」(2000 年 12 月 12 日).
6) Todaka T, Hirakawa H, Tobiishi K, et al. (2003) New protocol for dioxins analysis of human blood. Fukuoka Igaku Zasshi 94, 148-157.
7) Iida T, Todaka T, (2003) Measurement of blood dioxin in human blood : Improvement of analytical method. Industrial Health Vol.41, 197-204.
8) 飯田隆雄, 戸高 尊, 平川博仙, 他 (2003) 油症患者血中ダイオキシン類レベルの追跡調査 (2001 年). 福岡医誌 94 (5), 126-135.
9) Todaka T, Hirakawa H, Hori T, et al (2005) Follow-up Survey of Dioxins Concentrations in the Blood of Yusho Patients in 2002-2003. Fukuoka Igaku Zasshi 96, 249-258.
10) Todaka T, Hirakawa H, Hori H, et al (2007) Concentrations of polychlorinated debenzo-p-dioxions, polychlorinated dibenzofurant,andnon-ortho and mono-ortho polychlorinated biphenyls in blood of Yusho patients. Chemosphere 66, 1983-1989.
11) Todaka T, Hirakawa H, Kajiwara J, et al (2007) Dioxin Concentration in Blood of Patients Collected during Medical Check-up for Yusho in 2004-2005. Fukuoka Acta Med. 98, 222-230.

12) 徳永章二, 飯田隆雄, 古江増隆 (2005) 統計学的アプローチによる新油症診断基準の概念. 福岡医誌 96, 135-145.

第4章補論　長崎県における油症患者の血液中 PCB・PCQ 濃度の測定

山之内公子

4補.1　はじめに

カネミ油症発生当時から長崎県は，「長崎油症研究班」を組織し，毎年五島市（玉之浦町・奈留町）及び長崎市で油症検診を実施するなど，油症の診断と治療法に関する研究等を行ってきた。

長崎県衛生公害研究所（現在，長崎県環境保健研究センター）では，1973年から血液中のポリ塩化ビフェニル（PCB）の分析を，1979年からポリ塩化クアテルフェニル（PCQ）の分析を開始し，各年度の分析結果はカネミ油症認定診査の基礎資料として長崎県認定審査会に提供してきた。35年間で延べ6,625人の血液試料を分析し，そのうち1,338人のデータについては経年変化を解析し，認定診査会に提供してきた。

4補.2　分析方法

(1)　標準液

PCB 標準は，ガスクロ工業株式会社製のカネクロール KC300，KC400，KC500，KC600 を（1:1:1:1）に混合し調製した。

PCQ 標準は福岡県保健環境研究所が，熱媒体使用済カネクロール 400 から抽出精製したものを用いた。

(2)　試薬・試液

n-ヘキサン，エタノール，ジエチルエーテル，ジクロロメタン，無水硫酸ナトリウムは，関東化学社製の残留農薬・PCB 分析用を用いた。炭酸水素ナトリウムは，和光純薬株式会社製の試薬特級を，水酸化カリウムは，林純薬工業株式会社製の試薬一級を用いた。5塩化アンチモンは，シグマ・アルドリッチジャパン株式会社製の PCB 分析用を用いた。フロリジルは，和光純薬製のフロリジル PR を 130℃で 15 時間活性化させ，アルミナは，メルク社製の Aluminiumoxid（70～230 mesh）を 130℃で 15 時間活性化させたものを用いた。

(3)　前処理方法（図1.4補.1）

血液試料に，2N-KOH・エタノール溶液 20 ml を加え環流冷却器を付して水浴上で1時間環流した。アルカリ分解後，n-ヘキサン 30 ml で2回抽出を行った。その n-ヘキサン抽出液を合わせ，水 20 ml で2回洗浄し，無水硫酸ナトリウムで脱水後，K.D.濃縮器で 5 ml 以下に濃縮した。

第4章補論　長崎県における油症患者の血液中 PCB・PCQ 濃度の測定

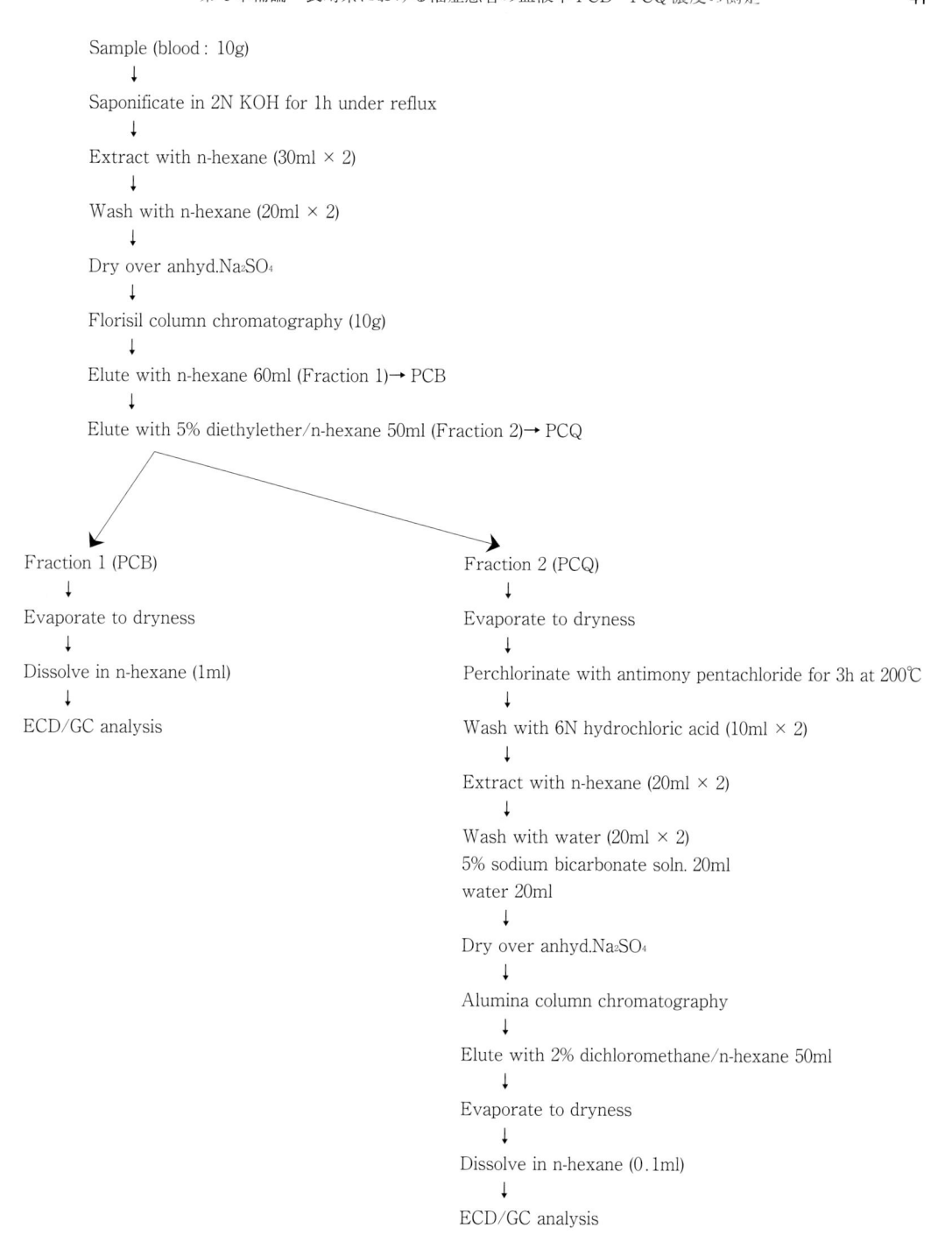

```
Sample (blood : 10g)
    ↓
Saponificate in 2N KOH for 1h under reflux
    ↓
Extract with n-hexane (30ml × 2)
    ↓
Wash with n-hexane (20ml × 2)
    ↓
Dry over anhyd.Na₂SO₄
    ↓
Florisil column chromatography (10g)
    ↓
Elute with n-hexane 60ml (Fraction 1)→ PCB
    ↓
Elute with 5% diethylether/n-hexane 50ml (Fraction 2)→ PCQ
```

Fraction 1 (PCB)
　↓
Evaporate to dryness
　↓
Dissolve in n-hexane (1ml)
　↓
ECD/GC analysis

Fraction 2 (PCQ)
　↓
Evaporate to dryness
　↓
Perchlorinate with antimony pentachloride for 3h at 200℃
　↓
Wash with 6N hydrochloric acid (10ml × 2)
　↓
Extract with n-hexane (20ml × 2)
　↓
Wash with water (20ml × 2)
5% sodium bicarbonate soln. 20ml
water 20ml
　↓
Dry over anhyd.Na₂SO₄
　↓
Alumina column chromatography
　↓
Elute with 2% dichloromethane/n-hexane 50ml
　↓
Evaporate to dryness
　↓
Dissolve in n-hexane (0.1ml)
　↓
ECD/GC analysis

図4補.1　血中 PCB・PCQ 分析方法

この濃縮試料をフロリジルカラムクロマト（フロリジル：10 g，カラム：15 mmφ × 30 cm）によりn-ヘキサン60 ml（第1分画）でPCB，5％ジエチルエーテル・n-ヘキサン50 ml（第2分画）でPCQを溶出させた。第1分画を濃縮後，ECD/GCで分析した。

PCQ標準溶液および第2分画の濃縮液をガラスアンプルに移した後乾固し，5塩化アンチモン0.5 mlを加え封管後，200℃で3時間加熱し完全に塩素化を行った。この反応液の未反応の5塩化アンチモンを6N-HCl 10 mlで徐々に分解した後，n-ヘキサン20 mlで2回抽出し，n-ヘキサン層を水20 mlで2回，5％炭酸水素ナトリウム溶液20 mlで1回，さらに水20 mlで1回洗浄し，無水硫酸ナトリウムで脱水した後，K.D.濃縮器で，約1 mlに濃縮した。この濃縮試料をアルミナカラムクロマト（アルミナ：5 g，カラム：10 mmφ × 30 cm）により2％ジクロロメタン・n-ヘキサン50 mlで溶出させ，濃縮後ECD/GCで分析した。

(4) 測定条件
① PCB
機種：島津製作所株式会社 GC-2014
検出器：ECD（電子捕獲検出器）
カラム：SiliconeOV-1 2％ Chromosorb W 80/100 mesh（ジーエルサイエンス株式会社）
　　　 2.1m × 3.2mm I.D.
カラム温度：200℃
注入口温度：250℃
検出器温度：290℃
キャリアーガス：N_2　40 ml/min

② PCQ
機種：島津製作所株式会社 GC-2014
検出器：ECD（電子捕獲検出器）
カラム：2％ SE-52　Uniport HP 100/200 mesh（ジーエルサイエンス株式会社）
　　　 0.5m × 3.0mm I.D.
カラム温度：295℃
注入口温度：250℃
検出器温度：300℃
キャリアーガス：N_2　30 ml/min

(5) データ処理
PCBの定量はピーク面積値と同じ数値化法(1)により，PCQの定量はピーク高和により行った。

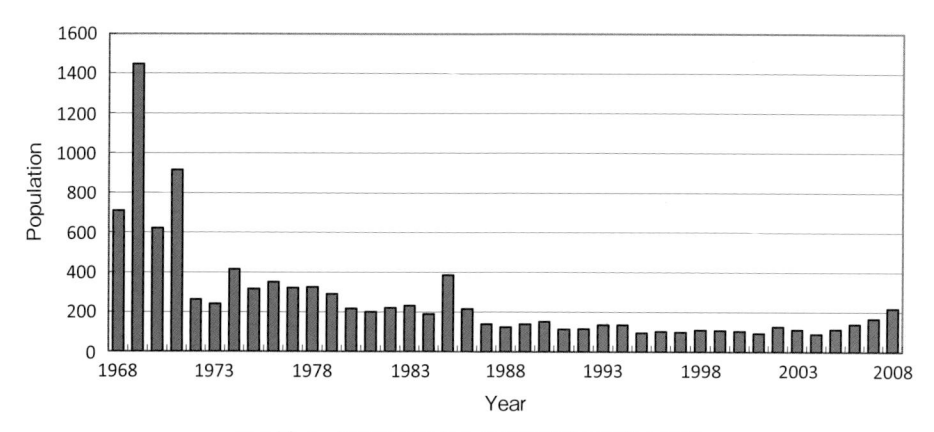

図4補.2 長崎県における油症検診受診者数の推移

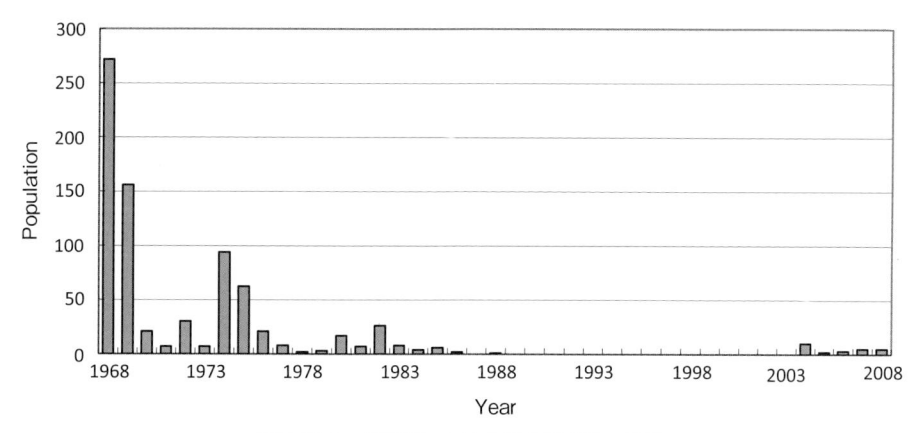

図4補.3 長崎県における認定患者数の推移

4補.3 結　果

(1) 検診受診者数および認定患者数の推移

1968年から2008年までに延べ10,577人が検診を受診した（図4補.2）。

検診開始時は受診者が500人を超えていたが，1987年以降受診者は100人前後で推移してきた。2007年4月に，与党カネミ油症問題対策プロジェクトチームにおいてカネミ油症被害者救済策が決定し，カネミ油症患者の実態調査が実施されたこともあり，2008年度の受診者数は過去20年では最高になった。

認定患者数については，1988年以降認定される人はいなかったが，2004年に2,3,4,7,8-pentachlorodibenzofuran (PeCDF) が油症診断基準に追加され，新たに25人が認定された（図4補.3）

2009年8月現在，長崎県の認定患者数は779人で，全国の認定患者の約4割を占める。

(2) 油症認定患者の血中PCB・PCQ濃度の経年変化

検診受診認定患者の血中PCB・PCQ濃度の濃度分布の経年変化を図4補.4, 5に示す。

第1部　生体濃度

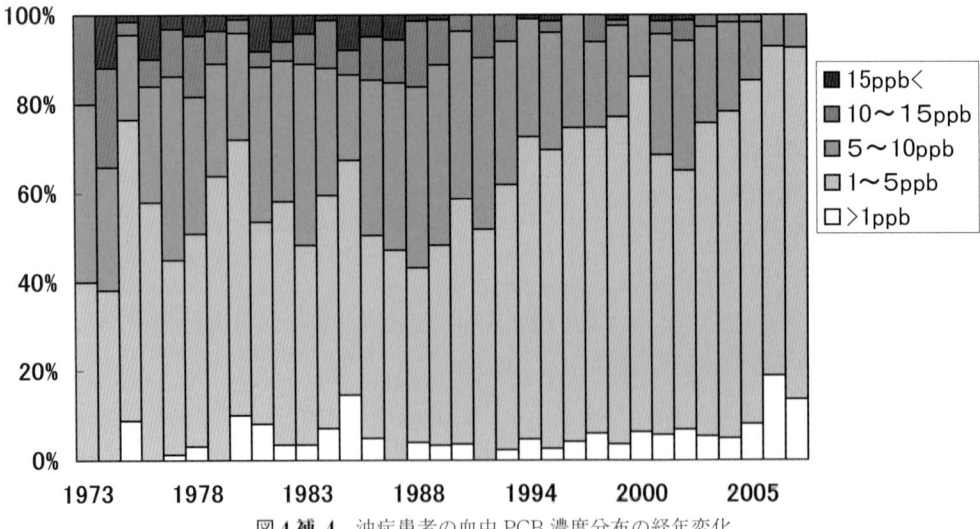

図4補.4　油症患者の血中PCB濃度分布の経年変化

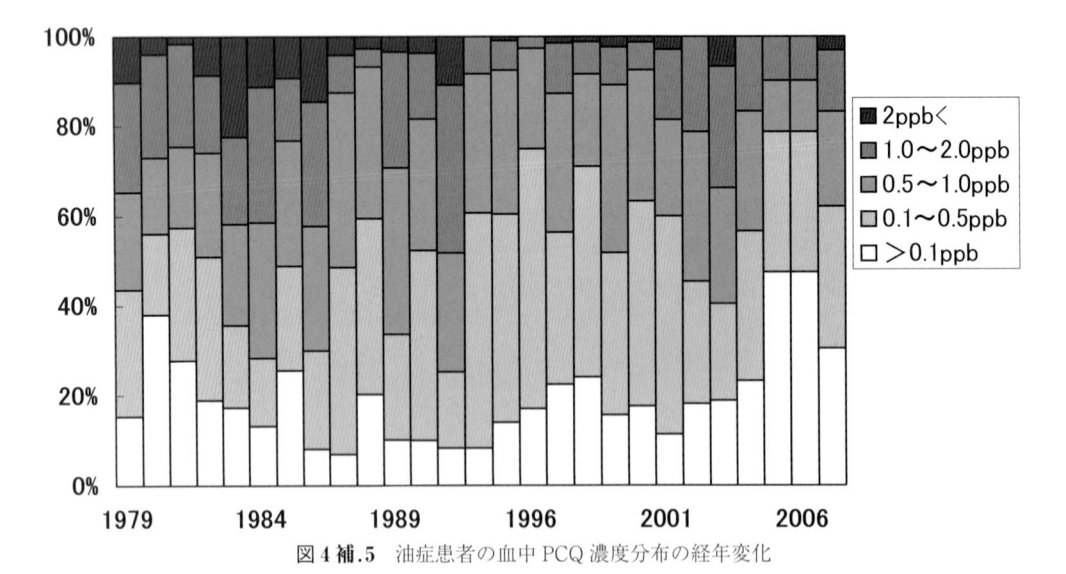

図4補.5　油症患者の血中PCQ濃度分布の経年変化

図4補.6　油症患者の血中PCB, PCQ濃度の経年変化

高濃度者の割合が年々減少し低濃度者の割合が増加している。

また，認定患者の PCB・PCQ 濃度の経年変化を図 4 補.6 に示す。

生体内残留性の強さは，PCDF ＞ PCB ＞ PCQ (2) と推定されているが，PCB と比較すると PCQ はあまり変化がみられず，体内半減期が長く，体外への排出が少ないと考えられる。

文　献

1) 鵜川昌弘，中村彰夫，樫本　隆（1973）PCB の数値化法に関する研究．食品衛生学雑誌 14, 415.
2) 樫本　隆，宮田秀明，福島成彦，他（1983）台湾 PCB 中毒患者血液およびその原因．福岡医誌 74 (5) 255-268.

第5章　油症検診データベース
―― システムの構築と変遷 ――

片岡恭一郎，髙尾佳子，小野塚大介，吉村健清

5.1　はじめに

　カネミ油症事件は1968年に発生し，その後，各追跡調査班において独自の検診票を用いて検診が行われてきたが，1985年度からは検診票を統一し，全国油症一斉検診として，認定患者及び未認定患者を対象に11の追跡調査班で実施されている。その検診データを保管管理し，検診者の健康管理及び治療研究に資するために情報処理システムが構築され，1986年度から稼働した。

　情報処理システムの変遷は大きく2期に分けられる。1期目は1986年度から2000年度におけるもので，汎用コンピュータを用いた集計や図表作成機能を主としたもので，単年度のバッチ処理に適したものであった(1)。2期目は2001年度から現在にいたるもので，過去の情報資源を継続しながら，検診時にノート型パソコンを用いて検診受診者と検診担当医とのコミュニケーションを図ることを主眼として油症検診データベースが構築された。ここでは，2001年度から構築が開始され2002年度から本格稼働した油症検診データベースの機能等の変遷，現状及び今後の展望について報告する。

5.2　油症検診データベース構築の変遷

　2001年度から2008年度にかけての油症検診データベース構築の変遷を表5.1に示す。主な点について以下に詳述する。

　2001年度は旧システムのデータを継続するとともに，検診会場において医師が容易に検診データを閲覧し，検診受診者とのコミュニケーションが図れるように個人検索画面を作成した。入力データは統一検診票の内科票（小児は小児科票），皮膚科票，眼科票，歯科票及び検査票の各項目とし，そのデータベースの管理プログラムとしてはMicrosoft Accessを用いた。1986年度から2000年度の旧システムデータの957人が初期登録された。福岡県追跡調査班の一斉検診会場においてこのデータベースの稼働を試行した。

　2002年度では①データベースの機能追加，②セキュリティの問題及び③データベースの運用について以下のとおり検討した。

　　①　データベースの機能追加

　2001年度から一斉検診受診者の希望者における血中ダイオキシン類データの測定が福岡県追跡調査班において開始されたことに伴い，ダイオキシン類（lipid base）の個人別データを検索画面から参照できるようにし，検診受診者81人のダイオキシン類データを登録した。そのほか

第5章 油症検診データベース

表 5.1 データベース構築の変遷（2001～2008年度）

年度	事　　項
2001	Microsoft Access を用いたデータベースの構築開始
	旧システムの957人のデータを新システムのデータベースに移行
	検診票（内科，小児科，皮膚科，眼科，歯科，検査）の個人別検索画面（検索キーはID，フリガナ，氏名）作成
	福岡県追跡調査班の検診会場で検診データベースの試行
2002	ダイオキシン類データの参照画面作成。福岡県追跡調査班のデータ81人登録
	検索画面から内科，皮膚科，眼科及び検査票の新規入力及び修正機能の追加
	検診情報画面に「検診年度」を検索項目として追加
	追跡調査班等配布のCD-ROMの暗号化及び2重パスワードの付加並びにアンインストール時のデータ完全削除機能
	追跡調査班に油症専用パソコンの配布。油症検診データベースの操作説明会実施
2003	検索画面から小児科及び歯科の新規入力及び修正機能の追加
2004	婦人科問診票データの入力フォーマット作成
2005	婦人科問診票及び尿中腫瘍マーカー（尿中ジアセチルスペルミン）の検索画面作成
2006	婦人科問診票データ及び尿中ジアセチルスペルミンデータの登録
2007	データ量増加による操作性低下の解消，検索機能の充実等機能追加の検討
	検診データの取り扱いについての基本方針確定
2008	骨密度検査及びアレルギー検査の参照画面を追加
	検診情報画面に「受診者区分，検診受診の有無，追跡調査班」を検索項目として追加
	一斉検診受診者と未受診者の区別項目の追加
	（管理者用）シール印刷機能及びデータエクスポート機能の追加
	家系図機能の追加（登録準備中）

パソコンから各検診票のデータ入力及びデータ修正を可能にするために入力及び修正画面の作成を行った。この作業は2003年度も引き続き実施された。

② セキュリティの問題

11の追跡調査班で行われた検診データは当研究所においてデータベース化され，各追跡調査班にCD-ROMの形で配布される。個人情報のセキュリティ確保のためにCD-ROM内のファイルをSafeMelt（パスワード機能付きファイル圧縮・分割ソフト）を用いて暗号化した。また，CD-ROM内のデータをパソコンで閲覧するときにインストール時とデータベース起動時の2度パスワードを要求するようにした。加えて，閲覧終了後ファイルがパソコン内に残らないように，アンインストール機能を付加した。

③ データベースの運用

セキュリティの強化とも関連するが，油症検診専用のノートパソコンを各追跡調査班に配布した。それに伴い，「油症検診データベース利用の手引き」を作成，配布し，油症検診用パソコン使用説明会を実施した。

2004年度は，PCBsが内分泌攪乱作用を持つことが知られており油症患者への影響を調べるために産婦人科の調査が行われた（2）。また，2005年度には尿中ジアセチルスペルミンが油症患者の尿中腫瘍マーカーになりうるかの調査が行われた（3）。これらの調査データをデータベース

から検索できるように検索画面の作成を行った．

　2006年度では，2005年度に油症認定患者のうち連絡が取れた女性605人について油症相談員による婦人科疾患等のアンケート問診が実施された．そのうち問診に回答のあった357人についてデータベースに登録した．また，2005年度に福岡県追跡調査班の一斉検診を受診した者のなかで尿中腫瘍マーカー（尿中ジアセチルスペルミン）の検査に協力した129人についてデータベースに登録した．

　2007年度では，2006年度の婦人科問診票及び尿中腫瘍マーカーの検査項目の増加で，データベースの操作性の低下が懸念されたため，表示方法等の全体的な見直しを行った．また，データベースの利用が進み，使用者から検索機能の充実や印刷機能，データエクスポート機能が求められていたため，機能追加の検討を行った．加えて，検診データの取り扱いについての基本方針を定めた（4）．

　2008年度では，全国的に骨密度検査及びアレルギー検査を実施することとなり，検査票の検査項目として正式に検診票へ追加された．また，データベースの利便性の向上を目指し，検索機能の充実やシール印刷機能及びデータエクスポート機能の追加を行った．検索機能としては，より詳細に絞り込みが行えるように，受診者区分及び追跡調査班で検索が行えるようにした．そのほか，データベースには2005年度に実施された婦人科問診票データのように一斉検診のデータ以外も含まれているため，検索機能に一斉検診受診者と未受診者を明確に区別できる項目を追加した．シール印刷機能及びデータエクスポート機能の追加については，個人情報を含んだ形でデータが印刷あるいはエクスポートできるため，情報漏えいの危険性や運用上様々な問題が懸念される．そのため現在は当研究所担当者のみの利用に留めている．

　家族情報については，家系図データとしてデータベース中に情報を登録できるようにした．現在は，集められた家族情報について精査を行っており，順次登録を進めていく予定である．

5.3 油症検診データベースシステムの現状

　油症検診データベースとしてデータベース化する情報は，全国で統一して行われるようになった1986年の油症一斉検診後のものである．対象者は検診受診者である．全国11の自治体を中心とした追跡調査班により，1年に1度もしくは受診者の多い地域においては複数回，一斉検診が実施される．実施時期は11の追跡調査班によって異なり，2008年度は8月から11月の間に実施された．検診実施後，血液検査等付随する測定が行われ，これらの結果が出そろう3月に各追跡調査班の検診票が福岡県追跡調査班に集められ，データ入力業者により電子データ化される．その後，4月から5月にかけて当研究所へ搬入される．当研究所において，データの確認，照合作業を行った後，データベースへ登録を行い全国油症治療研究班長へ報告するとともに各追跡調査班へデータベースを配布する．各追跡調査班へデータベースを配布する場合は，各追跡調査班に該当するデータのみを抽出して配布している．表5.2に2008年度の検診終了後，各追跡調査班に配布したデータベースの登録者数1,442人の内訳を示す．

表 5.2 油症検診データベース登録者数，追跡調査班・認定区分・性別　　　　（2009 年 8 月 26 日現在）

追跡調査班	認定 男	認定 女	認定 総数	未認定 男	未認定 女	未認定 総数	総数 男	総数 女	総数 総数
千 葉 県	4	6	10	4	1	5	8	7	15
関 東 以 北	10	10	20	9	11	20	19	21	40
愛 知 県	14	7	21	7	9	16	21	16	37
大 阪 府	23	26	49	8	10	18	31	36	67
島 根 県	2	7	9	1	-	1	3	7	10
広 島 県	82	20	102	26	26	52	108	46	154
山 口 県	12	17	29	2	3	5	14	20	34
高 知 県	11	20	31	2	1	3	13	21	34
福 岡 県	154	191	345	66	102	168	220	293	513
長 崎 県	152	180	332	76	121	197	228	301	529
鹿 児 島 県	3	5	8	-	1	1	3	6	9
総　　数	467	489	956	201	285	486	668	774	1,442

5.3.1 開発環境と利用環境

油症検診データベースは，検診現場での活用を視野に入れ，パソコン単体で操作可能なものというコンセプトで検討を行った．開発環境としては，当時は OS が Windows XP，データベースソフトは Microsoft Access 2000 を使用した．現在も継続して必要な機能の検討等を行い，改良を続けている．現在は，OS が Windows XP，データベースソフトは Microsoft Access 2003 を使用している．2007 年度には Windows XP の次期バージョンである Windows Vista が，また，Microsoft Access 2003 の次期バージョンである Microsoft Access 2007 が発売され普及が進みつつある．これらバージョン間の互換性の問題により，前バージョンで動作していた機能が新バージョンでは動作しないといった問題が多く発生しているため，これらの改修作業もあわせて行っている．

5.3.2 情報の取り扱い

油症検診の情報は，受診者の氏名，住所，生年月日などの個人情報と，身体的特徴や病歴といったプライバシー情報を含む情報である．これらの情報の取り扱いについては，情報漏えい対策をはじめとした情報セキュリティ対策を行う必要がある．当研究所では，油症検診に関する情報にアクセスできる職員を限定し，検診票の写しについては施錠可能なキャビネットで管理し，油症検診データベースにはパスワードを設定するなど，セキュリティ対策を講じている．

油症検診情報を電子データ化して管理するようになり，情報の複製が容易に行えるようになった．これは，利便性としては向上したものの，情報漏えいの危険が高まったといえる．このため，利便性の向上よりも情報漏えいのリスク軽減を優先して，油症検診データベースは一括での情報の取り出しを行えない構造とした．また，油症治療研究班の研究者へ解析用データの提供を行う場合は，データの取扱要領を定め，必要としている情報について定まった様式へ詳細を記入してもらい，必要最小限の情報のみの提供を行うようにし，情報漏えいのリスク軽減に努めてい

5.3.3 検診受診者の経年的な情報管理

各検診受診者の情報を経年的に管理していく場合には，照合作業が非常に重要な部分となる。万が一，同一人物を別人として，または，他人同士を同一人物として扱うという誤りが発生した場合，情報そのものが信頼できないものとなる。現在，各検診受診者には，ID（油症ID）と呼ばれる番号を割り振っている。氏名，生年月日などの情報を用いて管理することも可能であるが，氏名の変更や申告情報の誤りが発生した場合に，同一人物もしくは別人の特定の複雑化や照合誤りの発生が懸念される。そのため，管理を簡略化し，誤りの発生防止を目的として，氏名などの個人情報に加えIDでの管理を行っている。

5.3.4 データベースの運用

各追跡調査班においては，検診での活用のために，当該年度の検診時までに前年度までの検診情報を登録した油症検診データベースを送付している。油症検診データベースの閲覧には，Windowsが搭載されMicrosoft Accessがインストールされているパソコンが必要である。さらに，互換性の問題から，2008年度はWindowsのバージョンはXP，Vista，Microsoft Officeは2002，2003，2007に限定している。油症検診データベースはCD-ROMで各追跡調査班へ送付している。各追跡調査班の担当者が検診当日使用するパソコンへインストールし，使用している。

2008年度に追跡調査班へ送付した油症検診データベースのサンプル画面を示す。油症検診データベースを起動すると，図5.1のメニュー選択画面が表示される。4つのボタンがあり，検診受診者の情報の閲覧には「患者検索」ボタンを押下する。検索画面でID，フリガナ，氏名といった情報を用いて検索を行うことができる。情報を参照する人を選択し，「検診票表示」ボタンを押下すると，図5.2の画面で，過去からの情報が閲覧可能になる。

統一検診が開始されて約20年経過し，データの蓄積が進んできた。蓄積されたデータを経年的に見やすくするために，2008年度にはグラフ化機能を追加した形で配付した。図5.3に示すように，過去からの数値の推移を確認することができる。また，2008年度の新たな機能としては，図5.4に示すような家系図表示の機能を追加した。これは，親子間の症状の分析等を行うために追加した機能である。家系図表示機能については，これまでに集められてきた家族に関する情報をもとに情報の整備を行っているところである。

5.4 油症検診データベースシステムの今後の展望

2002年度に油症検診に関する業務専用として一部の追跡調査班へノートパソコンを配付した。現在もこのパソコンを使用しているが，データ量の増加や利用者の操作性を考慮した開発を行ったこともあり，油症検診データベースの参照時に非常に時間がかかり，操作中にハングアップして操作できなくなるなどの問題が頻発していた。また，6年経過し，複数台のパソコンについては故障が発生し，また故障には至っていないものの動作が不安定で故障が懸念されるパソコンも

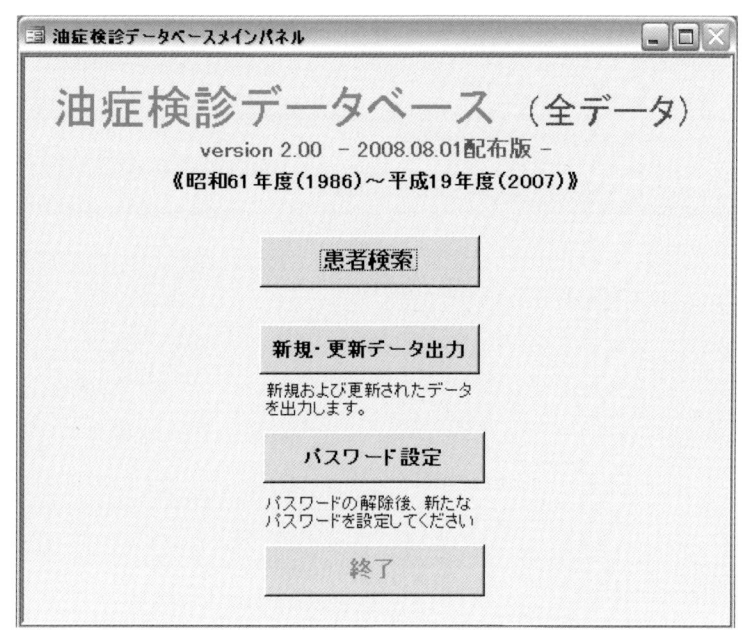

図 5.1　油症検診データベース　メニュー選択画面

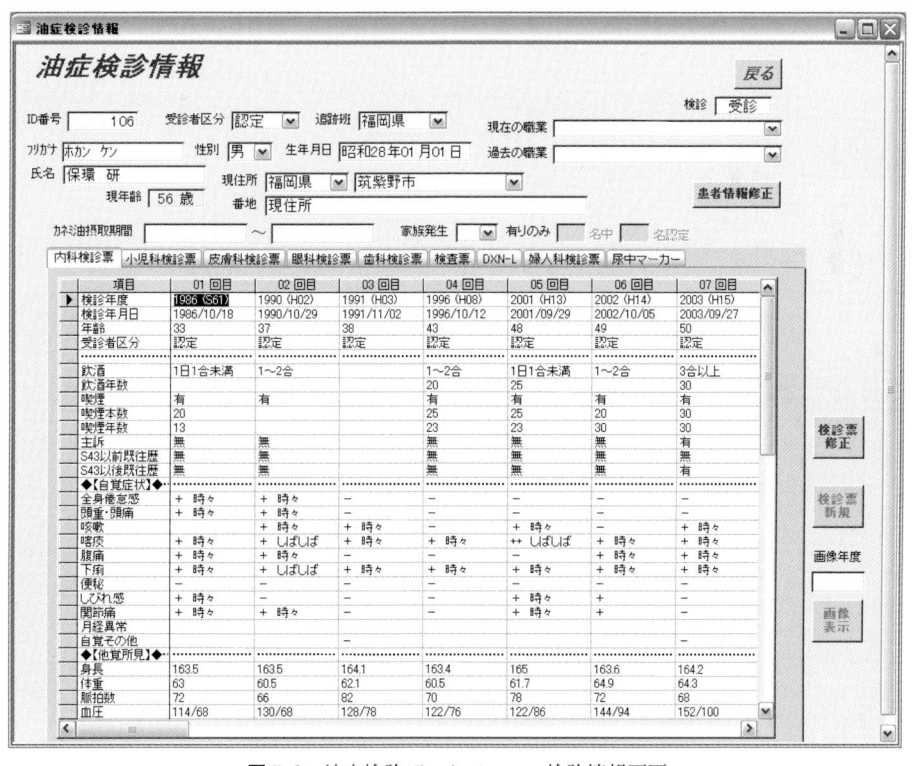

図 5.2　油症検診データベース　検診情報画面

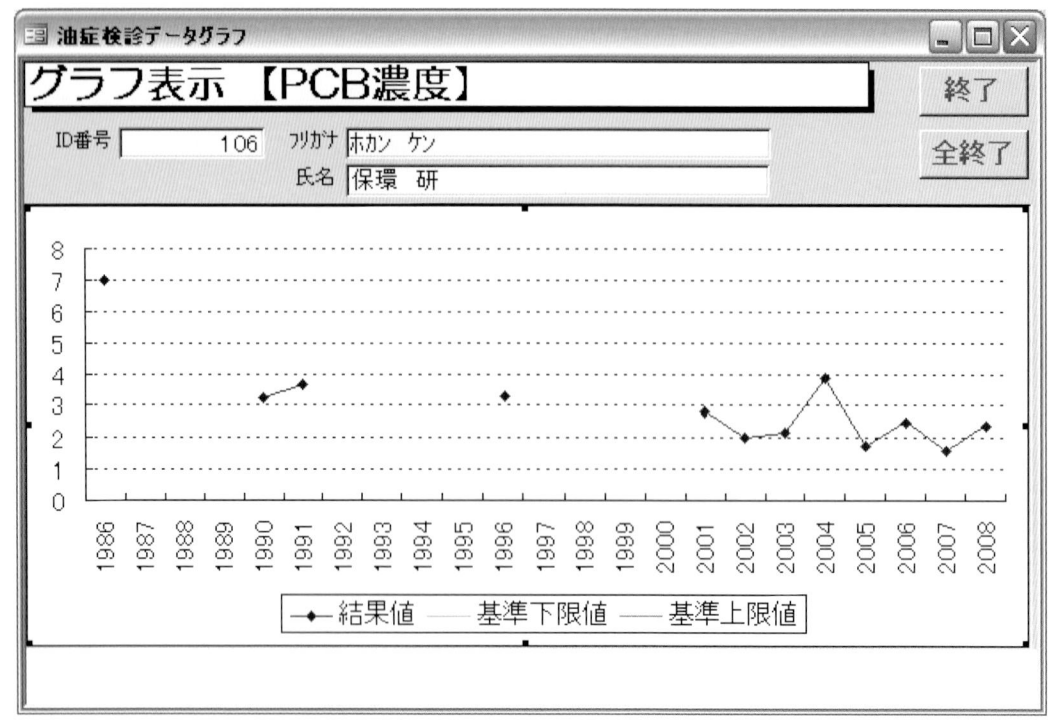

図 5.3　油症検診データベース　グラフ表示画面

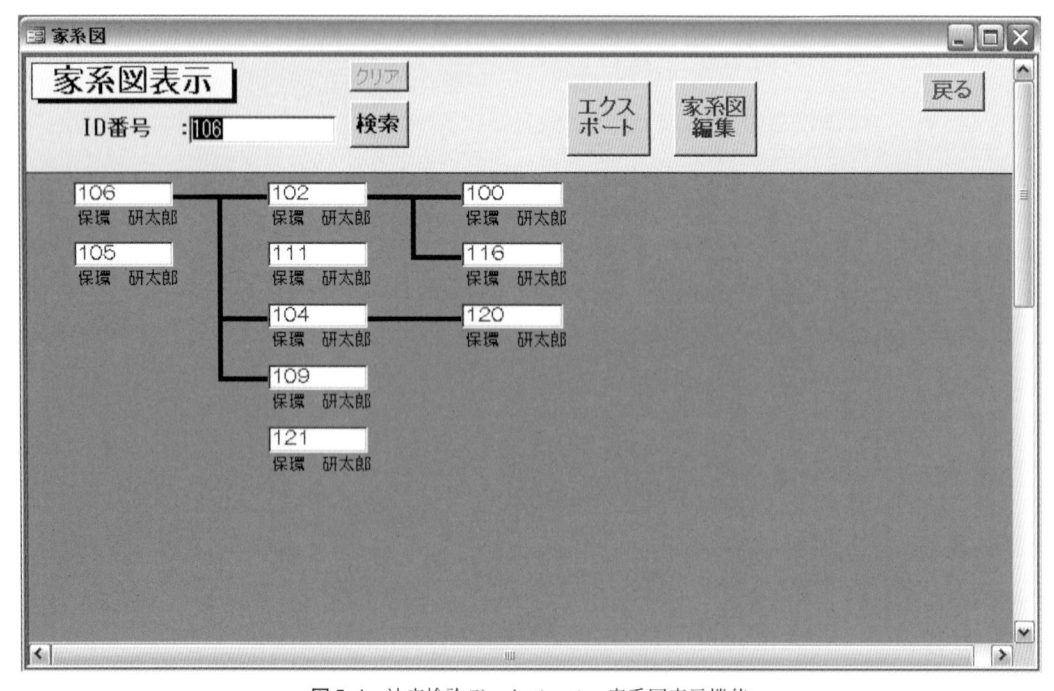

図 5.4　油症検診データベース　家系図表示機能

増え，正常に動作するパソコンが少なくなった。このため，2009年度には新たにノートパソコンが配付された。

　パソコンの性能向上に伴い，性能の問題で制限されていた部分が少なくなり，新しい機能追加については様々な可能性が見えてきた。その一つが情報の可視化である。既に試験的に盛り込んだ経年的なグラフ表示機能がそれにあたる。全体に対し傾向等の解析を行う場合は数値などの解析に用いやすい形でのデータ蓄積が必要であるが，検診会場で個々人の状態を短時間で確認したい場合等は，情報の可視化が望まれる。その一つの実現例として，経年的なグラフ表示機能を盛り込んだ。もう一つは，大量の情報を扱えるようになったことである。大量の情報を扱えるようになったため，画像を扱うことができるようになった。これまでは，限られた性能の中でということで，数値やコード化されたデータに限って扱ってきた。これは，先に示した図5.2などを見ればわかるように，検診票中のコード化，数値化された情報のみが油症検診データベース中に収められていた。しかし，実際には，参考図に示すように検診票には所見図や特記事項として手書きで書かれた様々な情報がある。これまでは，この手書きの情報は紙としては保存しているものの，電子データとしては保存していなかった。この手書きの部分についても，画像情報という形ではあるが参照できるようにPDF化を進めている。2008年度末現在，福岡県追跡調査班分から開始し，延べ約2,400人分，約12,000枚の検診票をPDF化した。過去の検診票の写しが劣化していることもあり，慎重な作業が求められる。今後も継続して進めていく予定である。PDF化後は油症検診データベースと連携させることで，数値データや経年変化を見て，さらに詳細に検診票に戻って状況を確認したい場合にも，シームレスに確認が行えるようにする予定である。ここではグラフ表示機能及び検診票画像表示機能の例をあげたが，この例に限らず様々な可能性が検討できるため，今後も，検診受診者にとって，現場での業務にとって，研究者にとって必要なことは何か，どのように還元していくことが望まれているのか検討を行い改善に努めたい。

文　献

1) 片岡恭一郎，大久保彰人，篠原志郎，廣田良夫，廣畑富雄（1989）全国油症患者追跡検診の情報処理システムと昭和61年度検診結果について．福岡医誌 80, 331-341.
2) Tsukimori K, Tokunaga S, Shibata S, Uchi H, Nakayama D, Ishimaru T, Nakano H, Wake N, Yoshimura T and Furue M (2008) Long-term effects of polychlorinated biphenyls and dioxins on pregnancy outcomes in women affected by the Yusho incident, Environmental Health Perspectives 116 (5), 626-630.
3) 柴田智子，徳永章二，古江増隆（2007）尿中ジアセチルスペルミンと油症に関する検討．福岡医誌 98(5), 136-140.
4) 吉村健清，片岡恭一郎，高尾佳子，小野塚大介，梶原淳睦（2008）油症の健康影響に関する疫学的研究．熱媒体の人体影響とその治療法に関する研究　平成19年度総括・分担研究報告書, 73-81.

54 第1部　生体濃度

参考図　油症検診統一検診票

| 登録番号 | | | | | | 受付No. | |

(1)種別 **1** 　**油症検診票**　(2)受診者区分　1 認定　2 未認定　ア 初回　イ 保留（　）回　平成　年度　(3)整理No.

(4)フリガナ
(5)氏名　姓　名　旧姓
(6)性別　1 男　2 女
(7)生年月日　1.明治 2.大正 3.昭和 4.平成　（　歳）　年　月　日

(8)現住所　都道府県　市区町村　号番地　電話：（　）
(9)現在：
(10)過去：　主な職業

(11)検診月日　平成　年　月　日
(12)検診場所　都道府県　市区町村
(13)カネミ油摂取期間　昭和　年　月〜　年　月まで
(14)家族発生有無　（1 無　2 有）　有りのみ（　名中　名認定）

生活歴
(15)飲酒　（1 無　2 1日1合未満　3 1〜2合　4 3合以上）　約　年間
(16)喫煙　（1 無　2 中止　3 有）　有りのみ（　本/日　年間）

(17)主訴　1 無　2 有 →（1.　　　2.　　　）

既往歴
(18)昭和43年以前　1 無　2 有 →（1.　　2.　　）
(19)昭和43年以降　1 無　2 有 →（1.　　2.　　）

内科（大人）

自覚症状　項目／ランク　－　＋　＋＋　時々　しばしば
(20)全身倦怠感　1 2 3　1 2
(21)頭重・頭痛　1 2 3　1 2
(22)咳嗽　1 2 3　1 2
(23)喀痰　1 2 3　1 2
(24)腹痛　1 2 3　1 2
(25)下痢　1 2 3　1 2
(26)便秘　1 2 3　1 2
(27)しびれ感　1 2 3　1 2
(28)関節痛　1 2 3　1 2
(29)月経異常　1 2 3　1 2
(30)他（　）　1 2 3　1 2

他覚所見
(31)身長(cm)
(32)体重(kg)
(33)脈拍数(/分)
(34)血圧（最大/最小 mmHg）
(35)栄養　1 正常　2 肥満　3 痩せ
(36)心音　1 純　2 不純
(37)呼吸音　1 正常　2 異常
(38)肝腫　1－　2＋ →（　）横指
(39)脾腫　1－　2＋ →（　）横指
(40)浮腫　1－　2＋　部位（　）
(41)リンパ節腫大　1－　2＋　部位（　）
(42)四肢けん反射　1 正常　2 低下　3 亢進
(43)感覚障害　1 正常　2 異常
(44)胸部レ線　1 正常　2 肺野　3 縦隔・心　4 肺野・縦隔・心　9 検査なし
(45)心電図　1 正常　2 異常　3 検査なし
(46)肝・胆・脾エコー　1 正常　2 異常　3 検査なし

(所見図)
1．胸部レ線
2．四肢けん反射図
－　著明亢進
－　軽度亢進
＋　中等度反応
±　低下
－　消失

3．感覚障害図
1) 振動覚は（　）内に所見評価を記入。
2) 温・痛・触覚は異常部位を▨で示し、所見評価を記入。(記入例参照)

所見評価	正常＝n	低下	亢進
軽度		－1	＋1
中等度		－2	＋2
著明		－3	＋3

記入例
(＋2)　(n)
＋1　－3
(＋3)→　←(－1)

(47)担当医師

(特記事項)

参考図　（つづき）

| 登録番号 | | | | | | | | | | | 受付No. | |

油症検診票　種別 2

(1) 種別: 2
(2) 受診者区分: 1 認定　2 未認定
ア 初回　イ 保留　( ) 回
平成　　年度
(3) 整理No.

(4) フリガナ
(5) 氏名　姓　名　旧姓
(6) 性別: 1 男　2 女　( )
(7) 生年月日: 1.明治 2.大正 3.昭和 4.平成　(歳)　年　月　日

(8) 現住所　都道府県　市区町村　号番地　電話：( )
(9) 現在：
(10) 過去：
主な職業

(11) 検診月日　平成　年　月　日
(12) 検診場所　都道府県　市区町村
(13) カネミ油摂取期間　昭和　年　月〜　年　月まで
(14) 家族発生有無（1 無 2 有）　有りのみ（　名中　名認定）

小児科

既往歴

出生児
(15) 病名　1 無　2 有→（1.　　2.　　）
(16) 身長　　.　cm　(17) 体重　　.　kg　(18) 仮死（1 無 2 有）　(19) 黄疸（1 無 2 有）
(20) 皮膚の色　1 正　2 異→（　）　(21) 栄養　1 母乳　2 ミルク　3 混合

発達状況
(22) 首のすわりの時期　ヵ月　(23) 独りすわりの時期　ヵ月
(24) 独り歩きの時期　ヵ月　(25) 有意語の時期　ヵ月
(26) 生歯の時期　ヵ月　その他：

(27) 母親の流・早産　（1 無　2 有）　(28) 母親の妊娠中毒　（1 無　2 有）
(29) 母親のカネミ油摂取時期　昭和　年　月〜　年　月　(30) 母親の認定区分　（1 認定　2 未認定）
(31) 主訴　1 無　2 有→（1.　　2.　　）

(32) 身長　　.　cm　(33) 体重　　.　kg　(34) 血圧　　/　　mmHg
(35) 栄養 肥満度　1 正常　2 肥満　3 痩せ
(36) 2次性徴　1 正常　2 異常
(37) 顔面　1 正常　2 異常

胸部
(38) 肺　1 正常　2 異常→（　　）
(39) 心音　1 正常　2 異常→（　　）

腹部
(40) 肝臓　1 正常　2 異常→（　　）　(41) 硬度　1 正　2 硬
(42) 脾臓　1 正常　2 異常→（　　）

(43) 四肢　1 正常　2 異常→（　　）

リンパ節
(44) 頸部　1 正常　異常→（2 右　3 左　4 両方）
(45) 顎下　1 正常　異常→（2 右　3 左　4 両方）
(46) 腋窩　1 正常　異常→（2 右　3 左　4 両方）
(47) 鼠径　1 正常　異常→（2 右　3 左　4 両方）

(48) 胸部レ線　1 正常　2 異常　9 検査なし
(49) 心電図　1 正常　2 異常　9 検査なし

(50) 担当医師

胸部レ線図　　　（特記事項）

第1部　生体濃度

参考図　（つづき）

登録番号					受付No.

(1)種別　3　油症検診票　(2)受診者区分　1 認定　2 未認定　ア 初回　イ 保留　(　)回　平成　　年度　(3)整理No.

(4)フリガナ　(5)氏名　姓　名　旧姓　(6)性別 1男 2女　(7)生年月日　1.明治 2.大正 3.昭和 4.平成　(　歳)　年　月　日

(8)現住所　都道府県　市区町村　号番地　電話：（　）　(9)現在：主な職業　(10)過去：

(11)検診月日　平成　年　月　日　(12)検診場所　都道府県　市区町村

(13)カネミ油摂取期間　昭和　年　月〜　年　月まで　(14)家族発生有無（1無 2有）　有りのみ（　名中　名認定）

		項目	ランク	無	有	
皮膚科	問診	(15)最近に化膿傾向		1	2→（　）	
		(16)最近の粉りゅう再発傾向		1	2→（　）	
		(17)かつての痤瘡様皮疹		1	2→	
		(18)かつての色素沈着		1	2→	

		項目	ランク	−	±	+	++	+++	
	他覚所見	黒色面皰	(19)顔　　面	1	2	3	4	5	
			(20)耳　　介	1	2	3	4	5	
			(21)躯　　幹	1	2	3	4	5	
			(22)その他：	1	2	3	4	5	
(50)担当医師		痤瘡様皮疹	(23)顔　　面	1	2	3	4	5	
			(24)外　陰　部	1	2	3	4	5	
			(25)臀　　部	1	2	3	4	5	
			(26)躯　　幹	1	2	3	4	5	
			(27)その他：	1	2	3	4	5	
		瘢痕化	(28)顔　　面	1	2	3	4	5	
			(29)躯　　幹	1	2	3	4	5	
			(30)その他：	1	2	3	4	5	
		色素沈着	(31)顔　　面	1	2	3	4	5	
			(32)指　　爪	1	2	3	4	5	
			(33)趾　　爪	1	2	3	4	5	
			(34)その他：	1	2	3	4	5	
		(35)爪　変　形		1	2	3	4	5	

（特記事項）

参考図 （つづき）

| 登録番号 | | | | | | | | 受付No. | |

(1)種別	**4**	油 症 検 診 票	(2)受診者区分	1 認 定 2 未認定	ア 初 回 イ 保 留 ( )回	平成　　　年度 (3)整理No. ☐☐-☐☐☐

(4)フリガナ				(6)性別	1 男 2 女	(7)生年月日	1.明治 2.大正 3.昭和 4.平成 （　歳）
(5)氏　名	姓	名	旧姓				☐ ☐☐年☐☐月☐☐日

(8)現住所	都道府県　　市区町村　　　　　号番地 ☐☐ーー☐☐　電話：　（　）	主な職業	(9)現在： ☐ (10)過去： ☐

(11)検診月日	平成☐☐年☐☐月☐☐日	(12)検診場所	都道府県　　　市区町村 ☐☐-☐☐

| (13)カネミ油摂取期間 | 昭和☐☐年☐☐月～☐☐年☐☐月まで | (14)家族発生有無 | (1 無 2 有) | 有りのみ(☐☐名中 ☐☐名認定) |

眼科	主訴	項目	ランク	−	±	+	♯	♯♯	検査せず	
		(15)眼　脂　過　多		1	2	3	4	5		
	他覚所見	(16)眼　瞼　浮　腫		1	2	3	4	5		
		(17)眼瞼結膜色素沈着		1	2	3	4	5		
		(18)瞼板腺嚢胞形成		1	2	3	4	5		
		(19)瞼板腺チーズ様分泌物圧出		1	2	3	4	5	9	

(20)担当医師

（特記事項）

第1部 生体濃度

参考図 （つづき）

油症検診票 種別 5

(1) 種別: 5
(2) 受診者区分: 1 認定 2 未認定　ア 初回　イ 保留（　）回
(3) 整理No.　平成　年度

(4) フリガナ
(5) 氏名（姓・名・旧姓）
(6) 性別: 1 男 2 女
(7) 生年月日: 1.明治 2.大正 3.昭和 4.平成（　歳）年　月　日
(8) 現住所: 都道府県　市区町村　号番地　電話（　）
(9) 現在の主な職業
(10) 過去の主な職業
(11) 検診月日: 平成　年　月　日
(12) 検診場所: 都道府県　市区町村
(13) カネミ油摂取期間: 昭和　年　月 〜 　年　月まで
(14) 家族発生有無: 1 無 2 有 → 有りのみ（　名中　名認定）

歯科 口腔所見

(15) 主訴　1 無 2 有 → 1 歯痛 2 歯肉出血 3 排膿 4 歯肉腫脹 5 歯牙挺出感 6 色素沈着 7 その他（　）
該当番号を左づめで記入すること

部位の左肩番号を左づめで記入すること（以下20まで同様）

項目		部位
(16) 歯肉炎	1 無 2 有	¹7〜4 ²3〜3 ³4〜7 / ⁴7〜4 ⁵3〜3 ⁶4〜7
(17) 辺縁性歯周炎	1 無 2 有	¹7〜4 ²3〜3 ³4〜7 / ⁴7〜4 ⁵3〜3 ⁶4〜7
(18) 歯牙萌出異常（乳歯晩期残存、永久歯萌出遅延）	1 無 2 有	¹7〜4 ²3〜3 ³4〜7 / ⁴7〜4 ⁵3〜3 ⁶4〜7
(19) 歯牙着色	1 無 2 有	¹7〜4 ²3〜3 ³4〜7 / ⁴7〜4 ⁵3〜3 ⁶4〜7
(20) 歯牙形成不全	1 無 2 有	¹7〜4 ²3〜3 ³4〜7 / ⁴7〜4 ⁵3〜3 ⁶4〜7
(21) 咬合異常	1 無 2 有	
(22) その他	1 無 2 有 → （　）	

```
    E D C B A | A B C D
8 7 6 5 4 3 2 1 | 1 2 3 4 5 6 7 8
8 7 6 5 4 3 2 1 | 1 2 3 4 5 6 7 8
    E D C B A | A B C D
```

(32) 担当医師

色素沈着所見

性状: 1 びまん性 2 斑点状 3 帯状 4 線状 5 雲状 6 嶋嶼状
色調: 1 黒色 2 かっ色 3 黒かっ色
（特記事項）

項目	− ± + ++ +++	部位	性状 該当番号を左づめで記入すること	色調 該当番号を記入
(23) 上歯肉	1 2 3 4 5	¹7〜4 ²3〜3 ³4〜7		
(24) 下歯肉	1 2 3 4 5	¹7〜4 ²3〜3 ³4〜7		
(25) 右頬粘膜	1 2 3 4 5			
(26) 左頬粘膜	1 2 3 4 5			
(27) 口蓋粘膜	1 2 3 4 5			
(28) 上口唇粘膜	1 2 3 4 5			
(29) 下口唇粘膜	1 2 3 4 5			

(30) X線 （パントモ）　1 無 2 有 → フィルム番号（　）
(31) 幼児・児童の印象採得　1 無 2 有

参考図 （つづき）

登録番号				受付No.	

(1)種別	6 油症検診票	(2)受診者区分	1 認定 2 未認定	ア 初回 イ 保留 ( )回	平成　年度 (3)整理No.

(4)フリガナ				(6)性別	1男 2女	(7)生年月日	1.明治 2.大正 3.昭和 4.平成 （　歳）
(5)氏　名	姓	名	旧姓				年　月　日

(8)現住所	都道府県	市区町村	号番地	電話：( )	主な職業	(9)現在： (10)過去：

(11)検診月日	平成　年　月　日	(12)検診場所	都道府県 市区町村

(13)カネミ油摂取期間	昭和　年　月〜　年　月まで	(14)家族発生有無	(1 無 2 有) 有りのみ(名中　名認定)

	項　目	成　績		項　目	成　績		項　目	成　績
血液特殊検査	(15)PCB濃度 (ppb)		血液学的検査	(39)好塩基球 (%)		生化学的検査	(64)尿素窒素 (mg/dl)	
	(16)※ピーク1 (ppb)			(40)単　球 (%)			(65)クレアチニン (mg/dl)	
	(17)※ピーク2 (ppb)			(41)リンパ球 (%)			(66)尿　酸 (mg/dl)	
	(18)※ピーク3 (ppb)			(42)異型リンパ球 (%)			(67) Na (mEq/l)	
	(19)PCBパターン	(1C 2BC 3B 4A)		項　目	成　績		(68) K (mEq/l)	
	(20)CBパーセント比			(43)総蛋白 (g/dl)			(69) Ca (mg/dl)	
	(21)PCQ濃度 (ppb)			(44)アルブミン (g/dl)			(70)無機リン (mg/dl)	

	項　目	ランク	− ± + ++ +++		(45)A/G比			項　目	成　績
尿検査	(22)蛋　白		1 2 3 4 5		(46)CPK (U/L)			(71)HBs抗原	(1−2±3+)
	(23) 糖		1 2 3 4 5		(47)AST (U/L)		免疫学的検査	(72)AFP (ng/ml)	
	(24)潜血反応		1 2 3 4 5		(48)ALT (U/L)			(73)CEA (ng/ml)	
	(25)ウロビリノーゲン		1 2 3 4 5		(49)LDH (U/L)			(74)非特異的IgE (IU/ml)	
	(26) pH		．		(50)アルフォス (U/L)			(75)ヤケヒョウヒダニ特異IgE (UA/ml)	

	項　目	成　績		(51)γ−GTP (U/L)			(76)ヤケヒョウヒダニクラス	
血液学的検査	血沈 (27)1時間値 (mm)			(52)LAP (U/L)			(77)スギ特異IgE (UA/ml)	
	(28)2時間値			(53)β−リポ蛋白 (mg/dl)			(78)スギクラス	
	(29)白血球数 (×10³/mm³)			(54)総ビリルビン (mg/dl)			(79)カンジダ特異IgE (UA/ml)	
	(30)赤血球数 (×10⁴/mm³)			(55)直接ビリルビン (mg/dl)			(80)カンジダクラス	
	(31)血色素量 (g/dl)			(56)クンケル (U)			(81)卵白特異IgE (UA/ml)	
	(32)ヘマトクリット (%)			(57)チモール (U)			(82)卵白クラス	
	(33)MCV (μm³)			(58)コリンエステラーゼ (U/L)			(83)骨密度BMD (g/cm²)	
	(34)MCH (pg)			(59)アミラーゼ (U/L)			(84)骨密度Zスコア	
	(35)MCHC (%)			(60)血　糖 (mg/dl)			(85)骨密度YAM%	
	(36)血小板数 (×10⁴/mm³)			(61)コレステロール (mg/dl)			(86)採血時刻　　時頃	
	(37)好中球 (%)			(62)HDLコレステロール (mg/dl)			(87)採血時は食後の	(1. 3時間前 2. 3時間以後)
	(38)好酸球 (%)			(63)中性脂肪 (mg/dl)				

※注　ピーク1 = 2,4,5,3',4'−pentachlorobiphenyl 相当
　　　ピーク2 = 2,4,5,2'4'5'−hexachlorobiphenyl 相当
　　　ピーク3 = 2,3,4,5,3',4'−hexachlorobiphenyl 相当
　　（所見）

第6章 全国油症検診結果の総括

片岡恭一郎，髙尾佳子，小野塚大介，吉村健清

6.1 はじめに

1968年にカネミ油症中毒事件が発生し，その直後から九州大学，長崎大学などでは，患者の検診・治療が開始された．その後，旧厚生省は1984年に九州大学治療研究班，長崎大学油症研究班及び油症検診を毎年実施してきた11府県等を統合し，全国油症治療研究班を結成した(1)．それに伴い，検診票の統一が図られ，1985年度の検診から実施された．同時期に統一検診票の検診結果の電子データ化が進められて，1986年度から統一検診票のデータ処理が開始された(2)．この章では1986年度から2008年度までの全国油症検診の検診結果について総括する．

6.2 全国油症検診受診者の概要

全国油症検診は長崎県，福岡県など11の追跡調査班によって毎年実施されている．1986～2008年度までに延べ8,212人が受診した．追跡調査班別では，長崎県の検診受診者が延べ2,951人で最も多く，次いで福岡県の延べ2,684人，広島県の延べ1,207人，大阪府の延べ372人の順であった．検診受診者の年次推移を図6.1に示す．統一検診票による検診開始当時の検診受診者数は545人だったが，以後，減少傾向が続き，事件発生後30年経った1998年度は278人だった．その後，横ばい状態が続くが，検診受診者の血中ダイオキシン類の測定が全国的に開始された2002年度に検診受診者数が増加に転じた．2004年度からの患者相談員の配置，油症の検診と治療の手引きの配布や油症ニュースの発行，2005年度には血中PeCDF濃度が診定基準に加えられるなど患者支援や検診環境の整備が進み，2007年度には厚労省の油症患者に係る健康実態調査も実施されたこともあり，検診動機が高まり2008年度の検診受診者は1986年度以降最高の606人となった．

この全国油症検診は認定者のみならず，未認定者も受診できる．検診受診者を認定区分別に見た年次推移を図6.2に示す．検診受診者延べ8,212人のうち，認定者は延べ6,537人，未認定者は延べ1,675人だった．年度別に見ると，1986年度は認定者387人で検診受診者の70%を占め，未認定者は158人，30%だった．その後，徐々に未認定者の受診数及び率が減少し，1995年の未認定者率は9%となった．以後，10%台で推移していたが，2002年度から未認定者の受診が数，率とも増加し，2008年度は175人，29%であった．ちなみに2008年度の認定者は431人，71%であった．

延べ人数ではなく1986～2008年度までに検診に訪れた受診者数（データベース登録数．以下「登録者」という．）を表6.1に示す．登録者数は総数で1,442人であり，その内訳は認定者956人，未認定者486人だった．2008年12月末現在の認定患者総数は1,924人と報告されているの

第6章　全国油症検診結果の総括

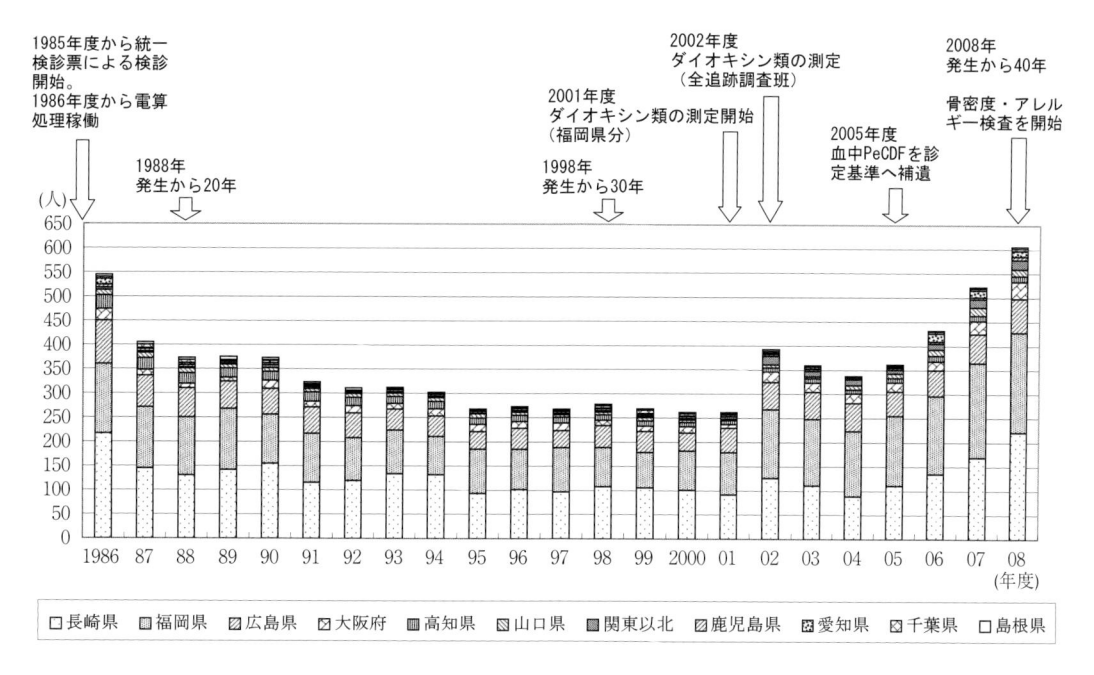

図 6.1　全国油症検診受診者数の年次推移，追跡調査班別

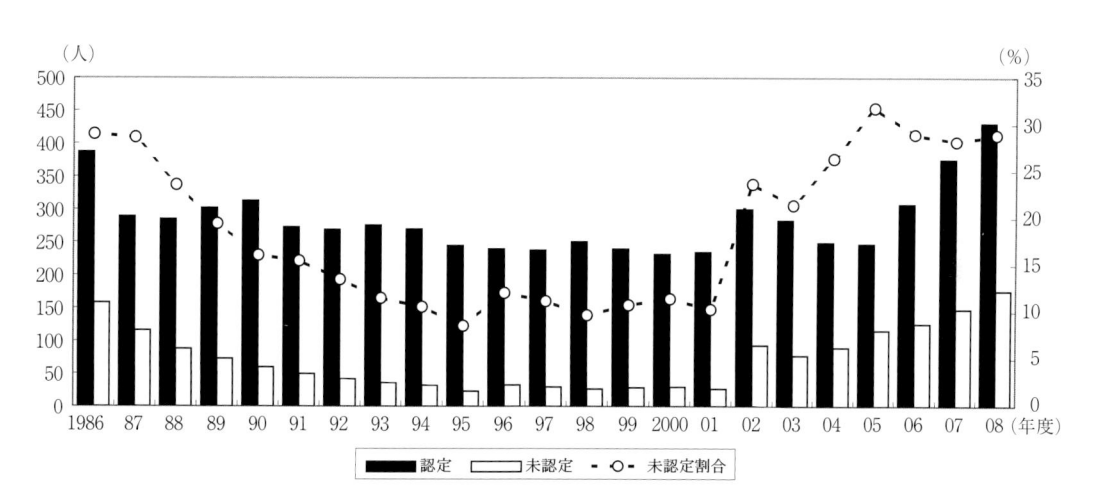

図 6.2　全国油症検診受診者数の年次推移，認定区分[a] 別
a：検診年度時

で (3)，総認定患者の約 50 % がこの全国油症検診を受診したことになる．性別でみると認定，未認定にかかわらず男性よりも女性の登録者が多いが，広島県のみは認定者の男性受診が多かった．

表 6.1 1986〜2008 年度登録者数，追跡調査班・認定区分[a]・性別

追跡調査班	認定 総数	認定 男	認定 女	未認定 総数	未認定 男	未認定 女	総数 総数	総数 男	総数 女
千 葉 県	10	4	6	5	4	1	15	8	7
関東以北	20	10	10	20	9	11	40	19	21
愛 知 県	21	14	7	16	7	9	37	21	16
大 阪 府	49	23	26	18	8	10	67	31	36
島 根 県	9	2	7	1	1	-	10	3	7
広 島 県	102	82	20	52	26	26	154	108	46
山 口 県	29	12	17	5	2	3	34	14	20
高 知 県	31	11	20	3	2	1	34	13	21
福 岡 県	345	154	191	168	66	102	513	220	293
長 崎 県	332	152	180	197	76	121	529	228	301
鹿児島県	8	3	5	1	-	1	9	3	6
総数	956	467	489	486	201	285	1,442	668	774

a：2008 年度検診時

表 6.2 1986〜2008 年度登録者数，年齢階級[a]・認定区分[b]・性別

年齢階級	認定 総数	認定 男	認定 女	未認定 総数	未認定 男	未認定 女	総数 総数	総数 男	総数 女
0〜9 歳	-	-	-	4	2	2	4	2	2
10〜19 歳	-	-	-	22	14	8	22	14	8
20〜29 歳	-	-	-	18	13	5	18	13	5
30〜39 歳	22	13	9	57	23	34	79	36	43
40〜49 歳	118	66	52	56	21	35	174	87	87
50〜59 歳	140	64	76	77	43	34	217	107	110
60〜69 歳	152	66	86	75	31	44	227	97	130
70〜79 歳	236	117	119	84	26	58	320	143	177
80〜89 歳	197	103	94	59	19	40	256	122	134
90 歳以上	91	38	53	34	9	25	125	47	78
総数	956	467	489	486	201	285	1,442	668	774

a：2009 年 3 月 31 日現在　b：2008 年度検診時

　表 6.2 に登録者 1,442 人の 2009 年 3 月 31 日時点における年齢階級別登録者数を示す。油症中毒事件発生後 40 年経った今日では認定者は男女とも 70 歳代が最も多く，認定者全体の約 25 % を占めている。次いで，80 歳代の 21 %，60 歳代の 15 % であった。一方，未認定者は 70 歳代，50 歳代及び 60 歳代が多く，事件発生後に出生した 39 歳以下の受診者も 101 人，未認定者全体の 21 % を占めている。

6.3　臨床所見の概要

　油症検診受診者の症状を把握するために 1986〜2008 年度の検診時における認定者の有所見率

の年次推移について述べる。

6.3.1 方法

(1) 解析対象者は1986～2008年度の各年度の認定者とした。認定区分は検診年度時の区分を採用した。

(2) 解析に用いた臨床所見項目は小児科を除く56項目である。この56項目は以下のように①～⑨の9つに分類されている（第5章末の参考図）。

ア：種別1（内科）：①生活歴（飲酒，喫煙）の2項目，②自覚症状（全身倦怠感～月経異常）の10項目，③他覚所見（栄養～肝胆脾エコー）の12項目

イ：種別3（皮膚科）：④問診（最近の化膿傾向～かつての色素沈着）の4項目，⑤他覚所見（黒色面皰～爪変形）の13項目

ウ：種別4（眼科）：⑥主訴（眼脂過多）の1項目，⑦他覚所見（眼瞼浮腫～瞼板腺チーズ様分泌物圧出）の4項目

エ：種別5（歯科）：⑧口腔所見（歯肉炎～咬合異常）の6項目，⑨色素沈着所見（歯肉～口唇粘膜）の4項目

上記の所見項目の多くは（－，＋，＋＋），（－，±，＋，＋＋，＋＋＋）あるいは，（正常，異常），（純，不純），（正常，低下，亢進）などと半定量的に示されているので，有所見率を求めるために，各人の各年の所見を「無し」（－，±，正常，純など）と「有り」（＋以上，異常，低下，亢進，不純など）の二分値に変換した。そのほか，飲酒は（無し，1日1合未満，1合～2合，3合以上）の4区分なので，（1日1合未満）以上を「有り」とした。また，喫煙は（無，中止，有）の3区分なので，（無，中止）を「無し」とし，（有）を「有り」とした。

(3) 計算にはSPSS 16.0J for Windowsを用いた。

6.3.2 臨床所見の結果

解析対象とした各年度の性別認定者数を表6.3に示す。認定者の受診数は1986～2008年度までの23年間で延べ6,537人（男3,156人，女3,381人）だった。男女の内訳では，ほとんどの年度で男性よりも女性の受診者が多く，総数で男性48％，女性52％だった。

認定者の1986～2008年度の臨床項目別の有所見率を図6.3に示す。ここでは，方法の(2)で示した9分類を8分類（眼科の2分類を統合）にまとめ，各分類に属する臨床所見項目の中から有所見率の高い項目を4つずつ選び，年度別に図示した。ここで注意すべきことは，解析に用いた対象者は自発的に検診会場に訪れた者であり，連続して受診する者もいれば1回限りの者もいる。従って，年度により受診者が異なっている。このため厳密な有所見率の年度比較はできないが，おおよその傾向を表しているものと考えられる。

内科の生活歴では，飲酒有りは約35％前後で推移しているが，喫煙有りは1986年度の約30％から漸減傾向にある。ちなみに，2008年度の喫煙有りは約18％であった。また，飲酒及び喫煙は男女差が著しく，1986～2008年度全体では飲酒有りは男性約61％，女性約11％，喫煙有りは男性約35％，女性約8％であった。

表6.3 1986〜2008年度解析対象者，年度・性別

年度	1986	1987	1988	1989	1990	1991	1992	1993	1994	1995	1996	1997
総数	387	289	285	302	313	273	269	276	270	245	240	238
男	183	143	143	144	149	132	126	137	130	114	114	114
女	204	146	142	158	164	141	143	139	140	131	126	124

年度	1998	1999	2000	2001	2002	2003	2004	2005	2006	2007	2008
総数	251	240	232	235	300	283	249	247	307	375	431
男	121	117	110	117	145	135	124	114	141	183	220
女	130	123	122	118	155	148	125	133	166	192	211

内科の自覚症状では，全身倦怠感，関節痛，しびれ感及び頭重・頭痛の有所見率が高く，53〜78％の範囲で推移していた。頭重・頭痛及び関節痛は男性に比べて女性に高い傾向があった。

内科の他覚所見では，肝胆脾エコーいわゆる腹部超音波検査の有所見率が高く1986年度の約37％の有所見率から徐々に増加し，2000年度以降は約60％で推移した。bright liver（BL：脂肪肝）が主たる異常であり，2006年度福岡県油症検診受診者の認定者118例中85例（72％）にBLを認めており，2007年度の同県検診受診者の認定者の149例中47例（32％）にBLを認めている（4）。

心電図，栄養及び胸部X線は20％前後で推移していた。そのほかの他覚所見の有所見率は，けん反射や感覚障害が13％程度，肝腫，脾腫は3％未満であった。

皮膚科の問診では，かつての痤瘡様皮疹の有所見率が50〜60％，かつての色素沈着が40％前後，最近の粉りゅう再発傾向や最近の化膿傾向は20％前後であった。最近の粉りゅう再発傾向は男性の訴えが女性よりも多い傾向にあった。

皮膚科の他覚所見では，瘢痕化（顔面），黒色面皰（顔面），黒色面皰（躯幹）及び瘢痕化（躯幹）が4〜16％の範囲，平均8％前後で推移していた。爪変形も同様な傾向だった。黒色面皰及び瘢痕化はいずれも女性よりも男性に多い傾向があった。色素沈着は顔面及び指爪が2〜3％程度，趾爪が5％前後で推移していた。また，趾爪の色素沈着は男性よりも女性に多い傾向があった。

眼科では，主訴の眼脂過多20％前後で推移しているが年度間の変動が大きい。他覚所見では，瞼板腺嚢胞形成が1994年度までは10％前後で推移していたが1995年度以降は5％以下で推移していた。そのほかの他覚所見も2000年以降は5％未満であった。

歯科の口腔所見では辺縁性歯周炎，歯肉炎の有所見率が高いが，推移が逆の傾向を示している。すなわち，歯肉炎は1986年度の約50％から変動しながら2008年度は約11％まで減少したが，辺縁性歯周炎は1986年度の約21％から変動しながら2008年度は約38％まで増加した。そのほかの歯牙着色や咬合異常は5％未満で推移していた。

歯科の色素沈着所見では歯肉における有所見率が約22％程度認められた。ついで頰粘膜が10

第 6 章　全国油症検診結果の総括

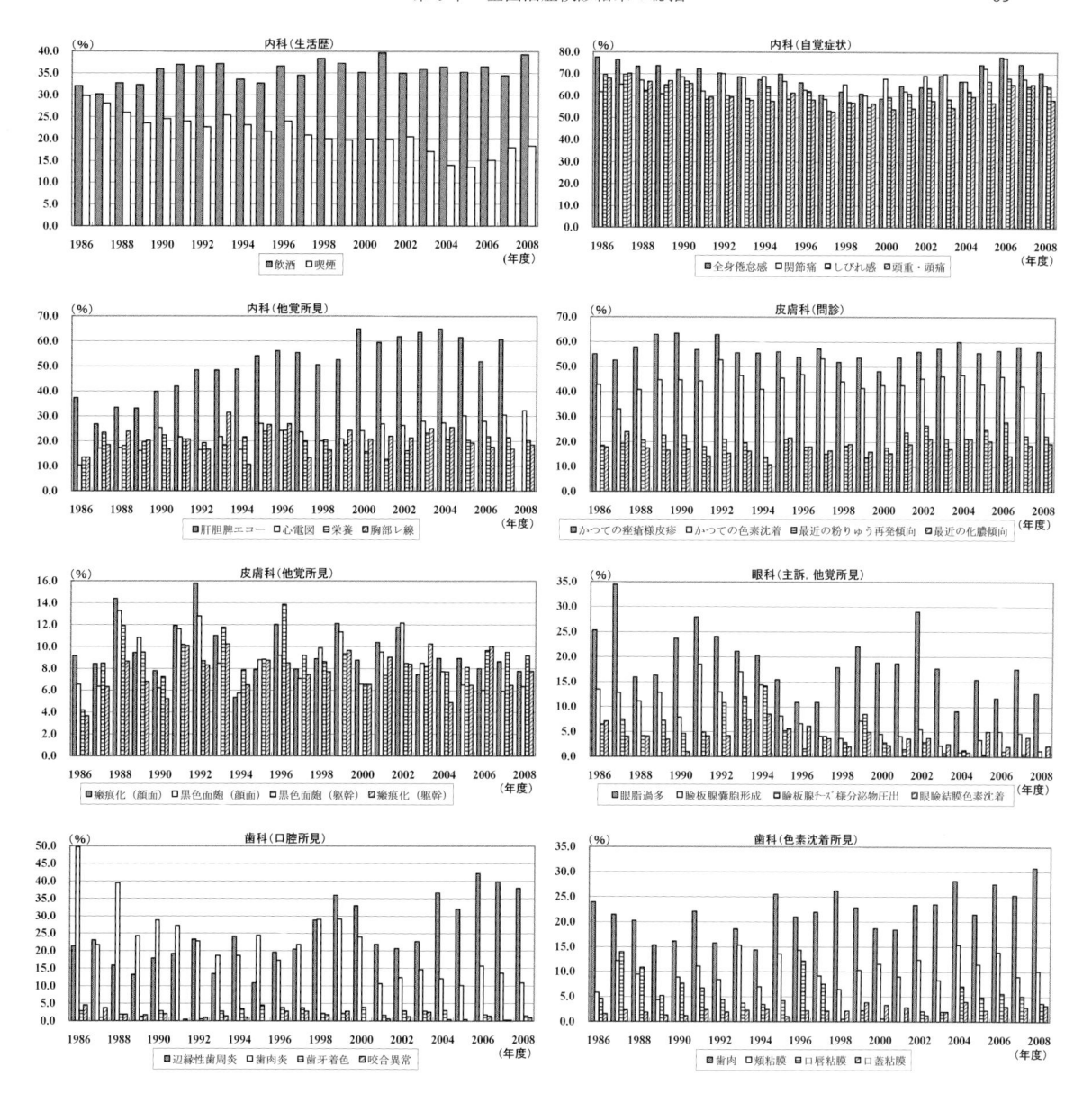

図 6.3　有所見率，1986〜2008 年度・臨床所見項目別

％程度，口唇粘膜に 5 ％程度所見があった。口蓋粘膜は 2 ％前後であった。
　参考として，表 6.4 に 1986〜2008 年度の認定者の性別有所見率の数値を示す。

6.4　まとめ

　油症中毒事件が発生後 40 年を経た 2001〜2008 年度における油症検診受診者の臨床所見について総括した。認定者は全身倦怠感，関節痛，頭重・頭痛及びしびれ感の自覚症状が多く，53〜78

％の範囲で推移していた。他覚所見では肝胆脾エコーの有所見率が高かったが，肝腫，脾腫は3％未満であった。皮膚科所見では，かつての痤瘡様皮疹様や色素沈着の訴えが40～60％あったが，他覚所見の黒色面皰や痤瘡様皮疹様は16％未満であった。眼科所見では眼脂過多の主訴が20％前後あったが，他覚所見は近年5％未満であった。歯科所見では口腔所見で辺縁性歯周炎が増加し，歯肉炎が減少傾向を示していた。歯肉に22％程度の色素沈着所見を認めた。

文　献

1) 小栗一太，赤峰昭文，古江増隆編（2000）付録3．油症研究班，油症治療研究班の年表．油症研究30年の歩み，326-327，九州大学出版会.
2) 片岡恭一郎，大久保彰人，篠原志郎，廣田良夫，廣畑富雄（1989）全国油症患者追跡検診の情報システムと昭和61年度検診結果について．福岡医誌80，331-341．
3) 吉村健清，小野塚大介（2009）油症認定患者追跡調査．食品を介したダイオキシン類等の人体への影響の把握とその治療法の開発等に関する研究　平成20年度総括・分担研究報告書69-72．
4) 古江増隆（2009）食品を介したダイオキシン類等の人体への影響の把握とその治療法の開発等に関する研究．平成18～20年度総合研究報告書1-17．

第6章 全国油症検診結果の総括

表6.4 1986〜2008年度の認定者有所見率, 年度・臨床項目・性別

臨床項目		性	1986	1991	1996	2001	2006	2007	2008
内科(生活歴)	飲酒	男	58.2% (99/170)	64.7% (77/119)	61.4% (70/114)	64.3% (74/115)	61.9% (83/134)	58.2% (103/177)	63.5% (134/211)
		女	9.2% (18/195)	11.5% (15/130)	13.7% (17/124)	15.4% (18/117)	13.9% (21/151)	12.2% (23/189)	13.6% (27/199)
		総数	32.1% (117/365)	36.9% (92/249)	36.6% (87/238)	39.7% (92/232)	36.5% (104/285)	34.4% (126/366)	39.3% (161/410)
	喫煙	男	53.8% (92/171)	40.3% (48/119)	37.7% (43/114)	32.8% (38/116)	22.2% (30/135)	28.1% (50/178)	27.5% (58/211)
		女	9.1% (18/198)	9.2% (12/131)	11.3% (14/124)	6.8% (8/117)	8.7% (13/150)	8.5% (16/189)	8.5% (17/199)
		総数	29.8% (110/369)	24.0% (60/250)	23.9% (57/238)	19.7% (46/233)	15.1% (43/285)	18.0% (66/367)	18.3% (75/410)
内科(自覚症状)	全身倦怠感	男	78.5% (139/177)	71.8% (94/131)	70.2% (80/114)	65.8% (77/117)	78.0% (110/141)	73.6% (134/182)	68.0% (123/181)
		女	76.7% (155/202)	72.9% (102/140)	62.4% (78/125)	63.5% (73/115)	77.4% (127/164)	75.0% (141/188)	73.1% (147/201)
		総数	77.6% (294/379)	72.3% (196/271)	66.1% (158/239)	64.7% (150/232)	77.7% (237/305)	74.3% (275/370)	70.7% (270/382)
	頭重・頭痛	男	62.1% (110/177)	51.9% (68/131)	46.0% (52/113)	49.6% (58/117)	58.1% (79/136)	59.9% (109/182)	47.9% (91/190)
		女	73.3% (148/202)	66.4% (93/140)	69.0% (87/126)	59.1% (68/115)	71.3% (117/164)	70.4% (133/189)	68.0% (136/200)
		総数	68.1% (258/379)	59.4% (161/271)	58.2% (139/239)	54.3% (126/232)	65.3% (196/300)	65.2% (242/371)	58.2% (227/390)
	咳嗽	男	53.4% (93/174)	51.9% (67/129)	51.8% (59/114)	43.6% (51/117)	52.1% (73/140)	47.8% (87/182)	38.8% (73/188)
		女	37.4% (76/203)	43.6% (61/140)	41.6% (52/125)	42.2% (49/116)	44.8% (74/165)	49.7% (94/189)	40.6% (82/202)
		総数	44.8% (169/377)	47.6% (128/269)	46.4% (111/239)	42.9% (100/233)	48.2% (147/305)	48.8% (181/371)	39.7% (155/390)
	喀痰	男	57.4% (101/176)	56.5% (74/131)	50.0% (57/114)	43.6% (51/117)	55.3% (78/141)	47.8% (87/182)	40.7% (77/189)
		女	34.0% (69/203)	42.1% (59/140)	38.4% (48/125)	40.5% (47/116)	37.0% (61/165)	41.6% (77/185)	40.8% (82/201)
		総数	44.9% (170/379)	49.1% (133/271)	43.9% (105/239)	42.1% (98/233)	45.4% (139/306)	44.7% (164/367)	40.8% (159/390)
	腹痛	男	47.5% (84/177)	28.2% (37/131)	36.0% (41/114)	31.6% (37/117)	43.2% (60/139)	29.3% (53/181)	30.8% (61/198)
		女	48.5% (98/202)	40.7% (57/140)	31.5% (39/124)	29.3% (34/116)	40.6% (67/165)	35.5% (66/186)	34.7% (69/199)
		総数	48.0% (182/379)	34.7% (94/271)	33.6% (80/238)	30.5% (71/233)	41.8% (127/304)	32.4% (119/367)	32.7% (130/397)
	下痢	男	47.5% (84/177)	46.6% (61/131)	41.6% (47/113)	39.7% (46/116)	51.4% (71/138)	40.7% (74/182)	39.2% (74/189)
		女	22.4% (45/201)	31.4% (44/140)	23.2% (29/125)	21.2% (24/113)	33.9% (56/165)	32.8% (62/189)	35.7% (71/199)
		総数	34.1% (129/378)	38.7% (105/271)	31.9% (76/238)	30.6% (70/229)	41.9% (127/303)	36.7% (136/371)	37.4% (145/388)
	便秘	男	23.9% (42/176)	29.8% (39/131)	31.6% (36/114)	30.8% (36/117)	34.3% (47/137)	32.4% (59/182)	28.7% (56/195)
		女	41.2% (82/199)	46.0% (64/139)	42.9% (54/126)	52.6% (61/116)	51.2% (84/164)	46.0% (87/189)	53.3% (105/197)
		総数	33.1% (124/375)	38.1% (103/270)	37.5% (90/240)	41.6% (97/233)	43.5% (131/301)	39.4% (146/371)	41.1% (161/392)
	しびれ感	男	67.6% (119/176)	55.0% (72/131)	61.1% (69/113)	59.0% (69/117)	68.8% (95/138)	63.1% (113/179)	61.7% (111/180)
		女	71.4% (145/203)	61.4% (86/140)	63.2% (79/125)	63.2% (74/117)	67.5% (110/163)	65.4% (123/188)	66.5% (133/200)
		総数	69.7% (264/379)	58.3% (158/271)	62.2% (148/238)	61.1% (143/234)	68.1% (205/301)	64.3% (236/367)	64.2% (244/380)
	関節痛	男	58.9% (103/175)	58.8% (77/131)	55.9% (62/111)	56.9% (66/116)	74.8% (101/135)	66.1% (119/180)	60.8% (113/186)
		女	64.0% (128/200)	65.0% (91/140)	68.9% (84/122)	67.2% (78/116)	79.1% (129/163)	69.3% (131/189)	68.7% (138/201)
		総数	61.6% (231/375)	62.0% (168/271)	62.7% (146/233)	62.1% (144/232)	77.2% (230/298)	67.8% (250/369)	64.9% (251/387)
	月経異常	女	33.3% (30/90)	19.7% (12/61)	20.0% (5/25)	25.7% (9/35)	18.3% (11/60)	9.6% (7/73)	16.7% (15/90)
		総数	—	—	—	—	—	—	—

表 6.4 （つづき）

臨床項目		性	1986		1991		1996		2001		2006		2007		2008	
内科（他覚所見）	栄養	男	7.4%	(13/176)	16.8%	(22/131)	18.1%	(19/105)	7.8%	(9/116)	15.3%	(21/137)	16.2%	(29/179)	16.1%	(35/217)
		女	18.8%	(38/202)	24.5%	(34/139)	29.8%	(36/121)	17.5%	(20/114)	27.5%	(44/160)	26.7%	(50/187)	24.8%	(50/202)
		総数	13.5%	(51/378)	20.7%	(56/270)	24.3%	(55/226)	12.6%	(29/230)	21.9%	(65/297)	21.6%	(79/366)	20.3%	(85/419)
	心音	男	1.7%	(3/177)	1.5%	(2/131)	1.9%	(2/106)	2.6%	(3/116)	3.6%	(5/138)	2.8%	(5/179)	1.4%	(3/216)
		女	2.5%	(5/198)	2.9%	(4/139)	6.6%	(8/122)	2.7%	(3/113)	5.6%	(9/160)	3.7%	(7/187)	3.5%	(7/201)
		総数	2.1%	(8/375)	2.2%	(6/270)	4.4%	(10/228)	2.6%	(6/229)	4.7%	(14/298)	3.3%	(12/366)	2.4%	(10/417)
	呼吸音	男	1.7%	(3/176)	1.5%	(2/131)	2.8%	(3/106)	2.6%	(3/116)	2.9%	(4/138)	0.6%	(1/179)	0.9%	(2/217)
		女	1.0%	(2/201)	1.4%	(2/139)	1.6%	(2/122)	0.9%	(1/114)	0.6%	(1/160)	0.5%	(1/187)	0.5%	(1/201)
		総数	1.3%	(5/377)	1.5%	(4/269)	2.2%	(5/228)	1.7%	(4/230)	1.7%	(5/298)	0.5%	(2/366)	0.7%	(3/418)
	肝腫	男	9.7%	(17/176)	6.2%	(8/129)	4.7%	(5/106)	6.2%	(7/113)	2.2%	(3/137)	3.4%	(6/179)	2.3%	(5/214)
		女	3.0%	(6/197)	2.2%	(3/139)	2.5%	(3/121)	0.0%	(0/113)	0.6%	(1/159)	2.7%	(5/185)	0.5%	(1/200)
		総数	6.2%	(23/373)	4.1%	(11/268)	3.5%	(8/227)	3.1%	(7/226)	1.4%	(4/296)	3.0%	(11/364)	1.4%	(6/414)
	脾腫	男	0.6%	(1/176)	0.0%	(0/129)	0.0%	(0/106)	0.0%	(0/113)	0.7%	(1/137)	0.0%	(0/179)	0.0%	(0/214)
		女	0.5%	(1/196)	1.4%	(2/139)	0.8%	(1/120)	0.9%	(1/113)	0.0%	(0/158)	0.5%	(1/185)	0.0%	(0/198)
		総数	0.5%	(2/372)	0.7%	(2/268)	0.4%	(1/226)	0.4%	(1/226)	0.3%	(1/295)	0.3%	(1/364)	0.0%	(0/412)
	リンパ節腫大	男	0.6%	(1/176)	0.0%	(0/128)	0.9%	(1/106)	0.9%	(1/112)	1.5%	(2/136)	1.7%	(3/179)	1.4%	(3/217)
		女	2.5%	(5/197)	4.3%	(6/138)	3.3%	(4/120)	1.8%	(2/114)	5.7%	(9/158)	5.9%	(11/186)	2.0%	(4/200)
		総数	1.6%	(6/373)	2.3%	(6/266)	2.2%	(5/226)	1.3%	(3/226)	3.7%	(11/294)	3.8%	(14/365)	1.7%	(7/417)
	浮腫	男	0.0%	(0/176)	0.8%	(1/127)	1.0%	(1/105)	0.0%	(0/114)	6.1%	(8/131)	0.6%	(1/179)	0.5%	(1/215)
		女	0.0%	(0/192)	0.0%	(0/138)	0.0%	(0/121)	0.0%	(0/114)	1.3%	(2/152)	0.0%	(0/186)	0.0%	(0/197)
		総数	0.0%	(0/368)	0.4%	(1/265)	0.4%	(1/226)	0.4%	(1/228)	3.5%	(10/283)	0.3%	(1/365)	0.2%	(1/412)
	四肢けん反射	男	7.5%	(13/174)	9.9%	(12/121)	15.5%	(16/103)	11.7%	(13/111)	16.4%	(22/134)	21.8%	(39/179)	16.4%	(35/213)
		女	7.9%	(15/190)	7.6%	(10/132)	16.5%	(20/121)	16.1%	(18/112)	18.1%	(28/155)	20.5%	(38/185)	10.6%	(21/198)
		総数	7.7%	(28/364)	8.7%	(22/253)	16.1%	(36/224)	13.9%	(31/223)	17.3%	(50/289)	21.2%	(77/364)	13.6%	(56/411)
	感覚障害	男	8.8%	(15/171)	5.8%	(7/121)	22.5%	(23/102)	21.7%	(23/106)	18.7%	(25/134)	15.2%	(27/178)	12.8%	(27/211)
		女	18.9%	(35/185)	14.5%	(19/131)	19.1%	(22/115)	5.5%	(6/110)	11.0%	(17/155)	11.7%	(21/180)	14.9%	(29/195)
		総数	14.0%	(50/356)	10.3%	(26/252)	20.7%	(45/217)	13.4%	(29/216)	14.5%	(42/289)	13.4%	(48/358)	13.8%	(56/406)
	胸部レ線	男	12.6%	(13/103)	19.8%	(17/86)	44.4%	(20/45)	27.1%	(13/48)	20.0%	(19/95)	17.8%	(31/174)	18.9%	(40/212)
		女	14.2%	(19/134)	21.5%	(26/121)	15.7%	(11/70)	18.0%	(11/61)	16.2%	(25/154)	15.9%	(29/182)	18.1%	(37/204)
		総数	13.5%	(32/237)	20.8%	(43/207)	27.0%	(31/115)	22.0%	(24/109)	17.7%	(44/249)	16.9%	(60/356)	18.5%	(77/416)
	心電図	男	8.8%	(9/102)	24.1%	(21/87)	27.7%	(18/65)	28.8%	(17/59)	32.2%	(29/90)	33.7%	(57/169)	34.2%	(69/202)
		女	11.2%	(17/152)	19.7%	(24/122)	21.7%	(20/92)	25.6%	(23/90)	25.3%	(37/146)	27.3%	(47/172)	30.2%	(57/189)
		総数	10.2%	(26/254)	21.5%	(45/209)	24.2%	(38/157)	26.8%	(40/149)	28.0%	(66/236)	30.5%	(104/341)	32.2%	(126/391)
	肝胆脾エコー	男	35.6%	(21/59)	45.7%	(37/81)	64.2%	(34/53)	61.7%	(29/47)	48.3%	(42/87)	66.1%	(78/118)	–	–
		女	38.3%	(41/107)	39.3%	(44/112)	50.6%	(40/79)	58.1%	(43/74)	54.1%	(72/133)	56.6%	(90/159)	–	–
		総数	37.3%	(62/166)	42.0%	(81/193)	56.1%	(74/132)	59.5%	(72/121)	51.8%	(114/220)	60.6%	(168/277)	–	–

第6章 全国油症検診結果の総括

臨床項目	性	1986	1991	1996	2001	2006	2007	2008
最近の化膿傾向	男	15.4% (21/136)	18.1% (23/127)	16.8% (18/107)	20.0% (23/115)	13.7% (19/139)	15.5% (28/181)	16.6% (36/217)
	女	19.7% (38/193)	10.8% (15/139)	19.2% (24/125)	18.1% (21/116)	15.0% (24/160)	21.7% (41/189)	22.2% (46/207)
	総数	17.9% (59/329)	14.3% (38/266)	18.1% (42/232)	19.0% (44/231)	14.4% (43/299)	18.6% (69/370)	19.3% (82/424)
最近の粉りゅう再発傾向	男	19.3% (26/135)	20.6% (26/126)	20.4% (22/108)	27.0% (31/115)	28.1% (39/139)	24.9% (45/181)	25.8% (56/217)
	女	18.0% (34/189)	15.8% (22/139)	15.9% (20/126)	20.7% (24/116)	27.7% (44/159)	20.1% (38/189)	18.9% (39/206)
	総数	18.5% (60/324)	18.1% (48/265)	17.9% (42/234)	23.8% (55/231)	27.9% (83/298)	22.4% (83/370)	22.5% (95/423)
かつての痤瘡様皮疹	男	49.6% (65/131)	60.4% (61/101)	50.0% (52/104)	44.8% (52/116)	48.2% (67/139)	45.9% (83/181)	52.1% (113/217)
	女	58.8% (110/187)	54.1% (72/133)	57.1% (72/126)	62.6% (72/115)	63.9% (101/158)	69.8% (132/189)	60.7% (125/206)
	総数	55.0% (175/318)	56.8% (133/234)	53.9% (124/230)	53.7% (124/231)	56.6% (168/297)	58.1% (215/370)	56.3% (238/423)
かつての色素沈着	男	36.4% (47/129)	51.1% (48/94)	45.6% (47/103)	30.2% (35/116)	34.8% (48/138)	27.8% (50/180)	30.2% (65/215)
	女	47.3% (87/184)	39.4% (52/132)	48.0% (60/125)	55.3% (63/114)	56.1% (88/157)	56.1% (106/189)	49.8% (101/203)
	総数	42.8% (134/313)	44.2% (100/226)	46.9% (107/228)	42.6% (98/230)	46.1% (136/295)	42.3% (156/369)	39.7% (166/418)
黒色面皰（顔面）	男	10.5% (19/181)	21.1% (27/128)	8.5% (9/106)	14.7% (17/116)	7.9% (11/139)	6.6% (12/181)	6.0% (13/218)
	女	3.0% (6/202)	2.9% (4/139)	9.8% (12/122)	4.3% (5/115)	4.4% (7/160)	5.3% (10/189)	6.8% (14/207)
	総数	6.5% (25/383)	11.6% (31/267)	9.2% (21/228)	9.5% (22/231)	6.0% (18/299)	5.9% (22/370)	6.4% (27/425)
黒色面皰（耳介）	男	8.2% (15/182)	16.3% (21/129)	14.0% (15/107)	10.3% (12/116)	10.0% (14/140)	7.2% (13/181)	6.0% (13/218)
	女	1.5% (3/203)	3.6% (5/139)	7.4% (9/122)	2.6% (3/115)	5.6% (9/160)	1.6% (3/188)	4.3% (9/207)
	総数	4.7% (18/385)	9.7% (26/268)	10.5% (24/229)	6.5% (15/231)	7.7% (23/300)	4.3% (16/370)	5.2% (22/425)
黒色面皰（躯幹）	男	7.7% (14/181)	15.1% (19/126)	18.7% (20/107)	9.5% (11/116)	10.0% (14/140)	11.1% (20/180)	9.2% (20/217)
	女	1.0% (2/202)	5.8% (8/139)	9.7% (12/124)	5.3% (6/114)	9.4% (15/160)	8.0% (15/188)	9.2% (19/207)
	総数	4.2% (16/383)	10.2% (27/265)	13.9% (32/231)	7.4% (17/230)	9.7% (29/300)	9.5% (35/368)	9.2% (39/424)
痤瘡様皮疹（顔面）	男	6.7% (12/179)	3.1% (4/129)	7.5% (8/106)	6.1% (7/115)	6.5% (9/139)	2.2% (4/180)	5.5% (12/218)
	女	6.9% (14/202)	5.1% (7/138)	7.3% (9/124)	5.2% (6/115)	2.5% (4/160)	3.7% (7/189)	2.9% (6/207)
	総数	6.8% (26/381)	4.1% (11/267)	7.4% (17/230)	5.7% (13/230)	4.3% (13/299)	3.0% (11/369)	4.2% (18/425)
痤瘡様皮疹（外陰部）	男	1.7% (3/179)	2.3% (3/129)	3.8% (4/105)	2.6% (3/116)	4.3% (6/140)	0.6% (1/180)	0.0% (0/218)
	女	5.5% (11/201)	8.6% (12/139)	9.8% (12/123)	3.5% (4/115)	6.9% (11/160)	2.7% (5/188)	4.4% (9/206)
	総数	3.7% (14/380)	5.6% (15/268)	7.0% (16/228)	3.0% (7/231)	5.7% (17/300)	1.6% (6/368)	2.1% (9/424)
痤瘡様皮疹（臀部）	男	2.2% (4/179)	2.3% (3/129)	4.7% (5/106)	4.3% (5/116)	5.7% (8/140)	2.2% (4/181)	2.3% (5/218)
	女	1.5% (3/202)	4.3% (6/139)	7.3% (9/123)	3.5% (4/115)	5.0% (8/160)	3.2% (6/188)	3.4% (7/206)
	総数	1.8% (7/381)	3.4% (9/268)	6.1% (14/229)	3.9% (9/231)	5.3% (16/300)	2.7% (10/369)	2.8% (12/424)
痤瘡様皮疹（躯幹）	男	4.4% (8/181)	7.8% (10/129)	13.0% (14/108)	6.0% (7/116)	7.9% (11/140)	6.1% (11/180)	6.0% (13/218)
	女	3.0% (6/203)	6.5% (9/138)	6.4% (8/125)	3.5% (4/115)	3.1% (5/160)	2.1% (4/188)	3.4% (7/206)
	総数	3.6% (14/384)	7.1% (19/267)	9.4% (22/233)	4.8% (11/231)	5.3% (16/300)	4.1% (15/368)	4.7% (20/424)
鍛質化（顔面）	男	10.6% (19/180)	18.6% (24/129)	12.1% (13/107)	11.3% (13/115)	8.6% (12/140)	9.9% (18/181)	7.8% (17/218)
	女	7.9% (16/202)	5.8% (8/139)	11.9% (15/126)	9.5% (11/116)	7.5% (12/160)	7.4% (14/189)	7.7% (16/207)
	総数	9.2% (35/382)	11.9% (32/268)	12.0% (28/233)	10.4% (24/231)	8.0% (24/300)	8.6% (32/370)	7.8% (33/425)

皮膚科（問診）

皮膚科（他覚所見）

表 6.4（つづき）

臨床項目		性	1986		1991		1996		2001		2006		2007		2008	
皮膚科（他覚所見）	苔癬化（躯幹）	男	5.0%	(9/180)	15.6%	(20/128)	11.9%	(13/109)	11.2%	(13/116)	12.2%	(17/139)	6.6%	(12/181)	7.3%	(16/218)
		女	2.5%	(5/203)	5.0%	(7/139)	5.6%	(7/126)	6.9%	(8/116)	8.1%	(13/160)	6.3%	(12/189)	8.2%	(17/207)
		総数	3.7%	(14/383)	10.1%	(27/267)	8.5%	(20/235)	9.1%	(21/232)	10.0%	(30/299)	6.5%	(24/370)	7.8%	(33/425)
	色素沈着（顔面）	男	1.1%	(2/180)	3.9%	(5/129)	5.5%	(6/110)	3.4%	(4/116)	0.7%	(1/139)	0.0%	(0/181)	0.0%	(0/218)
		女	2.0%	(4/202)	4.4%	(6/137)	4.0%	(5/125)	3.5%	(4/115)	0.6%	(1/160)	1.1%	(2/189)	1.5%	(3/206)
		総数	1.6%	(6/382)	4.1%	(11/266)	4.7%	(11/235)	3.5%	(8/231)	0.7%	(2/299)	0.5%	(2/370)	0.7%	(3/424)
	色素沈着（指爪）	男	0.0%	(0/181)	0.8%	(1/129)	3.6%	(4/110)	1.7%	(2/116)	1.4%	(2/139)	1.7%	(3/181)	2.8%	(6/218)
		女	2.0%	(4/202)	5.1%	(7/138)	5.6%	(7/126)	5.2%	(6/116)	1.9%	(3/160)	0.5%	(1/189)	3.4%	(7/207)
		総数	1.0%	(4/383)	3.0%	(8/267)	4.7%	(11/236)	3.4%	(8/232)	1.7%	(5/299)	1.1%	(4/370)	3.1%	(13/425)
	色素沈着（趾爪）	男	2.2%	(4/179)	3.1%	(4/129)	1.8%	(2/109)	1.7%	(2/116)	2.2%	(3/139)	1.1%	(2/181)	2.8%	(6/218)
		女	7.9%	(16/202)	9.4%	(13/138)	7.1%	(9/126)	6.1%	(7/115)	6.3%	(10/159)	3.2%	(6/188)	7.3%	(15/206)
		総数	5.2%	(20/381)	6.4%	(17/267)	4.7%	(11/235)	3.9%	(9/231)	4.4%	(13/298)	2.2%	(8/369)	5.0%	(21/424)
	爪変形	男	4.0%	(7/176)	10.5%	(12/114)	9.2%	(10/109)	24.3%	(28/115)	7.9%	(11/139)	6.7%	(12/180)	8.7%	(19/218)
		女	5.2%	(10/193)	7.4%	(10/135)	10.4%	(13/125)	8.9%	(10/112)	7.5%	(12/160)	8.5%	(16/189)	6.3%	(13/207)
		総数	4.6%	(17/369)	8.8%	(22/249)	9.8%	(23/234)	16.7%	(38/227)	7.7%	(23/299)	7.6%	(28/369)	7.5%	(32/425)
眼科（主訴）	眼脂過多	男	21.2%	(38/179)	26.0%	(33/127)	7.5%	(8/107)	13.4%	(15/112)	13.0%	(18/138)	18.0%	(32/178)	15.9%	(34/214)
		女	29.2%	(56/192)	29.7%	(41/138)	14.0%	(17/121)	23.9%	(27/113)	10.6%	(17/160)	17.1%	(32/187)	9.3%	(19/204)
		総数	25.3%	(94/371)	27.9%	(74/265)	11.0%	(25/228)	18.7%	(42/225)	11.7%	(35/298)	17.5%	(64/365)	12.7%	(53/418)
	眼瞼浮腫	男	0.0%	(0/179)	2.4%	(3/127)	0.9%	(1/107)	0.0%	(0/111)	0.0%	(0/138)	6.7%	(12/178)	0.9%	(2/214)
		女	1.0%	(2/192)	2.3%	(3/138)	0.8%	(1/120)	1.8%	(2/111)	0.0%	(0/160)	2.1%	(4/187)	0.5%	(1/205)
		総数	0.5%	(2/371)	2.3%	(6/265)	0.9%	(2/227)	0.9%	(2/222)	0.0%	(0/298)	4.4%	(16/365)	0.7%	(3/419)
眼科（他覚所見）	眼瞼結膜色素沈着	男	8.9%	(16/179)	4.7%	(6/127)	5.6%	(6/107)	6.3%	(7/111)	1.4%	(2/138)	3.4%	(6/178)	2.8%	(6/214)
		女	5.3%	(10/188)	3.6%	(5/138)	6.7%	(8/120)	0.9%	(1/111)	2.5%	(4/160)	4.3%	(8/187)	1.5%	(3/205)
		総数	7.1%	(26/367)	4.2%	(11/265)	6.2%	(14/227)	3.6%	(8/222)	2.0%	(6/298)	3.8%	(14/365)	2.1%	(9/419)
	瞼板腺嚢胞形成	男	13.4%	(24/179)	20.5%	(26/127)	8.4%	(9/107)	5.4%	(6/111)	8.0%	(11/138)	6.2%	(11/178)	1.4%	(3/214)
		女	13.5%	(26/192)	16.7%	(23/138)	5.0%	(6/120)	2.7%	(3/111)	2.5%	(4/160)	3.2%	(6/187)	1.0%	(2/205)
		総数	13.5%	(50/371)	18.5%	(49/265)	6.6%	(15/227)	4.1%	(9/222)	5.0%	(15/298)	4.7%	(17/365)	1.2%	(5/419)
	瞼板腺チーズ様分泌物圧出	男	7.4%	(12/162)	5.1%	(5/98)	3.5%	(3/86)	2.9%	(3/103)	1.6%	(2/123)	0.6%	(1/162)	0.0%	(0/202)
		女	5.6%	(9/162)	4.8%	(5/105)	0.0%	(0/102)	0.0%	(0/100)	0.6%	(1/157)	0.5%	(1/187)	0.0%	(0/199)
		総数	6.5%	(21/324)	4.9%	(10/203)	1.6%	(3/188)	1.5%	(3/203)	1.1%	(3/280)	0.6%	(2/349)	0.0%	(0/401)
歯科（口腔所見）	歯肉炎	男	50.4%	(59/117)	26.1%	(23/88)	18.4%	(14/76)	14.9%	(11/74)	19.8%	(26/131)	13.4%	(23/172)	12.0%	(25/208)
		女	49.1%	(80/163)	28.1%	(34/121)	16.3%	(17/104)	7.7%	(8/104)	12.1%	(18/149)	13.9%	(25/180)	9.6%	(19/198)
		総数	49.6%	(139/280)	27.3%	(57/209)	17.2%	(31/180)	10.7%	(19/178)	15.7%	(44/280)	13.6%	(48/352)	10.8%	(44/406)
	辺縁性歯周炎	男	31.6%	(37/117)	25.0%	(22/88)	23.7%	(18/76)	27.0%	(20/74)	54.9%	(73/133)	48.9%	(85/174)	51.0%	(106/208)
		女	14.0%	(23/164)	14.9%	(18/121)	16.5%	(17/103)	18.3%	(19/104)	30.9%	(46/149)	31.1%	(56/180)	24.2%	(48/198)
		総数	21.4%	(60/281)	19.1%	(40/209)	19.6%	(35/179)	21.9%	(39/178)	42.2%	(119/282)	39.8%	(141/354)	37.9%	(154/406)

第6章 全国油症検診結果の総括

	臨床項目	性	1986		1991		1996		2001		2006		2007		2008	
歯科（口腔所見）	歯牙萌出異常	男	3.6%	(4/110)	1.1%	(1/88)	0.0%	(0/77)	0.0%	(0/74)	0.0%	(0/132)	0.0%	(0/172)	0.0%	(0/208)
		女	0.0%	(0/161)	0.0%	(0/121)	0.0%	(0/105)	0.0%	(0/104)	0.7%	(1/147)	0.0%	(0/180)	0.5%	(1/198)
		総数	1.5%	(4/271)	0.5%	(1/209)	0.0%	(0/182)	0.0%	(0/178)	0.4%	(1/279)	0.0%	(0/352)	0.2%	(1/406)
	歯牙着色	男	3.4%	(4/116)	0.0%	(0/88)	6.5%	(5/77)	4.1%	(3/74)	3.8%	(5/132)	0.6%	(1/172)	1.9%	(4/208)
		女	2.4%	(4/164)	0.0%	(0/121)	1.9%	(2/105)	0.0%	(0/104)	0.0%	(0/147)	0.0%	(0/180)	1.0%	(2/198)
		総数	2.9%	(8/280)	0.0%	(0/209)	3.8%	(7/182)	1.7%	(3/178)	1.8%	(5/279)	0.3%	(1/352)	1.5%	(6/406)
	歯牙形成不全	男	1.7%	(2/116)	0.0%	(0/88)	0.0%	(0/77)	0.0%	(0/74)	0.0%	(0/132)	0.0%	(0/172)	0.0%	(0/208)
		女	1.2%	(2/164)	0.0%	(0/121)	0.0%	(0/105)	0.0%	(0/104)	0.0%	(0/147)	0.0%	(0/180)	0.5%	(1/198)
		総数	1.4%	(4/280)	0.0%	(0/209)	0.0%	(0/182)	0.0%	(0/178)	0.0%	(0/279)	0.0%	(0/352)	0.2%	(1/406)
	咬合異常	男	8.2%	(9/110)	0.0%	(0/88)	1.3%	(1/75)	0.0%	(0/74)	0.8%	(1/132)	0.0%	(0/171)	0.5%	(1/206)
		女	1.9%	(3/156)	0.8%	(1/121)	3.8%	(4/104)	1.0%	(1/103)	2.1%	(3/146)	0.6%	(1/175)	1.5%	(3/195)
		総数	4.5%	(12/266)	0.5%	(1/209)	2.8%	(5/179)	0.6%	(1/177)	1.4%	(4/278)	0.3%	(1/346)	1.0%	(4/401)
歯科（色素沈着所見）	歯肉	男	29.8%	(42/141)	25.0%	(22/88)	23.7%	(18/76)	24.0%	(18/75)	32.1%	(43/134)	30.3%	(53/175)	34.9%	(73/209)
		女	19.0%	(32/168)	20.0%	(24/120)	19.0%	(20/105)	14.4%	(15/104)	23.3%	(35/150)	20.4%	(37/181)	26.3%	(52/198)
		総数	23.9%	(74/309)	22.1%	(46/208)	21.0%	(38/181)	18.4%	(33/179)	27.5%	(78/284)	25.3%	(90/356)	30.7%	(125/407)
	頬粘膜	男	9.2%	(10/109)	15.9%	(14/88)	15.8%	(12/76)	13.5%	(10/74)	20.0%	(26/130)	11.5%	(20/174)	14.9%	(31/208)
		女	3.4%	(5/148)	7.5%	(9/120)	13.3%	(14/105)	5.8%	(6/104)	8.3%	(12/144)	6.6%	(12/181)	5.1%	(10/198)
		総数	5.8%	(15/257)	11.1%	(23/208)	14.4%	(26/181)	9.0%	(16/178)	13.9%	(38/274)	9.0%	(32/355)	10.1%	(41/406)
	口蓋粘膜	男	1.8%	(2/109)	5.7%	(5/88)	0.0%	(0/76)	2.7%	(2/74)	4.8%	(6/126)	4.6%	(8/174)	3.9%	(8/207)
		女	1.4%	(2/148)	0.0%	(0/120)	3.8%	(4/105)	2.9%	(3/103)	1.4%	(2/143)	1.1%	(2/181)	2.5%	(5/198)
		総数	1.6%	(4/257)	2.4%	(5/208)	2.2%	(4/181)	2.8%	(5/177)	3.0%	(8/269)	2.8%	(10/355)	3.2%	(13/405)
	口唇粘膜	男	8.2%	(9/110)	10.2%	(9/88)	17.3%	(13/75)	0.0%	(0/74)	9.5%	(12/126)	5.2%	(9/174)	6.7%	(14/209)
		女	2.0%	(3/148)	4.2%	(5/120)	8.6%	(9/105)	0.0%	(0/103)	2.1%	(3/143)	5.0%	(9/181)	0.5%	(1/198)
		総数	4.7%	(12/258)	6.7%	(14/208)	12.2%	(22/180)	0.0%	(0/177)	5.6%	(15/269)	5.1%	(18/355)	3.7%	(15/407)

a：検診年度時の認定区分
b：1986 年度から 5 年間隔で表示。加えて最新データの 2008 年度とその前年度も付加した。

第7章 油症患者における PeCDF の残留濃度と半減期

松本伸哉, 赤羽 学, 神奈川芳行, 小池創一, 今村知明

　カネミ油症事件は, 1968年に北部九州を中心とする西日本で広く発生した米ぬか油による食品中毒である (1,2)。その主な原因物質は, 米ぬか油の製造工程において熱媒体として利用されていたポリ塩化ビフェニル (PCBs) 及び PCBs が熱変性した結果できたダイオキシン類である polychlorinated dibenzofurans (PCDF) と考えられている (1,2,3,4,5,6)。特に PCDF の異性体である 2,3,4,7,8-pentachlorodibenzofuran (以下 PeCDF) は, 油症におけるダイオキシン類の約70％を占める主要な原因物質であると報告されている (7)。

7.1 PeCDF 半減期のこれまでの報告

　一般的に, ダイオキシン類は代謝されにくい物質であるとされており, しかも脂肪との親和性が高いため, 一度体内に取り込まれると, ヒトにおいてはその排泄が容易ではないとされている (8,9,10,11)。しかし, ダイオキシン類の排泄には, 種によって大きな差があり, ラットにおける半減期は, ヒトの約150倍も早いと報告されている (8)。このため, ヒトにおける PeCDF の半減期を推定する目的で, 動物を用いた研究を行ったとしても, その研究結果からヒトにおける半減期を推定することは困難と考えられる。ダイオキシン類による健康被害としては, 日本の油症, 台湾の Yucheng およびイタリアの Seveso での被害が代表的である。Milbrath (12) は 2009 年にそれまでの半減期の報告をまとめ, 半減期の再計算を報告している。表7.1に PeCDF の半減期を示す。

　濃度が高い場合には, 半減期は短く, 濃度が低い場合には半減期が長い。また, 年齢が若いほど半減期が短く, 年齢が高いほど半減期が長いとされ, 特に, 幼児期においては短いとされている。いくつかの排泄経路が想定され, 排便, 授乳などによる影響があると考えられている。

7.2 油症の各患者の半減期の分布

　近年のダイオキシン類の測定技術の進歩により, 血中ダイオキシン類の定量的分析が比較的容易になり, 2001年度の油症検診から, 希望者に対してその測定が行われている (3,5,6)。その後現在までに, 多数の受診者の血中 PeCDF 値の測定結果が蓄積されてきており, 現在までの研究で報告されているような半減期に近い期間を経過している。油症患者においては, ダイオキシン類の測定を行った検診者の半減期の推定を行った。半減期の推定は, 2001年からの6年間に3回以上油症検診を受診した326名の受診者を対象とした。

　図7.1に, 濃度別の減衰率 (半減期逆数) の平均値を示す。50 pg/g lipids 未満の患者の平均値は, 正の値であり, 増加していることを示していた。これらの濃度は, 一般人の濃度と同程度

第7章 油症患者における PeCDF の残留濃度と半減期

表7.1 ヒトにおける PeCDF の半減期（出典：文献12　Milbrath 2009）

研　　究	半減期	年齢	人数	曝露後の経過年数	観察期間	コホート種類
Flesch-Janys et al. 1996	19.6	32～79 （平均48.7）	43	0～37 （平均5.4）	1～9 （平均5.6）	職業
Rohde et al. 1999	13.9	41～73	6	-	4～6	職業
Schlecter et al. 1990 (combined)	4.5	50代後半, 60代前半	1	2	3	職業
Masuda et al. 1995	3.1	25	3	0.6	15	台湾油症
Ryan et al. 1993	1.9～2.3	17, 25, 33	1	1～10	9	台湾油症
Iida et al .1995	9.1	-	7	14	1	油症および 台湾油症
Masuda 2001, 0.6～15.6 years after onset	2.9	17～33	3	1	15	台湾油症
Masuda 2001, 14.0～29.1 years after onset	7.7	31～51	5	14	16	油症
Kashimoto et al. 1983	1.5	-	30	< 1	1～2	台湾油症
Leung et al. 2005 (< 3ppb)	5.9	18～80	8	1～14	15	油症および 台湾油症
Leung et al. 2007 (> 3ppb)	2.3	18～80	8	1～14	15～19	油症および 台湾油症
Leung et al. 2007 (< 3ppb)	5.7	18～80	8	1～14	15～19	油症および 台湾油症
Masuda et al. 1995	8.9	-	5	-	-	油症
Ryan et al. 1993	9.6	33～69	16	14～22	8	油症
Ogura 2004 (blood)	4.9	40～65	253	-	-	一般日本人
Ogura 2004 (adipose)	5.0	40～59	10	-	-	一般日本人

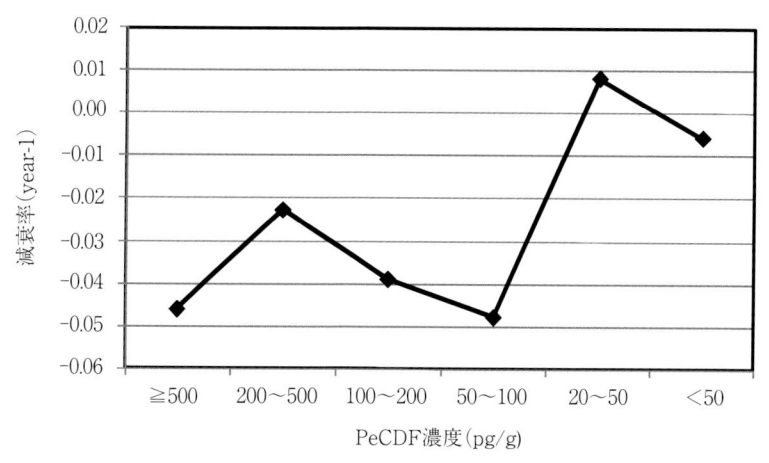

図7.1 血中 PeCDF 濃度区分ごとの平均減衰率

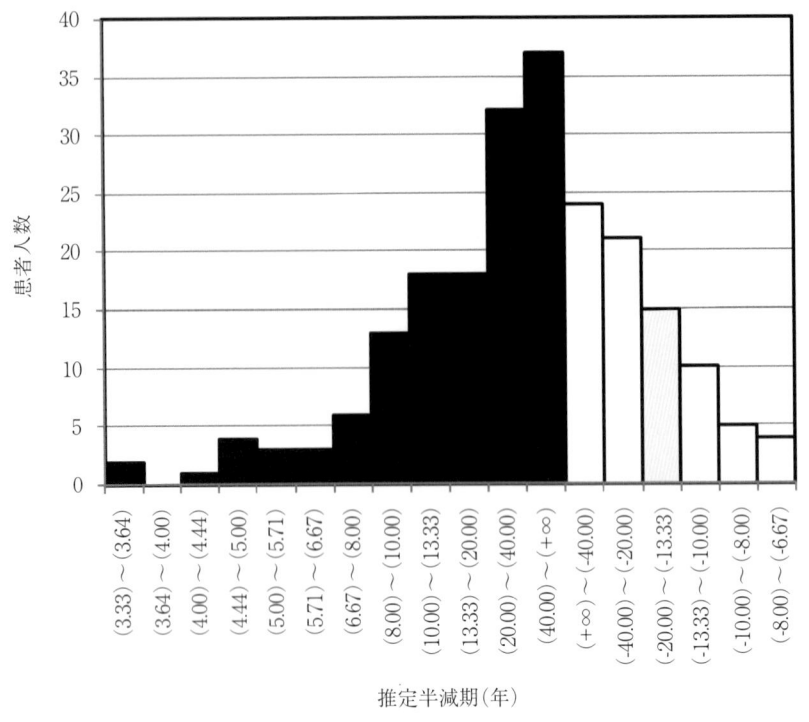

図 7.2 全患者の半減期の分布

の濃度であり，環境からの摂取と排泄が拮抗しているため，増加している患者も多く含まれていると考えられる。50 pg/g lipids 以上の患者では，-0.05 程度を示しており，減少の傾向を示しているが，半減期としては 20 年以上を示していた。これは，今までの研究より長い半減期であった。

図 7.2 に，各患者の推定半減期の分布を示す。黒い棒は減少している患者を示し，白い棒は増加している患者を示している。もっとも頻度が高いのは，半減期 40 年以上のグループであった。度数分布の形状は，釣鐘型を示しており，正規分布に近い形状と考えられる。計測誤差や受診者個々人の変化などを反映して，釣鐘型を示しているものと考えられる。ほぼ半数の受診者が推定半減期 40 年以上あるいは増加していた。今までの研究 (12) では，半減期 10 年程度であるとされてきたが，油症患者の半減期は，もっと長いと考えられる。

7.3　男女別の各患者の半減期の分布

男女別の各患者の半減期の分布は異なっている。女性では，半減期が 20 年から 40 年の間の受診者がもっとも多く，40 ％の患者が増加しており，半減期 40 年以上の患者を含めると 60 ％も存在した。これに対し，男性では，ふたつのピークが存在した。ひとつのピークは，半減期 40

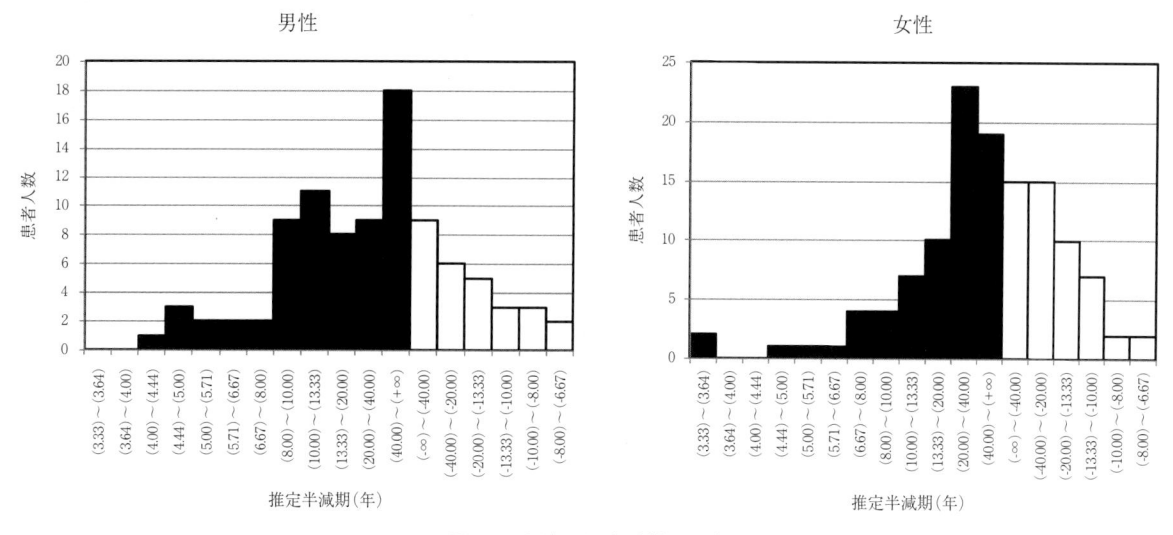

第 7 章　油症患者における PeCDF の残留濃度と半減期

図 7.3　男女別の半減期の分布

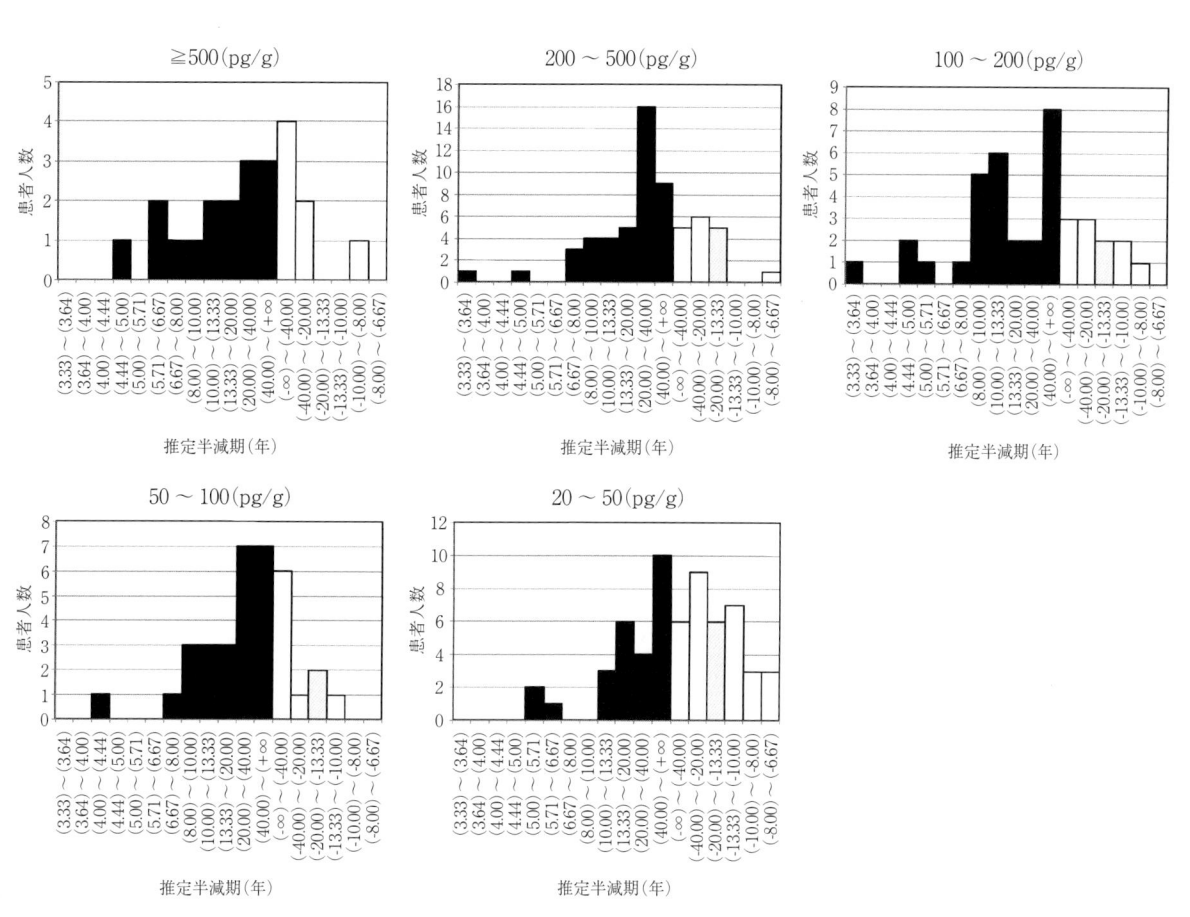

図 7.4　血中濃度別の半減期の分布

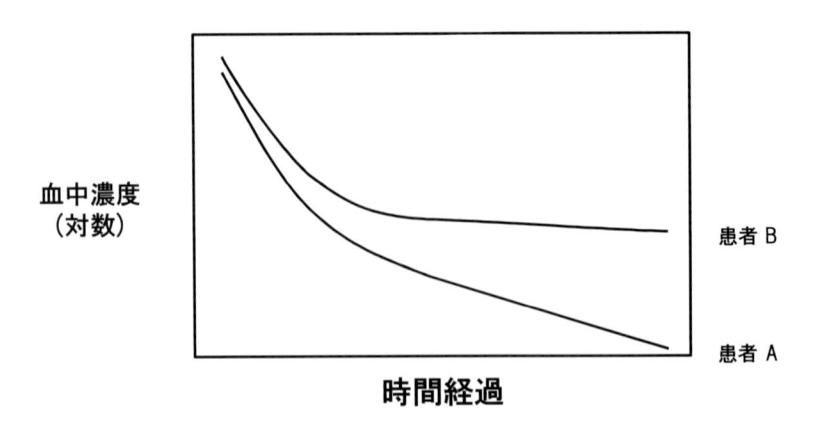

図7.5 想定されるPeCDF値減少のイメージ図

年以上であり，もう一つのピークは半減期10年前後であった。半減期10年前後というのは，これまでの研究と同様の結果である。しかし，半減期40年以上のほとんど減少しない患者の方が大きなピークを形成していた。

7.4 PeCDF濃度別の各患者の半減期の分布

濃度別の半減期の分布をみると，PeCDF濃度が500 pg/g lipids以上の患者では，増加している患者がいるものの，減少している患者が多かった。この群に含まれる人数が少ないため，どれがピークなのか判別は難しいが，現在までの研究と同様の結果と計測誤差の範囲とも考えられる。200～500 pg/g lipidsの受診者では，半減期が20年から40年が多く，ピークとなっており，女性の受診者の特徴と似たような特徴を示していた。100～200 pg/g lipidsの受診者では，男性でみられた2つのピークがより鮮明に見られた。50～100 pg/g lipidsの受診者では，2つのピークが存在している可能性がある形状であった。20～50 pg/g lipidsの受診者では，増加している受診者も多く見られた。この濃度では，一般人の濃度に近く，食品や環境からの摂取が多いことから，摂取と排泄が拮抗していると考えられる。

7.5 まとめ

ダイオキシン類による健康被害としては，日本の油症，台湾のYuchengおよびイタリアのSevesoでの被害が代表的である。Leungらは，5名の油症患者と3名のYucheng患者の調査結果からPeCDFの半減期を推定し報告している。それによると血中PeCDFが高値であれば半減期は1.1年，低値では7.2年とされており，半減期はその濃度と患者の年齢に依存するとされている(13)。ダイオキシン類の半減期が濃度と年齢に依存しているとする研究結果は，Sevesoで被害を受けた小児の調査を行ったKergerらも報告している(14)。

我々が行ったPeCDF半減期の推定は，油症検診におけるダイオキシン類の濃度調査の結果

300名分以上を用いたものであり，これまでの報告よりも大きな対象群から推定結果を得た。その結果，血中PeCDF値20以上50 pg/g未満という比較的低濃度の受診者においては，その半減期は比較的長く，血中濃度が増加している受診者さえ存在した。これは，生体からのPeCDFの「排泄による減少」と自然界からの「摂取による増加」が拮抗している状態であろうと考えられる。血中PeCDF値が50 pg/g以上から500 pg/g未満の受診者群では，その値が高くなるにつれて，推定半減期が長くなる傾向が認められた。特に，高値の群では，約30％の受診者で血中PeCDF値の減少はほとんど見られないと推定された。

　これまでの報告では，図7.5の患者Aのように，PeCDFが高値であるほど半減期が短く，低値になるとともに半減期が長くなると報告されている。しかし，油症患者では，患者Bのように，ある程度の高値において排泄がほとんど停止している患者が存在した(15,16)。油症患者の半減期は，これまでの研究と異なり，高濃度において，減少していないということがわかった。減少していない原因については，今後の研究課題である。

文　献

1) Masuda Y (2005) Behavior and toxic effects of PCBs and PCDFs in Yusho patients for 35 years. J Dermatol Sci Suppl 1, S11-S20.
2) Kuratsune M, Yoshimura H, Hori Y, Okumura M, Matsuda Y (1996) Yusho-A human disaster caused by PCB and related compounds. Kyushu University Press, Fukuoka.
3) Furue M, Uenotsuchi T, Urabe K, Ishikawa T, Kuwabara M (2005) Overview of Yusho. J Dermatol Sci Suppl 1, S3-S10.
4) 山口直人，金子聰．「油症患者における発癌性の評価に関する研究」ならびに「油症における健康評価に関する研究」．厚生労働科学研究　平成13・14年度総合研究報告書，平成14年度総括・分担研究報告書．
5) 今村知明，神奈川芳行．「PCDFs値を測定したカネミ油症患者（2001年78名，2002年279名）の臨床症状等との相関関係に関する研究」．厚生労働科学研究　平成15年度総括・分担研究報告書．
6) Kanagawa Y, Imamura T (2005) Relationship of clinical symptoms and laboratory findings with the blood serum levels of PCDFs in patients with Yusho. J Dermatol Sci Suppl 1, S85-S93.
7) 飯田隆雄，戸高尊，平川博仙，飛石和大，松枝隆彦，堀就英，中川礼子，古江増隆（2003）油症患者血中ダイオキシン類レベルの追跡調査（2001），福岡医誌94(5)，126-135.
8) 戸高尊，平川博仙，飛石和大，飯田隆雄（2003）ヒト血液中ダイオキシン類分析の超高感度ならびに迅速化に関する検討，福岡医誌94(5)，148-157.
9) Uenotsuchi T, Nakayama J, Asahi M, Kohro O, Akimoto T, Muto M, Shimizu K, Katayama I, Kanzaki T, Kanagawa Y, Imamura T, Furue M (2005) Dermatological manifestations in Yusho: correlation between skin symptoms and blood levels of dioxins, such as polychlorinated dibenzofurans (PCDFs) and polychlorinated biphenyls (PCBs). J Dermatol Sci Suppl 1, S73-S80.
10) Uenotsuchi T, Lio Y, Tadakuma S, Haraduka R, Kanagawa Y, Imamura T, Furue M (2005) Sex ratio in the children of Yusho patients. J Dermatol Sci Suppl 1, S81-S83.
11) 上ノ土武，中山樹一郎，旭正一，高路修，秋元隆道，武藤正彦，清水和宏，片山一朗，神埼保，神奈川芳行，今村知明，古江増隆（2005）油症の皮膚症状：皮膚症状と血中ダイオキシン濃度の関連性について．福岡医誌96(5)，164-168.
12) Milbrath MO, Wenger Y, Chang C-W, Emond C, Garabrant D, Gillespie B, Jolliet O (2009) Apparent half-lives of dioxins, furans, and polychlorinated biphenyls as a function of age, body fat, smoking status, and breast feeding. Env Health Perspect. 117, 417-425.
13) Leung HW, Kerger BD, Paustenbach DJ, Ryan JJ, Masuda Y (2007) Concentration and age-

dependent elimination kinetics of polychlorinated dibenzofurans in Yucheng and Yusho patients. Toxicol. Ind. Health. 23, 493-501.
14) Kerger BD, Leung HW, Scott P, Paustenbach DJ, Needham LL, Patterson DG Jr, Gerthoux PM, Mocarelli, P (2006) Age- and concentration-dependent elimination half-life of 2,3,7,8-tetrachlorodibenzo-p-dioxin in Seveso children. Environ. Health Perspect. 114, 1596-1602.
15) Matsumoto S., Akahane M., Kanagawa Y., Koike S., Yoshimura T., Mitoma C., Shibata S., Uchi H., Furue M., Imamura T. 2009. Variation in half-life of penta-chlorodibenzofuran (PeCDF) blood level among Yusho patients. Chemosphere. Chemosphere Volume 77, Issue 5, Pages 658-662
16) 赤羽 学, 松本伸哉, 神奈川芳行, 戸高 尊, 平川博仙, 梶原淳睦, 小池創一, 古江増隆, 今村知明 (2009) 油症患者における PeCDF 半減期の推定および二つの再吸収機構を考慮した排泄シミュレーション. 福岡医誌, 100(5), 172-178.

第8章 全国油症検診受診者における 2,3,4,7,8-五塩化ジベンゾフラン（PeCDF）レベルの時間変化

徳永章二

8.1 はじめに

　油症発生から40年以上経過しているが，未だに油症被害者の体内には一部のダイオキシン類異性体やPCB類が一般住民以上のレベルで残存している(1)。体内の油症原因物質は油症被害者の健康に対して継続的になんらかの影響を与えていると考えられる。そこで，油症患者体内に残存するダイオキシン類やPCB類の体内レベルの時間的変化は以前から注目され，多くの研究がなされてきた。それらのうち，油症患者において総毒性等量（TEQ）のうち最も大きな割合を占める(2,3)ポリ塩化ジベンゾフラン（polychlorinated dibenzofurans, PCDFs）の時間的挙動については特に注目されてきた。

　Ryanは1982年から1990年までの16人の油症患者における血中2,3,4,7,8-五塩化ジベンゾフラン（以下，PeCDFと略す）レベルの変化から，PeCDFの半減期が5.7年から36年までの範囲で，中央値が約10年であると報告した(4)。さらに，台湾のYucheng患者のデータを含めた解析から，血中レベルの減少は血中濃度に依存し，血中濃度が下がるにつれて減少速度が減少することを見出した(4)。

　増田は油症患者の血中PeCDFレベルの変化について一連の研究を発表している(5〜9)。1982年から1998年までの5人の油症患者の追跡で半減期の中央値は7.7年（範囲5.2〜14.3年）と報告し，Yucheng患者の結果と合わせ，PeCDFレベルが時間と共に減少して低PeCDFレベルとなるにつれ半減期が増加する傾向を報告している(6)。

　Leungは油症患者5人とYucheng患者3人のデータから，PeCDFレベルが1〜3ppb以上であれば半減期の平均値が1.1年で，それ以下のレベルでは平均半減期7.2年へと減少速度が鈍化していることを指摘し，減少速度の濃度依存性を報告した(10)。さらに，減少速度は年齢にも関連し，年齢が高いほど半減期が増加することを示した(10)。

　以上の報告では少数の患者を対象とし，対象者のPeCDFレベルは油症患者の中でも比較的高い。また，それら一連の研究から10年以上経過しており，PeCDFレベルが減少するとともに年齢が高くなっている。これらの違いはPeCDFレベルの変化速度に影響している可能性がある。そこで，本章ではダイオキシン類レベルが継続的に測定された全国油症検診者を対象にして，油症患者で特徴的なダイオキシン類のうち，特に2,3,4,7,8-PCDFに注目して血中レベルの時間的変化を調べた。その時間変化と関連する要因を探るとともに，その減少率および半減期を推定した。

8.2 対象者と方法

8.2.1 対象者

全国油症患者追跡検診は，油症患者の健康増進と慢性的となった患者の健康状況や病状を把握する目的で1986年より毎年行われている（11）。この検診は認定された油症患者だけでなく，自らを潜在的な患者と見なす「未認定者」も受診することができる。受診は自由である。受診者のうち，血中ダイオキシン濃度の測定を自発的に希望する者のみ血液サンプルを採取し分析している。血液中ダイオキシン濃度の測定は飯田・戸高（2003）の方法により福岡県保健環境研究所で行われた（12）。

本解析の対象者は認定患者，未認定者を問わず油症発生以後に出生した者で，同検診でこれまでに3回以上血中ダイオキシン類濃度が測定され，身長，体重，飲酒・喫煙習慣について情報が得られた者である。本研究ではダイオキシン類のうち，特に2,3,4,7,8-五塩化ジベンゾフラン（以下，PeCDF）に注目して統計解析を行った。

8.2.2 統計学的方法

PeCDFレベルの時間変化の分析は，対数変換したPeCDFレベルを従属変数としたランダム効果モデル（random effects model）によった。ランダム効果モデルは通常の回帰モデルと異なり，全対象者が単一の切片を持つという制約を緩和して，各対象者のそれぞれの切片が集団内ではランダムに変動すると想定する。また，今回の解析では時間に対する回帰係数，すなわち，回帰直線の傾きも対象者間で変動することを許容した。ランダム効果モデルによる回帰直線の傾きは，各個人におけるPeCDFレベルの時間変化の，解析集団を代表する値（平均値）と解釈できる（13）。

様々な要因がダイオキシン類レベルの時間変化に関連していることが指摘されている（14）。このため，時間変化に関連している要因を最初に検討した。本解析では，PeCDFレベル，年齢，体脂肪割合，喫煙習慣，飲酒習慣について，時間との交互作用を検定することによりその要因がPeCDFレベルの時間変化に関連しているかを調べた。説明変数は以下のように設定してモデルに加えた。時間は第1回測定時からの経過時間とした。PeCDFレベルは各個人の測定値の幾何平均値を用いた。1回目の測定値を説明変数とすると，平均への回帰（regression to the mean）によりパラメーターの推定値が偏る可能性があるためである。年齢は第一回目の測定時の値を用いた。体脂肪割合の推定はGallagherらの方法（15）のアジア人の推定式により男女別に求め，各個人の平均値をもって個人の値を代表した。時間（連続変数）以外の説明変数は男女別に3分位に分け，ダミー変数とした。一度でも飲酒，または，喫煙が報告された場合に，飲酒経験，または，喫煙経験ありとし，それらの経験の有無を二値変数とした。女性について閉経の影響を検討する際は，50歳未満と50歳以上で分けて二値変数とした。対象者が比較的高齢のため授乳については解析しなかった。

全ての説明変数について時間との交互作用を含んだモデルを最尤推定法（maximum likelihood method）により観察値にあてはめて尤度（likelihood）を求め，それぞれの説明変数について交

互作用を含まないモデルによる尤度と比較し，尤度比検定（likelihood ratio test）により各説明変数の時間との交互作用を検定した．さらに，統計学的に有意な交互作用を残したモデルを単純化して，最終的なモデルを選択した．男女別に求めたモデルを用い，制約付き最尤推定法（restricted likelihood method）によりパラメーターの推定，及び，統計学的検定を行った．従属変数が PeCDF レベルの対数変換値であるので，解釈を容易にするため解析結果は PeCDF レベルの1年あたりの変化割合（％）と半減期（年）により示した．PeCDF レベルに増加傾向があると半減期が負の値となる．この場合，推定された半減期の絶対値は2倍となるまでの期間と解釈される．

統計解析は Stata SE version 10.1（StataCorp, Texas）を用いて行い，ランダム効果モデルによる推定は Stata の xtmixed コマンドによった（13）．両側 P 値が 0.05 未満をもって統計学的に有意（statistically significant）とみなし，P 値が 0.05 以上，0.10 未満の場合，限界的に有意（marginally significant）と表した．

8.2.3 結果

PeCDF レベルは 2001 年から 2007 年までから 809 人が測定された．このうち，1968 年以降に出生したのは 735 人であったが，その中で 3 回以上 PeCDF レベルが測定されたのは 340 人であった．これら 340 人から全て飲酒・喫煙歴と体脂肪割合の情報が得られ，解析の対象者とした．このうち油症認定患者は 274 人（81 %）であった．初回測定年度は 2001 年度，19 %，2002 年度 63 %，2003 年度 11 %で，2004 年度と 2005 年度は合わせて 7 %であった．

表 8.1 に血中 PeCDF レベルが測定された回数を示す．測定回数は，男女とも平均して 4.4 回であった．解析対象者の油症発生時の年齢（最小-最大値）は男性 28.6（1～51）歳，女性 28.0（0～53）歳で，各対象者の第 1 回測定時の平均年齢は男女とも 63 歳で，33 歳から 88 歳まで分布していた．体脂肪割合は男性で 21.5 %，女性で 32.3 %と差があった．PeCDF レベルには顕著な性差があり，幾何平均値，最大値ともに女性は男性の 2 倍以上であった．

PeCDF レベルの時間変化に関連する要因に性差が見られ，男性では PeCDF レベルの幾何平均値と時間との交互作用が統計学的に有意（P＜0.01）で，各対象者の測定 1 回目の年齢と時間との交互作用が限界的に有意（P＝0.06）であった．体脂肪割合，喫煙経験，飲酒経験は時間との交互作用が統計学的に有意でなかった（P 値は，それぞれ，0.32，0.50，0.21）．さらに，体脂肪割合，喫煙経験，飲酒経験と PeCDF レベルとの関連は統計学的に有意でなかった（3 要因を合わせた P＝0.23）ため，それらをモデルから除いた．

女性では PeCDF レベルの幾何平均値と時間との交互作用，および，体脂肪割合と時間との交互作用が統計学的に有意であった（それぞれ，P＜0.001，P＝0.04）（表 8.2）．測定 1 回目の年齢，喫煙経験，飲酒経験は時間との交互作用が統計学的に有意でなかった（P 値は，それぞれ，0.36，0.24，0.35）．さらに PeCDF レベルとの関連を検討すると，年齢，喫煙経験，飲酒経験との関連は統計学的に有意でなかった（3 要因を合わせた P＝0.41）ため，それらをモデルから除いた．

以上より，男性では各対象者の PeCDF レベルの幾何平均値の 3 分位（4～19.5，20～64,

表 8.1 測定回数と対象者の背景（その 1）

	男性 (n=150)	女性 (n=190)
	人数（％）	人数（％）
測定回数		
3	38 (25)	58 (31)
4	37 (25)	42 (22)
5	55 (37)	53 (28)
6	20 (13)	36 (19)
7	0 (0)	1 (1)
居住地*		
福岡県	54 (36)	73 (38)
長崎県	32 (21)	71 (37)
その他	64 (43)	46 (24)
喫煙習慣		
喫煙経験有り	118 (79)	20 (11)
喫煙経験無し	32 (21)	170 (89)
飲酒習慣		
飲酒経験有り	111 (74)	52 (27)
飲酒経験無し	39 (26)	138 (73)

四捨五入のため，割合の合計は 100％とならない場合がある。
*全国油症検診で受診した班

表 8.2 対象者の背景（その 2）

	男性 (n=150)		女性 (n=190)	
	平均値 (SD)	最小値〜最大値	平均値 (SD)	最小値〜最大値
第 1 回測定時の年齢	63.3 (12.0)	[35〜86]	62.9 (11.6)	[33〜88]
油症発生時（1968 年）の年齢	28.6 (12.0)	[1〜51]	28.0 (11.7)	[0〜53]
体脂肪割合（％）	21.5 (3.6)	[12.0〜30.5]	32.3 (4.6)	[20.5〜43.6]
BMI（kg/m²）	23.2 (2.6)	[17.9〜31.6]	22.8 (3.1)	[16.7〜33.7]
	幾何平均値 (25〜75% tile)	最小値〜最大値	幾何平均値 (25〜75% tile)	最小値〜最大値
第 1 回測定時の 2,3,4,7,8-PCDF レベル（pg/g 脂質）	35.6 (16.3〜118)	[4.5〜789]	93.9 (18.7〜317)	[2.9〜1771]

66〜638 pg/g 脂質）ごとに測定 1 回目の年齢の 3 分位（35〜57，58〜69，70〜86 歳）で分けて，女性では各対象者の PeCDF レベルの幾何平均値の 3 分位（3〜23，24〜221，241〜1775 pg/g 脂質）ごとに体脂肪割合の 3 分位（20.5〜30.1，30.2〜34.8，34.9〜43.6 ％）で分け，男女それぞれ 9 群について PeCDF レベルの時間変化を解析した．図 8.1 に男性の血中 PeCDF レベルの時間変化を，図 8.2 に女性の血中 PeCDF レベルの時間変化を示す．

男性について PeCDF レベルの時間変化の解析結果を表 8.3a に示す．低 PeCDF レベル群で

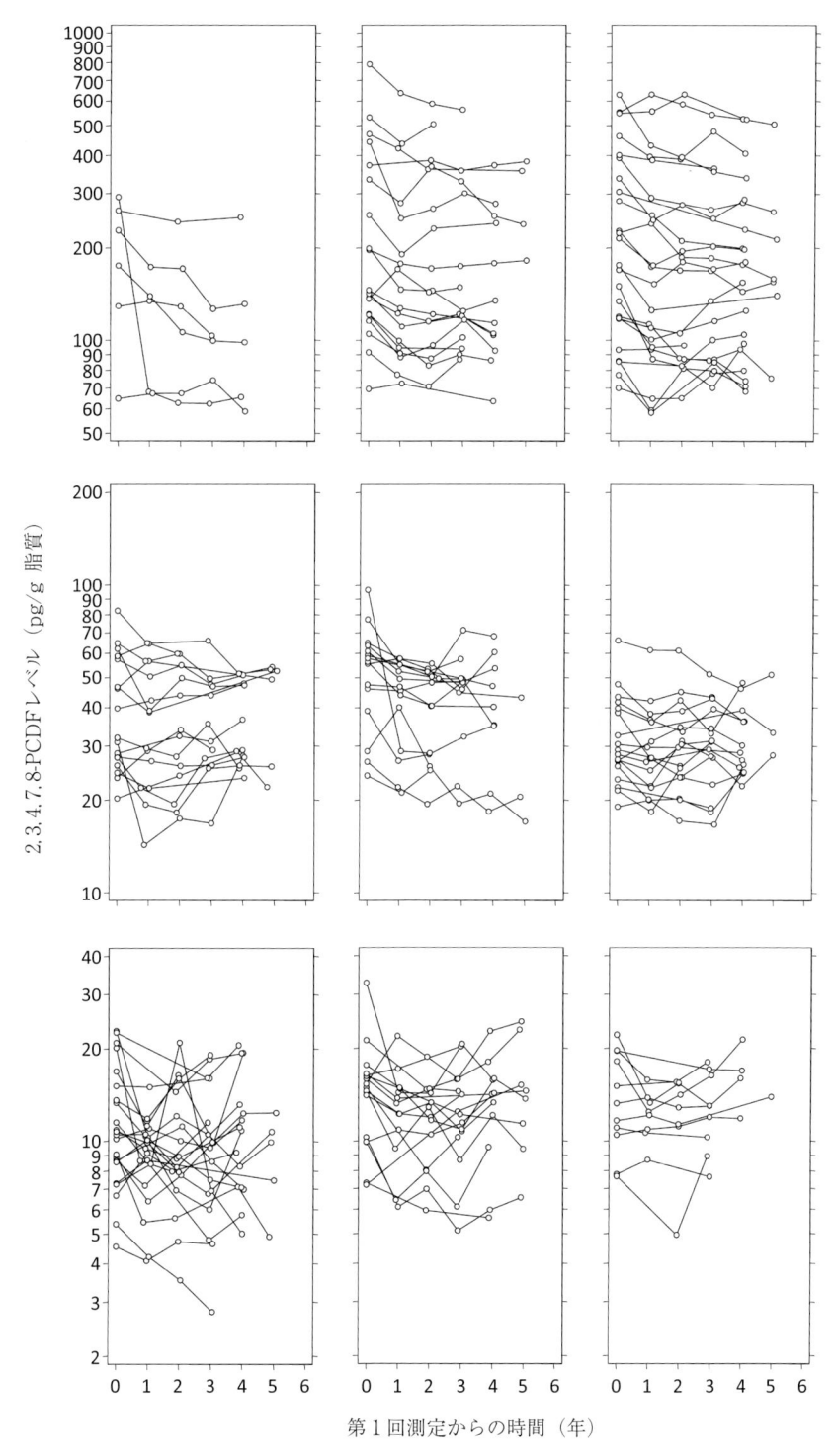

第8章　全国油症検診受診者における 2,3,4,7,8-五塩化ジベンゾフラン（PeCDF）レベルの時間変化

図 8.1　男性における血中 2,3,4,7,8-PCDF レベル（pg/g 脂質）の時間変化．下から上へ，2,3,4,7,8-PCDF レベルの幾何平均値が 4〜19.5pg/g（脂質），20〜64pg/g（脂質），66〜638pg/g（脂質）の群で，左から右へ，第1回測定時の年齢が，35〜57歳，58〜69歳，70〜86歳の群である．

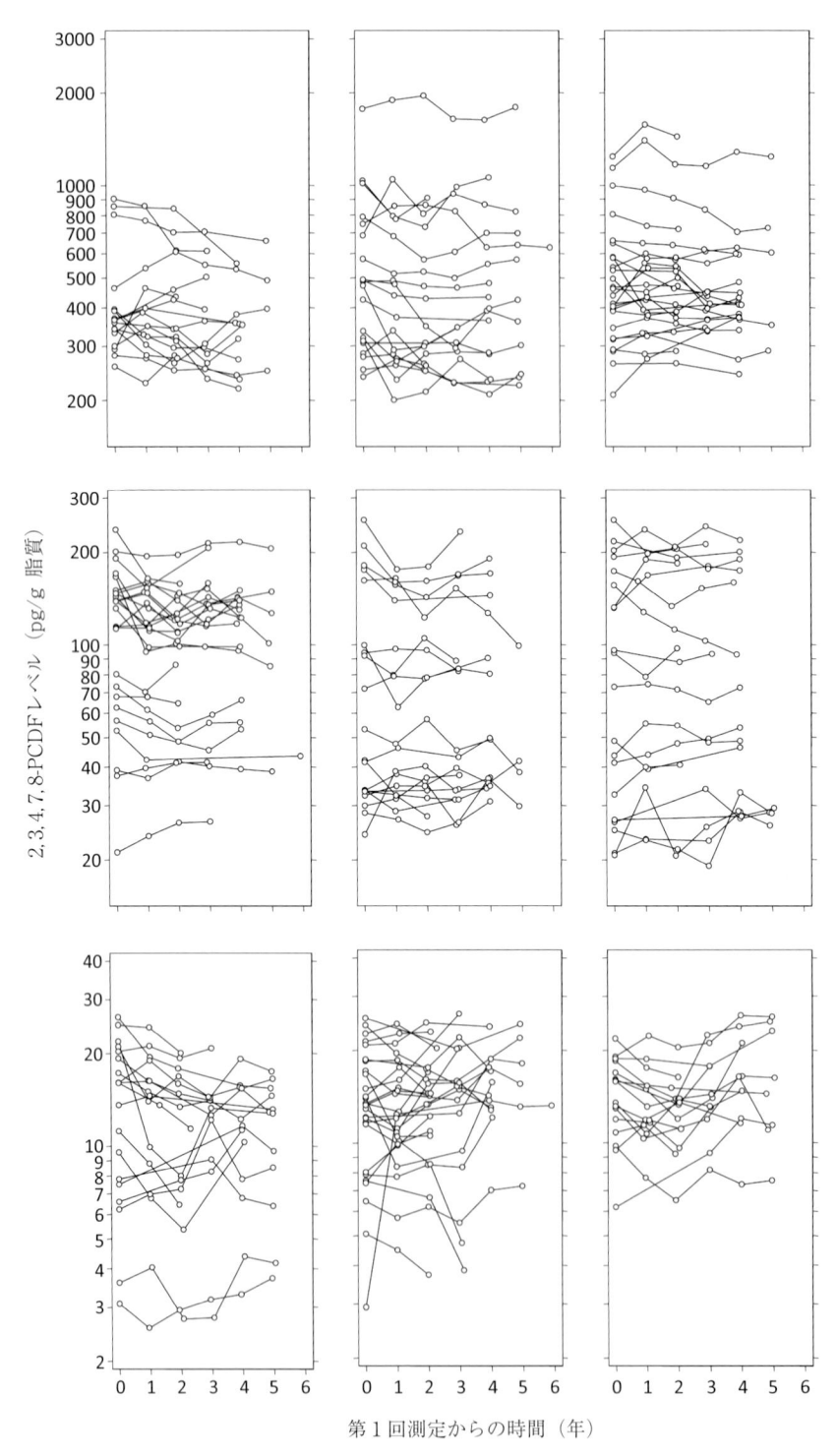

図 8.2 女性における血中 2,3,4,7,8-PCDF レベル（pg/g 脂質）の時間変化。下から上へ，2,3,4,7,8-PCDF レベルの幾何平均値が 3〜23pg/g（脂質），24〜221pg/g（脂質），241〜1775pg/g（脂質）の群で，左から右へ，体脂肪割合が 20.5〜30.1 %，30.2〜34.8 %，34.9〜43.6 %の群である。

第8章　全国油症検診受診者における 2,3,4,7,8-五塩化ジベンゾフラン（PeCDF）レベルの時間変化　85

表 8.3 a　ランダム効果モデルにより推定した血中 2,3,4,7,8-PCDF レベルの時間変化と半減期（男性）

PeCDF レベルの 幾何平均値（pg/g 脂質）*	人数	測定 1 回目 の年齢	変化（%/年）**	P	半減期（年）**
4〜19.5	23	35〜57	-2.86（-6.70, 1.15）	0.16	23.9（10.0, -60.6）
	17	58〜69	-1.18（-4.73, 2.51）	0.53	58.6（14.3, -28.0）
	11	70〜86	0.41（-2.92, 3.85）	0.81	-170.0（23.4, -18.3）
20〜64	17	35〜57	0.19（-2.00, 2.43）	0.87	-362.6（34.3, -28.8）
	15	58〜69	**-5.87（-9.50, -2.09）**	**< 0.01**	**11.5（6.9, 32.8）**
	18	70〜86	-0.17（-2.42, 2.14）	0.89	417.1（28.3, -32.7）
66〜638	6	35〜57	**-11.31（-19.36, -2.46）**	**0.01**	**5.8（3.2, 27.8）**
	19	58〜69	**-4.13（-5.72, -2.52）**	**< 0.001**	**16.4（11.8, 27.2）**
	24	70〜86	**-3.31（-5.19, -1.38）**	**< 0.001**	**20.6（13.0, 49.7）**

*1 回目の測定値を用いると平均への回帰の問題が起こるため，各個人の幾何平均値を用いた．
**（　）内は 95％信頼区間．半減期が負の場合，その絶対値は 2 倍になるまでの期間を示す．

表 8.3 b　ランダム効果モデルにより推定した血中 2,3,4,7,8-PCDF レベルの時間変化と半減期（女性）

PeCDF レベルの 幾何平均値（pg/g 脂質）*	人数	体脂肪%	変化（%/年）**	P	半減期（年）**
3〜23	19	20.5〜30.1	-0.94（-3.44, 1.63）	0.47	73.7（19.8, -42.9）
	27	30.2〜34.8	2.94（-0.74, 6.75）	0.12	-23.9（93.2, -10.6）
	16	34.9〜43.6	**3.04（0.25, 5.90）**	**0.03**	**-23.2（-275.3, -12.1）**
24〜221	25	20.5〜30.1	-1.50（-3.08, 0.11）	0.07	46.0（22.2, -611.4）
	20	30.2〜34.8	-0.64（-2.71, 1.48）	0.55	108.4（25.2, -47.2）
	20	34.9〜43.6	1.02（-1.19, 3.27）	0.37	-68.6（57.9, -21.5）
241〜1775	17	20.5〜30.1	-2.53（-5.27, 0.30）	0.08	27.1（12.8, -234.3）
	20	30.2〜34.8	**-2.05（-3.51, -0.56）**	**< 0.01**	**33.5（19.4, 123.1）**
	26	34.9〜43.6	-0.84（-2.88, 1.24）	0.42	81.7（23.7, -56.5）

*1 回目の測定値を用いると平均への回帰の問題が起こるため，各個人の幾何平均値を用いた．
**（　）内は 95％信頼区間．半減期が負の場合，その絶対値は 2 倍になるまでの期間を示す．

はどの年齢群でも PeCDF レベルの時間変化は統計学的に有意でなかった．中 PeCDF レベル群では第 1 回測定時の年齢が 58〜69 歳の群のみ 1 年に 5.9%（95%信頼区間 2.1〜9.5%）と，統計学的に有意な減少が見られ（P < 0.01），半減期は 11.5 年（95%信頼区間 6.9〜33 年）であった．しかし，他の年齢群では統計学的に有意な時間変化は観察されなかった．高 PeCDF レベル群ではいずれの年齢群でも 1 年あたり 3〜11%の統計学的に有意な減少が見られ，半減期は 5.8 年から 21 年であった．35〜57 歳群では 11.3%（95%信頼区間 2.5〜19.4%）と最も減少率が高かったが，58〜69 歳群では 4.1%（2.5〜5.7%），70〜86 歳群では 3.3%（1.4〜5.2%）と年齢と共に減少率が低くなった．

女性について，PeCDF レベルの時間変化を表 8.3 b に示す．低 PeCDF レベル群の低・中体

脂肪割合群では PeCDF レベルの時間変化は統計学的に有意でなかった。しかしながら，高体脂肪割合群では 1 年あたり 3.0 %（95 %信頼区間 0.3～5.9 %），統計学的に有意に増加すると推定された。中 PeCDF レベル群では低脂肪割合群でやや減少していた（P = 0.07）ものの，統計学的に有意な変化は観察されなかった。高 PeCDF レベル群では，いずれの体脂肪割合群も PeCDF レベルに減少が見られたが，統計学的に有意に減少したのは中体脂肪割合群のみで，1 年に 2.1 %（95 %信頼区間 0.6～3.5 %）の減少であった。低脂肪割合群では 1 年に 2.5 %の限界的に有意な減少が見られた。いずれの PeCDF レベルにおいても体脂肪割合が増すほど PeCDF レベルの減少速度が小さい傾向が見られた。

　女性では閉経についても PeCDF レベルの時間的変化との関連を検討した。9 人が追跡期間内に 50 歳未満から 50 歳以上に移行したが，解析に当たっては測定 1 回目の閉経の状態を採用した。解析対象者のうち 161 人（85 %）は閉経群に分類され，閉経前の 29 人のうち 18 人は低 PeCDF レベル群（3～23 pg/g 脂質）の低及び中体脂肪割合群に含まれていた。残りの PeCDF 群と体脂肪割合群の各組合せにあてはまる閉経前女性は，いずれも 4 人以下と少数であったので解析は行わなかった。低 PeCDF レベル群の低及び中体脂肪割合群の対象者で交互作用の検定を行ったところ，閉経の有無による PeCDF レベルの時間変化の違いは統計学的に有意でなかった。

8.2.4　議論

　全国油症検診受診者を対象に血中 PeCDF の時間変化について統計学的に解析した。男性では PeCDF レベルと年齢が，女性では PeCDF レベルと体脂肪割合が PeCDF の時間変化率と関連していることが見出された。男性では PeCDF レベルと年齢でそれぞれ 3 群ずつに分け，女性では PeCDF レベルと体脂肪割合でそれぞれ 3 群ずつに分けて解析したところ，統計的に有意な減少を示した群は一部のみであった。男性では最大で年 11 %の減少が見られたが，女性では減少率は男性に比べて小さい傾向があり，最大の減少率は 1 年あたり 3 %であった。

　本解析で得られたものは，見かけ上の減少率及び半減期であり，これらは体内からの排泄や分解，体組成の変化，環境からの摂取の総和の結果である (14)。この見かけ上の減少率に影響する要因がいくつか指摘されている。Milbrath らは油症患者の研究を含めた PCDD，PCDF，PCB の異性体群の半減期についてのこれまでの報告から，これらの化学物質の半減期には，年齢，体脂肪割合，喫煙習慣が関連していることを指摘した (14)。彼らは，年齢と体脂肪割合が増すと共に半減期が増加（減少速度が低下）し，喫煙習慣があると半減期が減少するとの半減期推定式を提案している。ただし，彼らの半減期推定式は体脂肪割合で代表できるとして性別を含んでいない。また，減少速度の濃度依存性についても考察されていない。これらの点は改良の余地があるものと思われる。

　今回の解析では，時間との交互作用が統計学的有意であったことと，従来の油症患者の研究で PeCDF レベルが高いほど減少速度が高い傾向が指摘されている (4～10) ことの 2 点から，PeCDF レベルにより対象者を 3 群に分けた。一般住民の血中 PeCDF レベルは，男性で 2.2 から 22 pg/g（脂質），女性で 2.3 から 26 pg/g（脂質）の範囲が観察されている (1)。したがっ

て，男女とも低 PeCDF レベルのカテゴリーは，ほぼ一般住民で観察される範囲である．このレベルでは男女ともに統計学的に有意な減少は認められなかった．女性では体脂肪割合が最も高い群では統計学的に有意な増加さえみられている．この要因の一部は環境からの摂取によるのかもしれない．また，年齢に伴う体組成の変化も関連しているかもしれない．

PeCDF レベル以外に，男性では年齢が，女性では体脂肪割合が，PeCDF レベルの変化率と関連していることが見いだされた．女性で年齢が統計学的に有意でなかったのは，体脂肪割合が年齢と関連しているためであろう（女性では両者に統計学的に有意な関連が認められたが，男性では認められなかった）．男性では中 PeCDF レベル群の一部で，高 PeCDF レベル群ではいずれの年齢群でも減少傾向が統計学的に有意であった．高 PeCDF レベル群では年齢が高いほど半減期が長く，一方，女性では中・高 PeCDF レベル群では体脂肪割合が高いほど半減期が長い傾向にあった．これらは従来の報告と一致している（14）．

今回の解析結果から，主に油症認定患者から成る全国油症検診受診者において近年の血中 2,3,4,7,8-PCDF レベルの減少傾向は小さいことが分かった．特に女性では男性に比べさらに僅かな減少にとどまっていた．減少が見られた対象者群でも年に数パーセントという小さな値が推定されたが，男女ともに油症検診受診者の特性によっては減少傾向が認められない場合もあった．これは従来の報告と比較すると大変小さな値であり，油症患者の油症発生時の曝露レベルを推定する際に考慮すべき結果である．さらにこの小さな減少率は油症患者の健康問題の今後や治療を考える上で重要な課題を投げかける．解析対象者群では明確な減少傾向が認められないか，認められても半減期は大部分で 10 年以上であった．日本人の平均余命は 80 歳程度であるが，彼らの平均年齢は現在でも既に 60 歳以上である．これらを考慮すると，解析対象者の約 2/3 を占める高・中 PeCDF レベルの者は，この傾向が継続すれば一般住民の範囲まで PeCDF レベルが低下することを期待し難いであろう．すなわち，時間だけでは油症の問題を解決できないのである．この観点からも，油症研究班で進行中の血中 PeCDF レベル低下を目指す療法の臨床研究や，油症の症状を緩和する薬剤を探索する臨床研究は，今後も重要性が増すものと思われる．

文 献

1) Tokunaga S, Iida T, Furue M, On behalf of the Study Group for Yusho (Japan) (2005) The concepts of the new criteria for Yusho poisoning. J Derm Sci 1, S95-104.
2) Masuda Y (1996) Approach to risk assessment of chlorinated dioxins from Yusho PCB poisoning. Chemosphere. 32, 583-594.
3) Masuda Y, Schecter A, Päpke O (1998) Concentrations of PCBs, PCDFs and PCDDs in the blood of Yusho patients and their toxic equivalent contribution. Chemosphere. 37, 1773-1780.
4) Ryan JJ, Levesque D, Panopio LG, Sun WF, Masuda Y, Kuroki H (1993) Elimination of polychlorinated dibenzofurans (PCDFs) and polychlorinated biphenyls (PCBs) from human blood in the Yusho and Yu-Cheng rice oil poisoning. Arch Environ Contam Toxicol. 24, 504-512.
5) 増田義人，原口浩一，黒木広明，Ryan JJ (1995) 台湾および福岡油症患者の血液中 PCDF および PCB の 25 年間の濃度推移．福岡医誌 86，178-183.
6) Masuda Y (2001) Fate of PCDF/PCB congeners and change of clinical symptoms in patients with Yusho PCB poisoning for 30 years. Chemosphere. 43, 925-930.
7) 増田義人，原口浩一，黒木広明，Ryan JJ (2001) 油症患者における PCBs，PCDFs の 30 年間の変

遷と症状. 福岡医誌 92, 149-157.

8) Masuda Y on behalf of the Study Group for Yusho (2005) Behavior and toxic effects of PCBs and PCDFs in Yusho patients for 35 years. J Derm Sci 1, S511-520.
9) 増田義人, 吉村健清, 梶原淳睦, Ryan JJ (2007) 油症発生より 38 年間の患者血液中 PCBs, PCDFs の濃度変遷. 福岡医誌 98, 182-195.
10) Leung HW, Kerger BD, Paustenbach DJ, Ryan JJ, Masuda Y (2007) Concentration and age-dependent elimination kinetics of polychlorinated dibenzofurans in Yucheng and Yusho patients. Toxicol Ind Health 23, 493-501.
11) Hirota Y, Kataoka K, Hirohata T (1996) Annual health examination of Yusho patients, In Kuratsune M, Yoshimura H, Hori Y, Okumura M, Masuda Y (eds). Yusho-A Human Disaster Caused by PCBs and Related Compounds. pp. 249-266, Kyushu University Press Fukuoka. (訳：廣田良夫, 片岡恭一郎, 廣畑富雄. 油症患者の追跡検診. 小栗一太, 赤峰昭文, 古江増隆 (編). (2000) 油症研究 ― 30 年の歩み ―. 241-256. 九州大学出版会. 福岡)
12) Iida T, Todaka T (2003) Measurement of dioxins in human blood : improvement of analytical method. Ind Health. 41, 197-204.
13) Rabe-Hesketh S, Skrondal A (2008) Multilevel and longitudinal modeling using Stata, 2nd ed. Stata Press, Texas.
14) Milbrath MO, Wenger Y, Chang CW, Emond C, Garabrant D, Gillespie BW, Jolliet O (2009) Apparent half-lives of dioxins, furans, and polychlorinated biphenyls as a function of age, body fat, smoking status, and breast-feeding. Environ Health Perspect 117, 417-425.
15) Gallagher D, Heymsfield SB, Heo M, Jebb SA, Murgatroyd PR, Sakamoto Y. (2000) Healthy percentage body fat ranges : an approach for developing guidelines based on body mass index. Am J Clin Nutr. 72, 694-701.

第9章　胎児性油症の原因物質もポリ塩化ダイベンゾフラン

長山淳哉

9.1　緒　　言

　カネミ油症（油症）中毒事件が1968年に福岡県，長崎県を中心として発生して以来，41年が経過した．当初，この中毒事件の原因物質はポリ塩化ビフェニル（PCBs）と考えられていた（1）．しかし，その後の研究で，いわゆるダイオキシン類の一種であるポリ塩化ダイベンゾフラン（PCDFs）がその原因物質であることが解明された（2～5）．

　ダイオキシン類にはPCDFsのほかにポリ塩化ダイベンゾダイオキシン（PCDDs）やダイオキシン様ポリ塩化ビフェニル（ダイオキシン様PCBs）も分類され，またPCBsもこれらの化学物質同様に脂溶性で体内残留性・蓄積性が高い．このような有害化学物質の毒性発現のターゲットの第一は受精卵から胎児の時期であり，次が乳児期ということになる．油症の場合にも当時，油症と認定された母親からは皮膚の色が黒っぽい赤ちゃん，いわゆるコーラベイビィが生まれて，大きな関心事となっていた．このコーラベイビィあるいは胎児性油症の原因物質もやはりPCDFsと考えられるけれども，それは科学的には証明されていなかった．臍帯の一部を末長く保存する習慣があるのは世界的にもわが国だけのようである．この習慣が幸いし，油症発生から40年以上が経過した今，我々は胎児性油症と考えられる油症患者の臍帯を入手することができた．臍帯は胎児の組織であるから，臍帯に含まれる化学物質の濃度が測定できれば，その化学物質への受精卵から胎児の時期での曝露レベルが解明できる．ということで，胎児性油症の原因物質もやはり，PCDFsであるのかどうか，その臍帯を用いて研究した．

9.2　分析した保存臍帯

　今回の研究の分析検体として用いた保存臍帯に関する情報を表9.1にまとめて示す．対象の胎児性油症児は油症中毒事件の発生から3年と5年が経過した1971年と1973年に油症の母親から誕生している．そして，それから2年後と3年後に油症と認定されている．表9.2にこれら3名の胎児性油症児の誕生当時の臨床症状と母乳栄養の有無を示したが，これら3名はいずれも母乳を与えられていないので，PCDFsへの曝露があるとすれば，胎盤経由しか考えられない．また，このうちの1名は皮膚の色素沈着が顕著であり，いわゆるコーラベイビィであった．その他の臨床症状たとえば，口唇・歯肉の色素沈着，皮膚の落屑，眼脂の過多，歯肉炎なども1971年に報告された胎児性油症のものと同一である（6）．ただし，当時はまだPCBsしか発見されていなかったので，この論文ではPCBsによる胎児症と記されているが，それは致し方のないことである．

　胎児性油症児が高濃度のPCDFsに曝露していたことを証明するためには，ほぼ同じ時期に誕

表9.1 胎児性油症児と健常児の性別,出生年および油症診断年

群	性別	出生年	油症診断年
胎児性油症児			
1	男	1971	1974
2	男	1971	1974
3	男	1973	1975
健常児			
1	女	1966	−
2	女	1973	−
3	男	1973	−

表9.2 胎児性油症児の出生時の臨床症状および母乳栄養の有無

臨床症状[*] 母乳栄養[*]	胎児性油症児[**]		
	1	2	3
色素沈着			
皮膚全般・爪近傍・毛包・外陰部・腋窩	+	−	−
色素沈着			
口唇・歯肉・口蓋	−	+	+
皮膚落屑	−	+	+
眼脂過多	+	+	+
歯肉炎	+	+	+
歯牙発生	−	−	−
母乳栄養	−	−	−

[*]:母親の記憶による
[**]:表9.1の番号と同一

生した健常児の曝露レベルと比較せねばならない。そのために表9.1に示してあるように,1966年と1973年に誕生した健常児の保存臍帯についても同様の化学分析を行った。

9.3 保存臍帯中のダイオキシン類とPCBs濃度

PCDFsをはじめとするダイオキシン類とPCBsの全同族体の分析・定量は高分解能ガスクロマトグラフィ/高分解能マススペクトロメトリィを用いた従来の方法で行った(7〜9)。

まず,PCDFsに関する分析結果を表9.3に示す。この結果,健常児の保存臍帯からはいかなるPCDF同族体も検出されなかった。しかし,胎児性油症児の臍帯からはPCDFsのなかでは最も毒性の高い2,3,4,7,8-五塩化ダイベンゾフランと,その次に毒性の高い1,2,3,4,7,8-六塩化ダイベンゾフランがそれぞれ相対的に極めて高い濃度で検出された。油症の原因物質も正確にはこの2つの同族体であるが,胎児性油症でもそのことが示されたと言える。

表9.4と表9.5にはそれぞれPCDDsとダイオキシン様PCBsに関する分析結果を示した。PCDDsの場合,1,2,3,6,7,8-六塩化ダイベンゾダイオキシンは胎児性油症児でのみ検出された

表 9.3　保存臍帯中の PCDFs 濃度

PCDF 同族体	濃度（平均±標準偏差），pg/g 健常児	胎児性油症児
2,3,7,8-	ND	8.4 ± 14.5
1,2,3,7,8-	ND	ND
2,3,4,7,8-	ND	33.5 ± 14.0
1,2,3,4,7,8-	ND	37.1 ± 13.8
1,2,3,6,7,8-	ND	2.8 ± 4.8
2,3,4,6,7,8-	ND	ND
1,2,3,7,8,9-	ND	ND
1,2,3,4,6,7,8-	ND	9.2 ± 8.3
1,2,3,4,7,8,9-	ND	ND
OCDF	ND	ND
合計	ND	91.0 ± 25.3

ND：検出限界以下

表 9.4　保存臍帯中の PCDDs 濃度

PCDD 同族体	濃度（平均±標準偏差），pg/g 健常児	胎児性油症児
2,3,7,8-	ND	ND
1,2,3,7,8-	ND	ND
1,2,3,4,7,8-	ND	ND
1,2,3,6,7,8-	ND	7.3 ± 6.7
1,2,3,7,8,9-	ND	ND
1,2,3,4,6,7,8-	11.0 ± 8.6	21.5 ± 8.3
OCDD	64.2 ± 34.9	160 ± 68.9
合計	75.2 ± 43.4	189 ± 75.6

ND：検出限界以下

表 9.5　保存臍帯中のダイオキシン様 PCBs および PCBs 濃度

ダイオキシン様 PCB 同族体	濃度（平均±標準偏差），pg/g 健常児	胎児性油症児
3,4,4′,5-	14.5 ± 25.1	33.0 ± 57.1
3,3′,4,4′-	281 ± 293	612 ± 741
3,3′,4,4′,5-	ND	ND
3,3′,4,4′,5,5′-	ND	ND
2,3,3′,4,4′-	720 ± 338	859 ± 939
2,3,4,4′,5-	55.9 ± 24.8	171 ± 110
2,3′,4,4′,5-	1,329 ± 637	1,331 ± 1,146
2′,3,4,4′,5-	38.2 ± 19.1	32.8 ± 36.9
2,3,3′,4,4′,5-	137 ± 53.5	771 ± 419
2,3,3′,4,4′,5′-	31.5 ± 10.1	197 ± 177
2,3′,4,4′,5,5′-	52.4 ± 30.6	92.9 ± 65.3
2,3,3′,4,4′,5,5′-	2.7 ± 2.4	67.1 ± 46.4
合計	2,662 ± 1,258	4,165 ± 3,701
PCBs	65,604 ± 27,688	107,180 ± 76,350

ND：検出限界以下

が，1,2,3,4,6,7,8-七塩化ダイベンゾダイオキシンと八塩化ダイベンゾダイオキシン（OCDD）は両群から検出された。両同族体とも胎児性油症児のほうが，それぞれ2倍と2.5倍高濃度であったが，統計上の有意差は認められなかった。

ダイオキシン様PCBsは12同族体中，両群とも同一の10同族体が検出された。この中で，2,3,3′,4,4′-五塩化ビフェニル（PenCB），2,3′,4,4′,5-PenCBおよび2′,3,4,4′,5-PenCBの濃度は両群でほぼ同じであった。一方，2,3,3′,4,4′,5-六塩化ビフェニル（HxCB）と2,3,3′,4,4′,5′-HxCBは6倍前後，そして特に2,3,3′,4,4′,5,5′-七塩化ビフェニルは25倍も胎児性油症児のほうが高かったが，いずれの同族体についても統計上の有意差は認められなかった。ダイオキシン様PCBs全体の濃度では胎児性油症児が1.6倍高濃度であった。

表9.5には，またPCBsの全同族体を合計したPCBsの総濃度も示している。健常児の平均濃度65.6 ng/gに対し，胎児性油症児のそれは107.2 ng/gで，胎児性油症児が1.6倍高いだけで，両群の汚染レベルに大差は認められなかった。

9.4 胎児性油症の原因物質

ダイオキシン類の毒性評価は，最も毒性の高い2,3,7,8-四塩化ダイベンゾダイオキシン（TCDD）を基準として，各同族体の毒性を相対的に評価する毒性当量係数（TEF）法が世界的に一般的に行われている方法である。そこで，まず，表9.3，表9.4および表9.5のダイオキシン類にWHOが2006年に公表したWHO 2005 TEF値(10)を適用し，PCDFs，PCDDsおよびダイオキシン様PCBsを2,3,7,8-TCDD毒性当量（TEQ）濃度で示すと，図9.1のようになる。ダイオキシン類のTEQ濃度は健常児，胎児性油症児でそれぞれ0.29 pg-TEQ/gと16.3 pg-TEQ/gで，胎児性油症児のほうが56倍も高く，統計上も有意差が認められる（p = 0.04）。ここで，健常児のダイオキシン類への曝露を当時のバックグラウンドレベルの曝露と考え，各々のダイオキシン類について補正すると図9.2のようになる。ダイオキシン類濃度は16.0 pg-TEQ/gとなり，これへのPCDFs，PCDDsおよびダイオキシン様PCBsの寄与率はそれぞれ93.8 %，5.4 %，0.8 %となり，大部分の毒性はPCDFsに由来することがわかる。

WHO 2005 TEF値は最新のものであるが，ちなみにこれまで長い間使用されていたWHO 1998 TEF値(11)を用いて同様のTEQ濃度への変換を行ってみると，図9.3のようになる。ダイオキシン類としては健常児と胎児性油症児でそれぞれ0.94 pg-TEQ/gと23.7 pg-TEQ/gとなり，胎児性油症児のほうが25倍高い（p = 0.05）。ここでも図9.2の場合と同様にバックグラウンドの曝露レベルを補正すると図9.4のようになる。ダイオキシン類濃度は22.7 pg-TEQ/gとなり，WHO 2005 TEF値で換算した場合よりも1.4倍高くなる。しかし，PCDFs，PCDDsおよびダイオキシン様PCBsの寄与率はそれぞれ95.5 %，3.7 %，0.8 %で，やはり，大部分はPCDFsからの毒性と評価できる。

9.5 総　括

油症の原因物質の究明では，熱媒体として使用され，変性したPCBsから，それぞれPCBs，PCDFsおよびポリ塩化クォータフェニル（PCQs）の各成分を抽出・分離，精製し，それらをサ

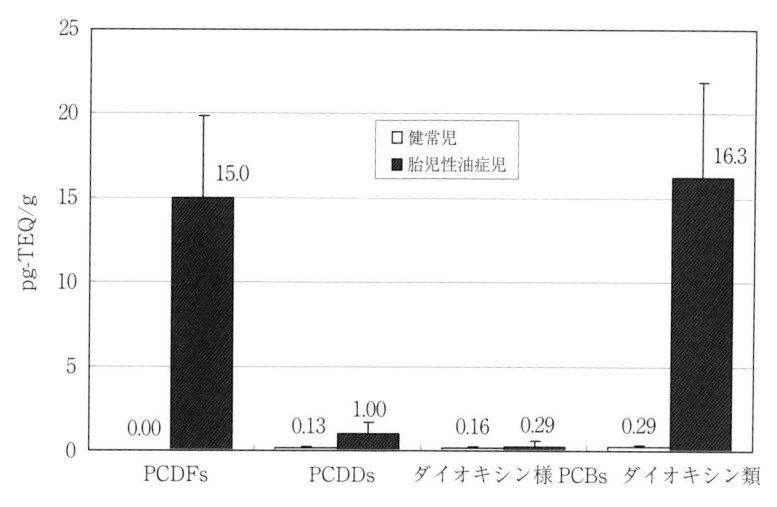

第9章 胎児性油症の原因物質もポリ塩化ダイベンゾフラン

図9.1 保存臍帯中の TEQ 濃度（WHO 2005 TEF 値による）

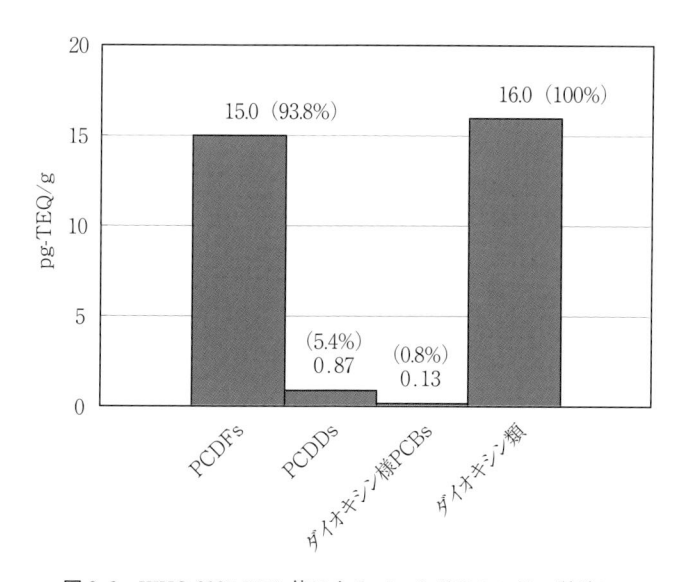

図9.2 WHO 2005 TEF 値によるバックグラウンドの曝露レベルで補正した場合の胎児性油症児のダイオキシン類 TEQ 濃度

ルに投与した毒性研究 (5) が最も重要である。この研究で油症患者が摂取した PCBs と PCQs の 13 倍もの多量の PCBs と PCQs をそれぞれ投与しても，サルには何の症状も認められなかった。ところが，油症患者が摂取したのと同量の PCDFs を投与すると，サルは油症とまったく同様の症状を呈した。このように，油症中毒の原因物質は 1979 年，台湾中部で発生した台湾油症 (12) の場合も含めて PCDFs と考えられている (5)。胎児性油症の原因物質もやはり PCDFs と考えられているが，これまで実際にそのことは解明されていなかった。そこで，この研究では，

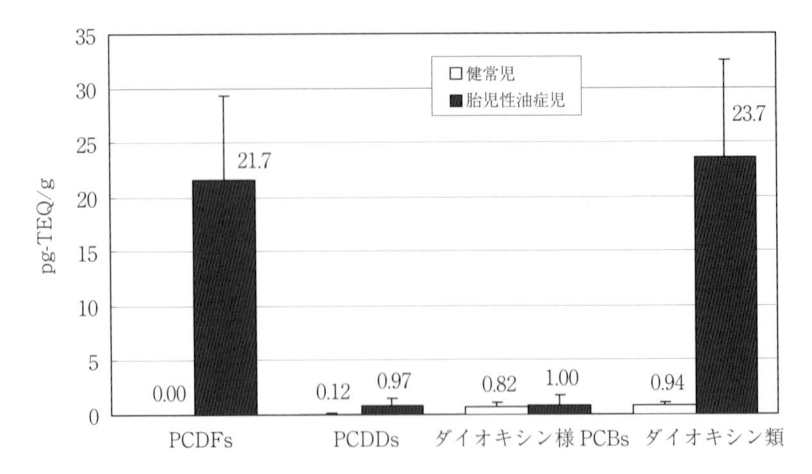

図 9.3 保存臍帯中の TEQ 濃度（WHO 1998 TEF 値による）

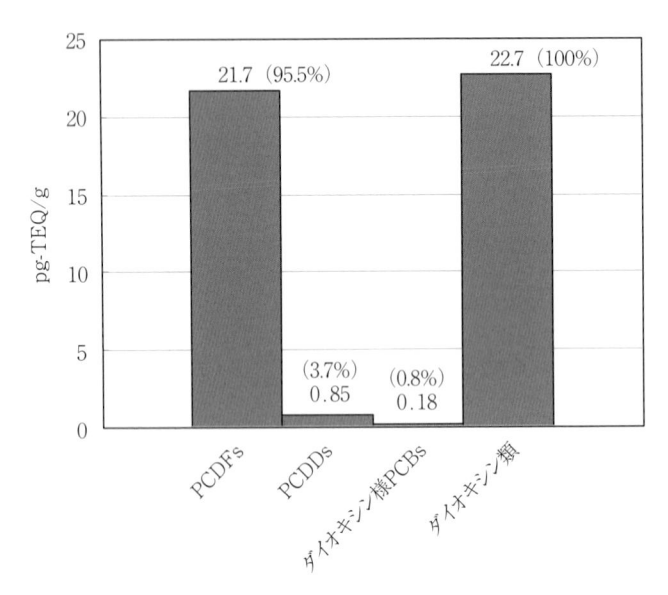

図 9.4 WHO 1998 TEF 値によるバックグラウンドの曝露レベルで補正した場合の胎児性油症児のダイオキシン類 TEQ 濃度

 油症と認定された母親から生まれた胎児性油症児と健常な母親から生まれた健常児の極めて貴重な保存臍帯を用いて，両群のダイオキシン類と PCBs の濃度を測定し，それらの毒性を比較・検討することにより，胎児性油症の原因物質を評価した。PCBs 濃度は胎児性油症児が 1.6 倍しか高くなかったので，PCBs の毒性は無関係と考えられた。PCDFs は胎児性油症児でのみ検出され，その濃度は通常では考えられないほどの高い濃度であった。TEQ 濃度で PCDFs，PCDDs およびダイオキシン様 PCBs の毒性を考えると，胎児性油症への毒性寄与は PCDFs が 94～96％であり，胎児性油症も，やはり，PCDFs 中毒であることが判明した。

文 献

1) Kuratsune M, Yoshimura T, Matsuzaka J and Yamaguchi A (1972) Epidemiological study on Yusho, a poisoning caused by ingestion of rice oil contaminated with a commercial brand of polychlorinated biphenyls. Environ. Health Perspect. 1, 119-128.
2) Nagayama J, Masuda Y and Kuratsune M (1975) Chlorinated dibenzofurans in Kanechlors and rice oil used by patients with Yusho. Fukuoka Acta Med. 66, 593-599.
3) Nagayama J, Kuratsune M and Masuda Y (1976) Determination of chlorinated dibenzofurans in Kanechlors and "Yusho oil". Bull. Environ. Contam. Toxicol (U.S.) 15, 9-13.
4) Nagayama J, Masuda Y and Kuratsune M (1977) Determination of polychlorinated dibenzofurans in tissues of patients with 'Yusho'. Food Cosmet. Toxicol. 15, 195-198.
5) Kunita N, Kashimoto T, Miyata H, Fukushima S, Hori S and Obana H (1984) Causal agents of Yusho. Am. J. Ind. Med. 5, 45-58.
6) 船津維一郎, 山下文雄, 吉兼 尚, 他 (1971) Chlorobiphenyls による胎児症. 福岡医誌62, 139-149.
7) Todaka T, Hirakawa H, Tobiishi K and Iida T (2003) New protocol of dioxins analysis in human blood. Fukuoka Acta Med. 94, 148-157.
8) Todaka T, Hirakawa H, Hori T et al (2005) Improvement in dioxin analysis of human blood and their concentrations in blood of Yusho patients. J. Dermatol. Sci. 1, S21-S28.
9) 堀 就英, 飛石和大, 芦塚由紀, 中川礼子, 戸高 尊, 平川博仙, 飯田隆雄 (2005) ゲル浸透クロマトグラフィー (GPC) 及び高分解能ガスクロマトグラフィー/高分解能質量分析法 (HRGC/HRMS) による血中 PCB 異性体別分析. 福岡医誌96, 220-226.
10) Van den Berg M, Birnbaum LS, Denison M et al (2006) The 2005 World Health Organization reevaluation of human and mammalian toxic equivalency factors for dioxins and dioxin-like compounds. Toxicological Sci. 93, 223-241.
11) Van den Berg M, Birnbaum LS, Bosveld ATC et al (1998) Toxic equivalency factors (TEFs) for PCBs, PCDDs, PCDFs for human and wildlife. Environ. Health Perspect. 106, 775-792.
12) Wong C-K (1981) PCB poisoning special issue. Clin. Med (Taipei) 7, 1-100.

第 2 部

臨　床

第1章　油症診断基準改訂（2004年）の経緯

古江増隆，三苫千景，内　博史

1.1　はじめに

　1968年，polychlorinated biphenyls（PCBs）に汚染されたカネミ米ぬか油の摂食によって油症は発生した．その後，油症治療研究班によってPCBのみならず毒性の高いpolychlorinated dibenzofurans（PCDFs）などのダイオキシン類も検出されることが判明し，油症はPCBとダイオキシン類化合物による複合中毒と認識されるようになった（1～6）．

　油症の発症初期には，全身倦怠感，食欲不振，体重減少などの非特異的な全身症状にひきつづいて，油症に特徴的ないくつかの症状や所見，すなわち腫脹した上眼瞼と特有の眼脂過多，暗褐色の爪の着色，歯肉部の黒褐色の色素沈着，痤瘡様の皮疹，黒色面皰，下肢の知覚過敏または鈍麻などの末梢神経障害，関節痛などが出現してきた（油症診断基準と油症患者の暫定的治療指針・1969，本書付録表1参照）．油症発生以来40年を経た今日，これらのさまざまな症状は軽快しつつはあるが，ダイオキシン類の血中濃度が依然として高値を持続している患者なども多く，慢性的な健康被害が懸念されている．

1.2　油症とPCBs，polychlorinated quarterphenyl（PCQs），PCDFs

　油症発症後，母体の月経不順，新生児および乳幼児の成長遅延などが明らかになり，加えてカネミ食用油ならびに患者の血液や皮下脂肪織からPCBsが検出されたのを受けて，油症診断基準に血液PCBの性状および濃度の異常が追加された（油症診断基準と油症治療指針・1972年10月26日改訂，本書付録表2参照）．そして1973年からPCBsの血中濃度が検診にて測定されるようになった（6, 7）．1974年では41例の患者の血中PCBs濃度の平均値は7 ppb（健常者37例の平均値は3 ppb）であった．血中PCBsのガスクロマトグラフィー解析の結果，油症患者では特有のパターンを示すことが明らかになり，Aパターン；油症に特有のパターン，B（BC）パターン；AパターンとCパターンの中間型，Cパターン；健常者，に分類して解析することが提唱された．油症患者の95％はAあるいはBパターンであり，PCBsの平均血中濃度はAパターン；9 ppb，Bパターン；4 ppb，Cパターン；2 ppbであった（6）．その後，患者の症状と所見の変化に合わせて，油症診断基準・1976年6月14日補遺として改められた（本書付録I表3参照）．

　1981年高松らは油症患者で血中のPCQsが高濃度に検出されることを明らかにした（8）．PCQsの血中濃度はPCBs血中濃度やPCBsパターンとよく相関していた（9, 10）．健常者のPCQs濃度は検出限界以下（0.02 ppb）であり，職業的に高濃度のPCBsに曝露し血中PCBs濃度が33 ppb以上もあるケースでも血中PCQsは検出されていないことから，PCQsは油症にか

なり特徴的な指標である（11）。そこで，油症診断基準に血液PCQの性状および濃度の異常が追加された（油症診断基準・1981年6月16日追加，本書付録表4参照）。その後，油症治療指針および油症患者の生活指針・1986年6月6日）が作成されている（本書付録表5参照）。

　Nagayamaらはカネミ油のみならず患者の体組織中からPCDFsが検出されることを1975～1977年にかけて相次いで明らかにした（12～14）。PCDFsのなかでも，2,3,4,7,8-Pentachlorodibenzofurans（PeCDFs）ならびに1,2,3,4,7,8-hexachlorodibenzofurans（HxCDFs）が高率に検出された（3）。PCBsは脂肪に蓄積されやすく，PCDFsは肝臓に蓄積されやすい傾向がある（14）。

　米ぬか油を高温で抽出する過程で，熱媒体として利用していたPCBs（Kanechlor 400）の一部が，高熱化学反応によってPCQsやPCDFsに変化したものと考えられる（15）。polychlorinated dibenzo-p-dioxins（PCDDs）やcoplanar PCBsも汚染されたカネミ米ぬか油や患者組織中から検出されている（16）。最近の国際基準では，これらの塩素化合物の毒性は最も毒性が高いとされる2,3,7,8-tetrachlorodibenzo-p-dioxin（TCDD）に換算しtoxic equivalent quantity（TEQ）として表記されるようになった（17～20）。それによると汚染された米ぬか油の全TEQは0.98 ppmとなり，そのうち91 %をPCDFs，8 %をPCBs，1 %をPCDDsが占める換算となる。個別の塩素化合物では，2,3,4,7,8-PeCDFが全TEQの69 %を占め，油症の毒性や病態を考える上で最も重要な化合物であることが分かる（21）。TEQを算定するための換算係数が導入されたことによって，2,3,4,7,8-PeCDFは1990年代からダイオキシン類として認識されるようになった。

1.3　油症検診とダイオキシン類の測定

　一般にダイオキシン類の血中濃度は微量で，正確な測定は1990年代当時困難であった。全国油症治療研究班によって毎年油症認定者の検診が行われている。検診は，一般的問診，婦人科的問診，内科的（小児科的）所見，皮膚科的所見，眼科的所見，歯科的所見，血算，血液生化学，PCBsやPCQsの血中濃度の測定，胸部X線撮影，心電図，腹部エコーなどを組み合わせて行われる（22～25）。基礎医学的進歩に伴い油症に関連すると予想された検査異常（たとえば酸化ストレス異常）なども積極的に解析され，貴重な学術報告がなされている（26）。油症患者の毒性発生に関与する2,3,4,7,8-PeCDFなどのPCDFsの重要度は十分に認識されていたものの，血中ダイオキシン類測定のために，30 mlの採血を行い，1検体30万円のコストを費やし，しかも測定誤差が大きいという当時の状態では，検診に血中ダイオキシン類濃度検査を加えることは困難な状況であった。

　しかしながら，全国油症治療研究班研究協力者のTodakaらによって，わずか5 mlの血液サンプルから高精度にしかも再現性に優れた検出法が開発され（27），検診の場で血中ダイオキシン類を測定することがようやく可能となり，2001年からその測定を開始した。2001年から3年間の血中ダイオキシン類濃度の測定値の中から，全TEQ値と2,3,4,7,8-PeCDFs値の測定結果のみを表1.1に抜粋した。油症発生後30年以上経過しているにもかかわらず，全TEQ値と2,3,4,7,8-PeCDFs値は健常者の3.4～4.8倍，11.6～16.8倍とそれぞれ高い値を維持している

第1章　油症診断基準改訂（2004年）の経緯

表1.1 油症認定者の血中ダイオキシン類濃度

	油症認定者			健常人
	2001年度 (n=78)	2002年度 (n=279)	2003年度 (n=269)	(n=52)
血中ダイオキシン類濃度（pg-TEQ/g lipids）				
最大値	1,049.7	1,126.1	1,176.6	85.4
平均値	179.3	136.4	125.0	37.0
SD	180.5	148.9	141.2	17.6
血中 2,3,4,7,8-PeCDF 濃度（pg/g lipids）				
最大値	1,770.6	1,889.7	1,953.5	41.7
平均値	256.1	192.0	176.2	15.2
SD	315.3	252.0	240.2	8.9

PeCDF : pentachlorodibenzofuran ; SD : standard deviation ; TEQ : toxic equivalent quantity.

ことは驚くべきことで，これらの塩素化合物の体内蓄積性が極めて高いことが改めて認識された。

我々は臨床症状や検査値と血中ダイオキシン類濃度との関連性を統計学的に解析し，長期間経過した現在でも痤瘡様皮疹や面皰，歯肉の色素沈着，血清トリグリセリド値などとの相関を認めた。この間の測定値や解析結果などは，本書の他稿に譲りたい。

1.4　新しい診断基準の作成

血中 PCBs や PCQs 濃度に加えて，検診での血中ダイオキシン類濃度の測定が可能となったことで，① 認定者の体内に蓄積されている塩素化合物の濃度を網羅的に確認することができるようになり，② PCBs やダイオキシン類の体内濃度を低下させる薬剤や油症症状を軽減させる薬剤の開発に向けてより具体的な戦術を立てやすくなったことは有意義なことである。加えて，③ 従前の診断基準に血中ダイオキシン類の濃度を追加することによって，未認定者の認定への新たな可能性を広げることができるのではないかと考えられた。そこでダイオキシン類濃度の測定開始と並行して全国油症治療研究班油症診断基準再評価委員会を設置し，診断基準にダイオキシン類を追加する妥当性と信頼性について討議が重ねられた。その結果，血液中 2,3,4,7,8-pentachlorodibenzofuran（PeCDF）値を追補することが妥当と考えられ，油症診断基準（2004年9月29日補遺）が新たに作成された（本書付録表6参照）。新診断基準に則って，2004年度は117名の未認定者のうち18名が，その後2009年3月までに合計60名が新たに油症と診断された。

文　献

1) Yoshimura T (2003) Yusho in Japan. Ind Health 41, 139-148.
2) 勝木司馬之助 (1969) 序言，福岡医誌 60, 403-408.
3) 倉恒匡徳，森川幸雄，広畑富雄，西住昌裕，河内清司，吉村健清，松坂淳一，山口敦子，猿田南海雄，石西　伸，国武栄三郎，下野　修，滝川勝人，沖　和貴，園田眞人，植田貞三，緒方盛雄

(1969) 油症の疫学的研究. 福岡医誌 60, 513-532.
4) Kuratsune M, Yoshimura T, Matsuzaka J, Yamaguchi A (1972) Epidemiologic study of polychlorinated biphenyls. Environ Health Perspect 1, 119-128.
5) Kuratsune M, Yoshimura H, Hori Y, Okumura M, Matsuda Y, editors (1996) Yusho－A human disaster caused by PCB and related compounds. Fukuoka, Japan : Kyushu University Press.
6) Okumura M (1984) Past and current medical states of yusho patients. Am J Ind Med 5, 13-18.
7) 五島應安, 樋口謙太郎 (1969) 油症（塩化ビフェニール中毒症）の皮膚科学的症候論. 福岡医誌 60, 409-31.
8) Takamatsu M, Oki M, Maeda K, Inoue Y, Hirayama H, Yoshizuka K (1984) PCBs in blood of workers exposed to PCBs and their health status. Am J Ind Med 5, 59-68.
9) 飯田隆雄, 芥野岑男, 高田 智, 中村周三, 高橋克己, 増田義人 (1981) ヒトの血液中におけるポリ塩化ビフェニールおよびポリ塩化クアテルフェニールについて. 福岡医誌 72, 185-191.
10) 片岡恭一郎, 大久保彰人, 篠原志郎, 高橋克巳, 増田義人 (1983) 福岡県における油症検診データの統計解析. 福岡医誌 74, 296-301.
11) Kashimoto T, Miyata H, Kunita S, Tung TC, Hsu ST, Chang KJ, et al (1981) Role of polychlorinated dibenzofuran in yusho (PCB poisoning). Arch Environ Health 36, 321-326.
12) Nagayama J, Masuda Y, Kuratsune M (1975) Chlorinated dibenzofurans in Kanechlors and rice oils used by patients with yusho. Fukuoka Acta Med 66, 593-599.
13) Nagayama J, Kuratsune M, Masuda Y (1976) Determination of chlorinated dibenzofurans in kanechlors and "yusho oil". Bull Environ Contam Toxicol 15, 9-13.
14) Nagayama J, Masuda Y, Kuratsune M (1977) Determination of polychlorinated dibenzofurans in tissues of patients with 'yusho'. Food Cosmet Toxicol 15, 195-198.
15) Hayabuchi H, Yoshimura T, Kuratsune M (1979) Consumption of toxic rice oil by 'yusho' patients and its relation to the clinical response and latent period. Food Cosmet Toxicol 17, 455-461.
16) Tanabe S, Kannan N, Wakimoto T, Tatsukawa R, Phillips DJ (1989) Isomer-specific determination and toxic evaluation of potentially hazardous coplanar PCBs, dibenzofurans and dioxins in the tissues of "Yusho" and PCB poisoning victim and in the causal oil. Toxicol Environ Chem 34, 215-231.
17) Barnes DG, Bellin J, Cleverly D (1986) Interim procedures for estimating risks associated with exposures to mixtures of chlorinated dibenzodioxins and dibenzofurans (CDDs and CDFs). Chemosphere 15, 1895-903.
18) Safe S (1990) Polychlorinated biphenyls (PCBs), dibenzo-p-dioxins (PCDDs), dibenzofurans (PCDFs), and related compounds : environmental and mechanistic considerations which support the development of toxic equivalency factors (TEFs). Crit Rev Toxicol 21, 51-88.
19) Safe SH (1994) Polychlorinated biphenyls (PCBs) : environmental impact, biochemical and toxic responses, and implications for risk assessment. Crit Rev Toxicol 24, 87-149.
20) Kutz FW, Barnes DG, Bottimore DP, et al (1990) The international toxicity equivalency factor (I-TEF) method of risk assessment for complex mixtures of dioxins and related compounds. Chemosphere 20, 751-757.
21) 小栗一太, 赤峰昭文, 古江増隆編集, 増田義人 (1996) 油症研究, 油症を起こした原因化学物質. 45-74, 九州大学出版会.
22) 奥村 恂, 勝木司馬之助 (1969) いわゆる油症（塩化ビフェニール中毒）の臨床的研究, とくに内科的所見について. 福岡医誌 60, 440-446.
23) 黒岩義五郎, 村井由之, 三田哲司 (1969) 油症患者における神経学的所見. 福岡医誌 60, 462-463.
24) 山口敦子, 吉村健晴, 倉恒匡徳 (1971) 塩化ビフェニール汚染油を摂取した妊婦より生まれた児に関する調査. 福岡医誌 62, 117-122.
25) 阿部純子, 井上義人, 高松 誠 (1975) PCB 汚染油を摂取した母親から生まれた油症児の血漿中 PCB について. 福岡医誌 66, 605-609.

26) Shimizu K, Tsukazaki N, Watanabe M, Ogawa F, Kondo T, Katayama I (2002) Serum concentration of nitric oxide in Yusho patients over 30 years after the accidental poisoning of polychlorinated biphenyls in Japan. Toxicol Ind Health 18, 45-47.
27) Todaka T, Hirakawa H, Tobiishi K, Iida T (2003) New protocol of dioxins analysis in human blood. Fukuoka Acta Med 94, 148-157.

第2章 油症患者における血中PeCDF値と症状や血液検査等との関係

神奈川芳行,松本伸哉,赤羽　学,小池創一,今村知明

カネミ油症事件は,米ぬか油の熱媒体として利用されていたPCBや,PCBが熱により変性してできたダイオキシン類の一種である,PCDF等の類縁物質による健康被害と考えられている(1～3)。汚染された米ぬか油には,polychlorinated biphenyls（PCBs）が920ppm,polychlorinated dibenzofurans（PCDFs）が5ppmの濃度で含まれていたとされ,平均ではPCBsが633mg,PCDFsが3.4mg摂取されたと推定されている(1～3)。PCDFsの中でも,2,3,4,7,8-pentachlorodibenzofuran（2,3,4,7,8-PeCDF）がTEQ換算で69％の毒性を占める主な有毒物質であることが判明している。油症事件発生時の患者の血中ダイオキシンのTEQ濃度は,40,000～60,000 TEQ pg/g lipids程度とされている(1～3)。

油症患者は,皮膚,眼や歯における様々な症状や内科的な検査での異常所見を示すことが知られている。その一方で,事件発生後の時間的経過や原因物質の体外への排泄などの影響により(4,5),それらの症状の中には改善傾向が認められるものもある(1～3)。

2001年度の油症検診より,多くの認定患者に対してPCDF等の化学物質の血中濃度の測定が開始されていることから,油症患者におけるそれらの濃度と身体の各症状や検査結果の平均値を求めると共に,それらの結果と,PCDF等の化学物質との関連性について検証が行われている(6～15)。

2.1 油症患者のPCB関連化合物の血中濃度（2001～2003年度の油症検診から）

油症患者の血液中のPCB濃度,PCQ濃度,PCD濃度については,前段の生体濃度において,詳細に述べられていることから,本章では,2001～2003年度の3年間の油症検診で測定された,延べ626名,計358名（2001年度78名,2002年度279名,2003年度269名）の油症認定患者の血中PeCDF濃度等について言及する。

3年間の油症検診では,51名が3年間連続で,166名が3年の内2年で,142名が1年のみ,血中PeCDF濃度等を測定している。油症事件発生後,35年以上が経過しているので,油症患者の特徴を正確に示すため,この3年間の検診結果から,複数回測定した受診者では算出された平均値を,1年のみの受診者ではその結果を,それぞれ患者個人の代表値とし,油症患者全体のダイオキシン類の平均濃度が求められている。

その結果,2,3,4,7,8-PeCDFは177.50 pg/lipids・g,Total PCDFは264.26 pg/lipids・g,PCBは3.14 ppb,polychlorinated quarterphenyls（PCQs）は0.73 ppbとされている。PCDFsに含まれる1,2,3,4,7,8-HxCDFは54.75 pg/lipids・g,1,2,3,6,7,8-HxCDFは21.22 pg/lipids・gであり,2,3,4,7,8-PeCDFのTEQ濃度は,88.74 ppbであった。

2,3,4,7,8-PeCDF の摂取後の最初の 15 年間における平均的な半減期は 2.9 年，その次の 15 年間の半減期は 7.7 年とされている（4, 5）。血中 PeCDF の体内からの排泄速度等（1, 4, 5）を考慮した場合，急激な減少は考えにくく，油症患者では現在でも一般人に比較して高濃度の PeCDF が血中に残存している。

事件発生後の時間経過により，自覚症状以外の診察所見や検査所見は軽快傾向に有り，一般人とほぼ同様となっていることから，原因物質を摂取した証拠として，現時点でも高値を示す血中 PeCDF 濃度が 2004 年 9 月に，油症診断基準に参考として追加されている（16）。

2.2 2001～2003 年度の検診結果の平均値と，血中 PeCDF 値と症状等の関係について

3 年間の検診データを用いて，患者毎に全検診項目に対して代表値を算出した上で，患者全体の全検診項目について平均値が計算されている（9, 10）。さらに，症状等と血中 PeCDF 値との関係をみるために，Total PCDF 値の対数値を従属変数として，性及び年齢に，その他の検診項目における各症状の有無を固定因子とした三元配置分散分析（以下「分散分析」という）が行われている（9, 10）。

検診項目ごとの平均値や，血中 2,3,4,7,8-PeCDF 値との関係は，以下のように整理されている。

① 検診票関係項目

尿検査に関する項目では，尿蛋白・尿糖・尿潜血，尿ウロビリノーゲン，尿 PH が，血液検査では，血沈（2 時間），血算，肝機能，脂質代謝，腎機能，尿酸値，電解質，血糖値，AFP はいずれも正常範囲内とされている。

分散分析では，PCB 濃度，ピーク 2，尿糖，血沈，チモール，Na の 6 項目が血中 Total PeCDF 濃度と有意差有（$P < 0.05$）であるが，いずれの検査項目も平均値は正常範囲内であり，事件発生から 30 年以上が経過したことにより，血液検査データでは，血中の 2,3,4,7,8-PeCDF 濃度以外は，特徴的な所見を示しにくくなっていると考えられている。

② 内科検診項目

内科の問診では，様々な症状等の有無が「1 = −，2 = +，3 = ++」として記録されている。患者全体の平均が，症状「+」を示す 2.0 以上を示した項目はないが，主訴の有無，全身倦怠感，頭重・頭痛，咳嗽，喀痰，四肢しびれ感，関節痛，自覚症状その他，肝胆脾エコー所見等の項目では，平均値が 1.50 以上であり，症状は「±」と考えられている（9, 10）。診察所見でも，血圧・脈拍は正常範囲内であり，心音や呼吸音で異常をきたした人は少なく，また，腹部所見，神経学的所見，胸部 X 線，心電図所見の平均値も正常範囲内とされていた。便秘の頻度，四肢しびれ感，自覚症状その他，体重，肝胆脾エコーの 5 項目は，血中 Total PeCDF 濃度と有意差があったが，自覚症状は，一般的には検査により明確に診断することが難しく，また，加齢に伴う症状との判別も判断が難しい。そのため，四肢しびれ感と自覚症状その他は，2,3,4,7,8-PeCDF 濃度と関連があることから，油症による症状と推察されている。

③ 皮膚科検診項目

皮膚科検診の所見は，「1 = −，2 = ±，3 = +，4 = ++，5 = +++」として記録されているが，

表 2.1 血中ダイオキシン類の濃度

ダイオキシン類名	有効度数	平均値	標準偏差	最小値	最大値	TEF	TEQ濃度
2,3,7,8-TCDD	359	1.66	0.80	0.50	4.99	1	1.66
1,2,3,7,8-PeCDD	359	11.00	6.13	0.99	46.03	1	11.00
1,2,3,4,7,8-HxCDD	359	2.58	1.54	1.00	9.65	0.1	0.26
1,2,3,6,7,8-HxCDD	359	49.68	40.00	4.88	289.77	0.1	4.97
1,2,3,7,8,9-HxCDD	359	4.45	3.37	1.00	41.00	0.1	0.45
1,2,3,4,6,7,8-HpCDD	359	47.41	33.90	8.54	327.48	0.01	0.47
OCDD	359	785.76	521.30	147.58	5,907.57	0.001	0.79
2,3,7,8-TCDF	359	1.34	0.90	0.50	7.95	0.1	0.13
PeCDF*	359	0.91	0.72	0.50	4.89		
2,3,4,7,8-PeCDF	359	177.50	235.64	2.82	1,871.25	0.5	88.75
1,2,3,4,7,8-HxCDF	359	54.75	92.76	1.00	769.89	0.1	5.48
1,2,3,6,7,8-HxCDF	359	21.22	27.55	1.00	210.04	0.1	2.12
2,3,4,6,7,8-HxCDF	359	1.40	0.90	1.00	10.29	0.1	0.14
1,2,3,7,8,9-HxCDF	359	1.01	0.14	1.00	3.39	0.1	0.10
1,2,3,4,6,7,8-HpCDF	359	3.08	3.43	1.00	38.42	0.01	0.03
1,2,3,4,7,8,9-HpCDF	359	1.01	0.14	1.00	3.51	0.01	0.01
OCDF	359	2.02	0.26	2.00	5.55	0.001	0.00
3,4,4′,5-TCB(81)	359	5.46	2.69	5.00	41.02	0.0001	0.00055
3,3′,4,4′-TCB(77)	359	9.69	5.42	5.00	42.05	0.0001	0.00097
3,3′,4,4′,5-PeCB(126)	359	100.39	70.61	5.00	560.94	0.1	10.04
3,3′,4,4′,5,5′-HxCB(169)	359	188.69	142.38	12.70	1,070.32	0.01	1.89
2,3,3′,4,4′-PeCB(105)	279	3,990.07	3,190.08	497.15	21,534.86	0.0001	0.40
2,3,4,4′,5-PeCB(114)	279	2,465.23	2,179.28	100.17	18,389.77	0.0005	1.23
2,3′,4,4′,5-PeCB(118)	279	18,849.19	14,208.08	1,918.07	100,390.50	0.0001	1.88
2′,3,4,4′,5-PeCB(123)	279	327.23	251.71	5.00	1425.80	0.0001	0.03
2,3,3′,4,4′,5-HxCB(156)	279	32,785.13	37,225.65	979.83	287,429.76	0.0005	16.39
2,3,3′,4,4′,5′-HxCB(157)	279	9,260.47	10,998.22	275.84	92,578.68	0.0005	4.63
2,3′,4,4′,5,5′-HxCB(167)	279	3,921.65	2,989.28	343.68	16,221.25	0.00001	0.04
2,3,3′,4,4′,5,5′-HpCB(189)	279	4,052.29	4,079.53	132.80	31,159.84	0.0001	0.41
Total-PCDD	359	902.58	559.58	181.05	6,268.57		
Total-PCDF	359	264.26	350.98	12.10	2,758.78		
Total-PCDD-PCDF	359	1,166.85	673.17	231.90	6,345.99		
Total-PCDDs-TEQ	359	18.89	10.25	2.73	77.02		
Total-PCDFs-TEQ	359	96.81	129.01	1.93	1,023.49		
Total-TEQ	359	138.86	147.60	6.81	1,183.91		

*PeCDFは，2,3,4,7,8-pentchlorodibenzofuran の略語。

「＋」以上を意味する 3.0 以上の項目はなく，平均値の範囲は 1.11～1.57 であった。「かつての痤瘡様皮疹」は，平均値が 1.57 と「±」に近いが，最近の化膿傾向，最近の粉りゅう再発傾向，かつての色素沈着，黒色面皰，痤瘡様皮疹，瘢痕化，色素沈着，爪変形の平均値はいずれも 1.50 未満と「−」に近いとされている。

分散分析では，血中 Total PeCDF 濃度と有意差があった項目は，最近の化膿傾向，最近の粉りゅう再発傾向，かつての痤瘡様皮疹，かつての色素沈着，黒色面皰（躯幹），黒色面皰（その

第2章 油症患者における血中 PeCDF 値と症状や血液検査等との関係

表2.2 各検査項目の平均値と，分散分析の結果一覧

	有効度数	平均値	三元配置分散分析有意確率
<検診票>			
PCB 濃度	353	3.14	0.000**
尿糖	356	1.19	0.027**
血沈2時間	335	23.96	0.020**
Na	359	141.25	0.040**
<内科検診>			
四肢しびれ感	358	1.75	0.008**
体重	359	56.16	0.038**
肝胆脾エコー	224	1.60	0.011**
<皮膚科検診>			
最近の化膿傾向	357	1.21	0.047**
最近の粉りゅう再発傾向	357	1.26	0.015**
かつての痤瘡様皮疹	357	1.57	0.024**
かつての色素沈着	354	1.45	0.008**
黒色面皰（躯幹）	357	1.29	0.000**
黒色面皰（その他）	310	1.11	0.002**
ざ瘡様皮疹（外陰部）	358	1.18	0.007**
ざ瘡様皮疹（臀部）	356	1.16	0.044**
瘢痕化（躯幹）	358	1.30	0.007**
爪変形	358	1.34	0.027**
<歯科検診>			
上歯肉色素沈着（びまん性）	294	0.15	0.045**
口蓋粘膜色素沈着（斑点状）	294	0.00	0.027**

<三元配置分散分析有意確率の欄について>
三元配置分散分析は，Total PCDF 値の対数値を従属変数に，性及び年齢を常に固定変数にして，この他に検診項目における各症状の有無をもう一つの固定因子として行った。
** 有意確率< 0.05 で，交互作用がないもの

他），痤瘡様皮疹（外陰部），痤瘡様皮疹（臀部），瘢痕化（躯幹），爪変形の10項目とされている。

　様々な皮膚症状は，塩素系化合物による症状として事件発生当初に観察され，油症診断基準にも含まれているが，「かつての痤瘡様皮疹」以外は平均値が正常に近く，現時点での有所見率も低く，現在では明らかな皮膚症状を呈しにくくなっていると考えられている（9～11）。

　④　歯科検診項目

　問診や診察所見は，「1 = －，2 = ＋」，色素沈着所見は，「1 = －，2 = ±，3 = ＋，4 = ＋＋，5 = ＋＋＋」と記録されている。診察所見で平均値が「±」以上となる1.50以上，色素沈着でも平均値が「±」以上となる2.0以上の項目はなく，「下歯肉色素沈着」のみが「±」に近い1.60であった。

　分散分析では，「上歯肉色素沈着（びまん性）」と，「口蓋粘膜色素沈着（斑点状）」の2項目が

血中 Total PeCDF 濃度との有意確率 0.05 未満を示したが，平均値では「下歯肉色素沈着」以外は全て正常に近く，歯科所見も皮膚科所見と同様に時間経過と共に症状が軽快していることが示唆されている (9, 10)。

⑤ 眼科検診項目

診察所見は，「1 = −，2 = ±，3 = +，4 = ++，5 = +++」と記録されているが，「+」を示す平均値 3.0 以上の項目は見られていない (9, 10)。「眼脂過多」が「±」に近い 1.73 を示しているが，血中 Total PeCDF 濃度と有意差があった項目はなく，眼科的な症状は現時点ではほぼ消失しており，血中 Total PeCDF 濃度との関係も低いと考えられている (9, 10)。

2.3 油症患者の症状・徴候の比較；発症 20 年後 (1988 年) と約 35 年後 (2001〜2003 年)

(表 2.3)

1988 年の油症検診での有所見率 (1) と 2001〜2003 年度の内科，皮膚科，眼科の各症状・徴候の有所見率の比較から，時間経過による各種症状の有所見率の違いが確認されている (7, 8)。内科的な所見では，全身倦怠感，頭重・頭痛，四肢しびれ感，肝胆脾エコー所見が，両方の受検者の 50 % 以上で異常を示していた。咳嗽，喀痰は約 40 %，腹痛，下痢は約 30 % で訴えが見られていた。1988 年には 60 % 以上の有所見率であった「全身倦怠感」，「頭重・頭痛」，「四肢しびれ感」は，2001〜2003 年の時点では漸減しているものの依然として 50 % 以上を示し，「咳嗽」や「喀痰」も 40 % 前後とされている。これらは，慢性期の症状として持続しているものと考えられている。また，肝胆脾エコー所見は 1988 年よりも有所見率が増加しており，今後，その異常所見の内容の解明が必要と考えられている。

皮膚科的な主訴では，「かつての痤瘡様皮疹」(51.5 %)，「かつての色素沈着」(37.9 %) と，「かつての皮膚症状」の有所見率が高いとされている。最近の症状では，化膿傾向 (15.4 %) が 10 % を超えているが，黒色面皰，痤瘡様皮疹，色素沈着，爪変形は 10 % 未満と，全体的に有所見率は低下傾向にある。眼科的な所見では，眼脂過多が 1988 年の 15.3 % と同程度の 16.0 % であるが，その他の有所見率はいずれも低下傾向で 2 % 未満とされている (9, 10)。

以上より，PeCDF 濃度などの塩素系化合物の血中濃度以外には血液検査等では大きな異常所見は見られない一方，全身倦怠感や頭重・頭痛，四肢しびれ感，喀痰，咳嗽等の自覚症状が残存し，肝胆脾エコーの有所見率が 50 % を超えていることから，今後これらの症状の変化について追跡調査が必要とされている。

2.4 油症検診における代表的な検査項目と，血中 PeCDF 濃度の高低との関係

各成分を代表する変数を抽出するために，241 の検診項目の内，頻度等に関する項目を除く 172 項目について主成分分析が行われ，さらに診断基準を参考に，固有値が 1 以上の 49 因子が抽出されている (12, 13) (表 2.4)。さらに，抽出された 49 因子と PCB 関連物質との関係をみるために，以下のパターンの目的変数の下に，ロジスティック回帰分析が行われている (9)。

表 2.3 現在の油症患者の症状・徴候の有所見率と，慢性期油症診断基準に合致あるいは関連する症状や徴候の有所見率の比較

症状・徴候		2001～2003 年 有所見率	症状有	受診者	<参考：1988 年データ>* 有所見率	症状有	受診者
<内科検診>							
1	全身倦怠感	62.10 %	221	356	76.10 %	194	255
2	頭重・頭痛	52.90 %	189	357	67.30 %	173	257
3	咳嗽	39.20 %	140	357	51.00 %	131	257
4	喀痰	42.60 %	152	357	52.00 %	133	256
5	腹痛	27.50 %	98	357	43.20 %	111	257
6	下痢	31.50 %	112	356	42.00 %	108	257
7	四肢しびれ感	53.60 %	192	358	61.90 %	159	257
8	月経異常	17.50 %	20	114	19.30 %	16	83
9	呼吸音	1.40 %	5	354	2.70 %	7	257
10	肝腫	0.60 %	2	352	7.80 %	20	257
11	脾腫	0.00 %	0	352	0.00 %	0	256
12	四肢感覚異常	10.30 %	36	350	7.50 %	19	253
13	肝胆脾エコー	50.90 %	114	224	33.70 %	60	178
<皮膚科検診>							
14	化膿傾向	15.40 %	55	357	16.60 %	41	247
15	かつての痤瘡様皮疹	51.50 %	184	357			
16	かつての色素沈着	37.90 %	134	354			
17	黒色面皰（顔面）	6.70 %	24	358	12.10 %	31	256
18	黒色面皰（耳介）	5.60 %	20	358	7.40 %	19	256
19	黒色面皰（躯幹）	5.30 %	19	357	11.80 %	30	254
20	黒色面皰（その他）	3.50 %	11	310	2.90 %	4	139
21	痤瘡様皮疹（顔面）	5.30 %	19	358	4.70 %	12	255
22	痤瘡様皮疹（外陰部）	3.40 %	12	358	4.70 %	12	256
23	痤瘡様皮疹（臀部）	3.10 %	11	356	3.50 %	9	255
24	痤瘡様皮疹（躯幹）	3.40 %	12	358	6.30 %	16	255
25	痤瘡様皮疹（その他）	1.00 %	3	309	1.50 %	2	136
26	色素沈着（顔面）	2.50 %	9	358	2.70 %	7	256
27	色素沈着（指爪）	2.80 %	10	358	2.30 %	6	256
28	色素沈着（趾爪）	3.60 %	13	358	6.30 %	16	256
29	色素沈着（その他）	1.00 %	3	301	0.00 %	0	132
30	爪変形	7.30 %	26	358	10.30 %	26	253
<眼科検診>							
31	眼脂過多	16.00 %	57	356	15.30 %	38	249
32	眼瞼浮腫	0.80 %	3	356			
33	眼瞼結膜色素沈着	1.40 %	5	356	4.40 %	11	248
34	瞼板腺嚢胞形成	1.70 %	6	356	12.00 %	30	249
35	瞼板腺チーズ様分泌物圧出	1.40 %	5	348	4.60 %	9	196

*：<参考：1988 年データ>は，油症研究 ― 30 年の歩み ― 第 8 章 表 8.1 より

表 2.4 主成分分析により抽出された因子一覧

No.	変数名	No.	変数名
1	下歯肉色素沈着有無	26	総コレステロール
2	血糖値	27	咳嗽
3	腹痛	28	昭和43年以前の既往歴有無
4	かつての色素沈着	29	痤瘡様皮疹（その他）
5	関節痛	30	上歯肉色素沈着（線状）
6	上口唇色素沈着（びまん性）	31	瞼板腺チーズ様分泌物圧出
7	中性脂肪	32	肝腫大
8	喀痰	33	直接ビリルビン
9	MCV	34	心音異常
10	γ-GTP	35	K
11	上口唇色素沈着（帯状）	36	痤瘡様皮疹（躯幹）
12	A/G比	37	色素沈着（指爪）
13	全身倦怠感	38	咬合異常
14	色素沈着（趾爪）	39	黒色面皰（その他）
15	歯牙着色	40	尿蛋白
16	口蓋粘膜色素沈着有無	41	収縮期血圧
17	右頬粘膜色素沈着（帯状）	42	歯痛有無
18	昭和43年以後の既往歴有無	43	眼瞼浮腫
19	歯科主訴有無	44	頭重頭痛
20	爪変形	45	内科主訴有無
21	四肢しびれ感	46	上口唇粘膜色素沈着（斑点状）
22	色素沈着（顔面）	47	黒色面皰顔面
23	眼脂過多	48	総ビリルビン
24	呼吸音異常	49	かつての痤瘡様皮疹
25	左頬粘膜色素沈着（線状）		

- 2,3,4,7,8-PeCDF 濃度；
  ＜50 pg/g lipids 以上＞，＜50 pg/g lipids 未満＞の2区分（診断基準参考）
- PCB 濃度；＜2.0 ppb 以上＞，＜2.0 ppb 未満＞の2区分（中央値で区分）
- PCQ 濃度；＜0.10 ppb 以上＞，＜0.10 ppb 未満＞の2区分（診断基準参考）
- その他の検査項目；正常／異常の区分

また，主成分分析で抽出された49因子をそれぞれ目的変数とし，それ以外の48項目に 2,3,4,7,8-PeCDF 濃度，PCB 濃度，PCQ 濃度の3項目を加えて説明変数とした分析も併せて行われている（12，13）。

① 2,3,4,7,8-PeCDF 濃度（表 2.5(1)）

2,3,4,7,8-PeCDF 濃度を目的変数に，主成分分析で抽出された49因子，PCB 濃度，PCQ 濃度を説明変数とした場合，有意確率0.05未満となった項目は，PCB 濃度や PCQ 濃度，血糖値，関節痛，性別，呼吸音，カリウム，総コレステロールとされている。説明変数から PCB 濃度と PCQ 濃度を除くと，年齢，A/G 比が，逆に，2,3,4,7,8-PeCDF 濃度が説明変数の場合には，PCQ 濃度，PCB 濃度，関節痛，昭和43年以降の既往歴有無，A/G 比，血糖値が目的変数の場

表 2.5 ロジスティック回帰分析の結果

(1) 2,3,4,7,8-PeCDF 濃度と関連のある項目

目的変数を 2,3,4,7,8-PeCDF 濃度とし，主成分分析で抽出された因子を説明変数とした場合に，有意確率 0.10 未満を示した説明変数一覧

	説明変数	有意確率
1	PCB 濃度	0.000**
2	PCQ 濃度	0.000**
3	血糖値	0.001**
4	関節痛	0.001**
5	性別（女性）	0.002**
6	総ビリルビン	0.006**
7	黒色面皰（顔面）	0.008**
8	かつての色素沈着	0.013**
9	A/G 比	0.017**
10	痤瘡様皮疹（躯幹）	0.021**
11	呼吸音（異常）	0.030**
12	痤瘡様皮疹（その他）	0.043**
13	K	0.044**
14	かつての痤瘡様皮疹	0.044**
15	総コレステロール	0.048**
16	心音	0.091*

*$P < 0.10$, **$P < 0.05$

※ 2,3,4,7,8-PeCDF 濃度：
 ＜50pg/g lipids 以上＞, ＜50pg/g lipids 未満＞の 2 区分
 （診断基準（14）を参考）

左記の分析において，説明変数から PCB 濃度，PCQ 濃度を除いた場合に，有意確率 0.10 未満を示した説明変数一覧

	説明変数	有意確率
1	かつての色素沈着	0.000**
2	年齢	0.000**
3	A/G 比	0.031**
4	全身倦怠感	0.032**
5	関節痛	0.034**
6	性別	0.066*
7	右頬粘膜色素沈着（帯状）	0.068*

*$P < 0.10$, **$P < 0.05$

合に有意確率 0.05 未満を示している。

さらに，2,3,4,7,8-PeCDF, PCB, PCQ の各濃度と各種検診項目との関連性では，2,3,4,7,8-PeCDF 濃度は，PCB 濃度や PCQ 濃度，既に診断基準に含まれる皮膚症状以外にも，血糖値，関節痛，総コレステロールとの関連が見られた。説明変数から PCB と PCQ を除くと，かつての色素沈着以外の皮膚症状との関連は見られないが，年齢や A/G 比，全身倦怠感，関節痛との関連が見られている。一方，PeCDF 濃度以外の項目が目的変数の場合には，関節痛，A/G 比，血糖値が有意確率 0.05 未満を示すため，関節痛と A/G 比は，2,3,4,7,8-PeCDF と関連があると推察されている。血糖値は，PCB 濃度と PCQ 濃度が説明変数に含まれる場合に有意確率 0.05 未満を示すが，PCB 濃度と PCQ 濃度を説明変数から除くと有意確率 0.05 未満を示さないため，血糖値は，相互に関連が強い PCB 濃度と PCQ 濃度の 2 つの変数の調整を行うために現れたものと考えられている（12, 13）。

② PCB 濃度について（表 2.5(2)）

PCB 濃度が目的変数の場合，有意確率 0.05 未満の項目は，診断基準に含まれる項目（2,3,4,7,8-PeCDF 濃度，喀痰，年齢，かつての色素沈着，性別，かつての痤瘡様皮疹，色素沈着（趾爪），頭重・頭痛，瞼板腺チーズ様分泌物圧出，総ビリルビン，全身倦怠感）と，肝腫

表 2.5 ロジスティック回帰分析の結果（つづき）

(2) PCB 濃度と関連のある項目

目的変数を PCB 濃度とし，主成分分析で抽出された因子を説明変数とした場合に，有意確率 0.10 未満を示した説明変数一覧

	説明変数	有意確率
1	2,3,4,7,8-PeCDF 濃度	0.000**
2	喀痰	0.001**
3	年齢	0.001**
4	かつての色素沈着	0.001**
5	性別	0.004**
6	かつての痤瘡様皮疹	0.006**
7	色素沈着（趾爪）	0.011**
8	肝腫大	0.015**
9	頭重・頭痛	0.027**
10	瞼板腺チーズ様分泌物圧出	0.036**
11	総ビリルビン	0.037**
12	全身倦怠感	0.042**

*$P < 0.10$, **$P < 0.05$
※ PCB 濃度：
　＜2.0 ppb 以上＞，＜2.0 ppb 未満＞の 2 区分
　（中央値で区分）

左記の分析において，説明変数から 2,3,4,7,8-PeCDF 濃度を除いた場合に，有意確率 0.10 未満を示した説明変数一覧

	説明変数	有意確率
1	年齢	0.001**
2	喀痰	0.002**
3	かつての色素沈着	0.011**
4	総ビリルビン	0.013**
5	PCQ 濃度	0.017**
6	色素沈着（趾爪）	0.022**
7	関節痛	0.038**
8	歯科主訴有無	0.039**
9	頭重・頭痛	0.041**
10	瞼板腺チーズ様分泌物圧出	0.043**
11	かつての痤瘡様皮疹	0.053*
12	黒色面皰（その他）	0.087*
13	MCV	0.092*
14	尿蛋白	0.096*

*$P < 0.10$, **$P < 0.05$

大であるとされている。説明変数から 2,3,4,7,8-PeCDF 濃度を除くと，年齢のみとなり，逆に説明変数が PCB 濃度の際に有意確率 0.05 未満を示した目的変数は，PeCDF 濃度と眼脂過多とされている。

　PCB 濃度は，かつての皮膚症状（かつての色素沈着とかつての痤瘡様皮疹）との関連が見られるが，現時点では，色素沈着（趾爪）以外の皮膚科的な症状との関連は見られず，また，説明変数から 2,3,4,7,8-PeCDF を除くと，喀痰，年齢，頭重頭痛，瞼板腺チーズ様分泌物圧出，総ビリルビンとの関連が見られている。逆に，眼脂過多が目的変数の際に有意確率 0.05 未満を示したことから，PCB 濃度は現時点では眼科的な症状との関連が強いものと推察されている（12, 13）。

　③ PCQ 濃度について（表 2.5(3)）

　PCQ 濃度が目的変数の場合，診断基準に含まれる項目（2,3,4,7,8-PeCDF 濃度，歯牙着色，γ-GTP・総ビリルビン，瞼板腺チーズ様分泌物圧出，全身倦怠感，色素沈着（趾爪），右頬粘膜色素沈着（帯状），痤瘡様皮疹その他，頭重頭痛）と，関節痛，総コレステロール，性別が有意確率 0.05 未満を示している。説明変数から PeCDF 濃度を除くと，総コレステロール以外は従来から診断基準に含まれる項目が有意確率 0.05 未満を示している。逆に，PCQ 濃度が説明変数の場合に有意確率 0.05 未満を示した目的変数は，2,3,4,7,8-PeCDF 濃度，下歯肉色素沈着，総コレステロールの 3 項目とされている。

　PCQ 濃度について，説明変数に 2,3,4,7,8-PeCDF の有無で比較した結果，歯牙着色と総コ

表 2.5 ロジスティック回帰分析の結果（つづき）

(3) PCQ 濃度と関連のある項目

目的変数を PCQ 濃度とし，主成分分析で抽出された因子を説明変数とした場合に，有意確率 0.10 未満を示した説明変数一覧

	説明変数	有意確率
1	2,3,4,7,8-PeCDF 濃度	0.000**
2	歯牙着色	0.001**
3	関節痛	0.007**
4	γ-GTP	0.008**
5	総ビリルビン	0.017**
6	瞼板腺チーズ様分泌物圧出	0.018**
7	全身倦怠感	0.019**
8	総コレステロール	0.022**
9	色素沈着（趾爪）	0.037**
10	性別	0.045**
11	右頰粘膜色素沈着（帯状）	0.049**
12	痤瘡様皮疹（その他）	0.067*
13	頭重・頭痛	0.088*

*$P<0.10$，**$P<0.05$

※ PCQ 濃度（2 分類）：
　＜0.10 ppb 以上＞，＜0.10 ppb 未満＞の 2 区分
　（診断基準（14）を参考）

左記の分析において，説明変数から 2,3,4,7,8-PeCDF 濃度を除いた場合に，有意確率 0.10 未満を示した説明変数一覧

	説明変数	有意確率
1	かつての色素沈着	0.002**
2	歯牙着色	0.002**
3	PCB 濃度	0.005**
4	痤瘡様皮疹（躯幹）	0.012**
5	腹痛	0.023**
6	色素沈着（顔面）	0.026**
7	総コレステロール	0.038**
8	痤瘡様皮疹（その他）	0.071*
9	上口唇色素沈着（斑点状）	0.084*
10	γ-GTP	0.099*

*$P<0.10$，**$P<0.05$

レステロールの 2 項目は共通して関連が見られ，さらに総コレステロールが目的変数の場合に PCQ 濃度との関連も見られている．

　総コレステロールは，2,3,4,7,8-PeCDF 濃度が目的変数の場合に関連性が見られているが，総コレステロールが目的変数の場合には，PeCDF 濃度との関連性は見られず，PCQ 濃度との関連性が見られている．PCQ の生化学的影響は，動物実験では中性脂肪の上昇のみとされているが（17），中性脂肪と同じく脂質代謝の指標の一つである総コレステロールも，PCQ 濃度との関連が推察されている（12, 13）．

　従来から油症に特徴的といわれ，診断基準に含まれている皮膚症状や歯科及び眼科の診察所見，血液検査所見等と，2,3,4,7,8-PeCDF 濃度，PCB 濃度，PCQ 濃度との関連性が確認された結果，現時点では，PeCDF 濃度は関節痛や A/G 比と，PCB 濃度は眼科的な症状と，PCQ 濃度は総コレステロールとの関連があるものと推察されている．

　油症事件発生から 35 年以上が経過し，事件当時に体内に摂取された PCB 等の関連化学物質は，経年変化を経て徐々に排泄されていることや，油症に特徴的とされた症状が軽減していること，患者の加齢に伴う身体的な変化も現れているが 2,3,4,7,8-PeCDF などの類縁物質は高濃度を示していることから，今後もこれらの物質と油症患者の症状との関係についての解析を続けることが必要である．

文 献

1) 小栗一太，赤峰昭文，古江増隆編（2000）油症研究 ─ 30年の歩み ─．九州大学出版会
2) Kuratsune M, Yoshimura H, Hori Y, Okumura M, Matsuda Y (1996) Yusho-A human disaster caused by PCB and related compounds. Kyushu University Press, Fukuoka.
3) Furue M, Uenotsuchi T, Urabe K, Ishikawa T, Kuwabara M (2005) Overview of Yusho. J Dermatol Sci Suppl 1, S3-S10.
4) Masuda Y (2005) Behavior and toxic effects of PCBs and PCDFs in Yusho patients for 35 years. J Dermatol Sci Suppl 1, S11-S20.
5) 飯田隆雄他（2003）「油症患者血中ダイオキシン類レベルの追跡調査（2001年）」．福岡医誌 94(5). 126-135.
6) Imamura T, Matsumoto S, Kanagawa Y, Tajima B, Matsuya S, Furue M, Oyama H (2006) A technique for identifying three diagnostic findings using association analysis. Med Biol Eng Comput. 2007 Jan ; 45(1), 51-9. Epub 2006 Dec 15.
7) Kanagawa Y, Imamura T (2005) Relationship of clinical symptoms and laboratory findings with the blood serum levels of PCDFs in patients with Yusho. J Dermatol Sci Suppl 1, S85-S93.
8) 神奈川芳行，今村知明（2005）カネミ油症患者（2001年78名，2002年279名）の血中PCDFs値と臨床症状等との関係に関する研究．福岡医誌 96(5), 169-179.
9) Imamura T, Kanagawa Y, Matsumoto S, Tajima B, Uenotsuchi T, Shibata S, Furue M. (2007) Relationship between clinical features and blood levels of pentachlorodibenzofuran in patients with Yusho. Environ Toxicol. 2007 Apr ; 22(2) : 124-31.
10) 神奈川芳行，松本伸哉，田島文一，上ノ土武，柴田智子，古江増隆，今村知明．（2007）2001～2003年度に血中PCDFs値を測定したカネミ油症患者の平均値と現在残存する症状等との比較．福岡医誌 98(5) 129-135.
11) 上ノ土武，中山樹一郎，旭 正一，高路 修，秋元隆道，武藤正彦，清水和宏，片山一朗，神埼 保，神奈川芳行，今村知明，古江増隆（2005）油症の皮膚症状：皮膚症状と血中ダイオキシン濃度の関連性について．福岡医誌 96(5), 164-168.
12) Kanagawa Y, Matsumoto S, Koike S, Tajima B, Fukiwake N, Shibata S, Uchi H, Furue M, Imamura T (2008) Association of clinical findings in Yusho patients with serum concentrations of polychlorinated biphenyls, polychlorinated quarterphenyls and 2,3,4,7,8-pentachlorodibenzofuran more than 30 years after the poisoning event. Environmental Health, 7 : 47.
13) 神奈川芳行，松本伸哉，赤羽 学，小池創一，吉村健清，内 博史，古江増隆，今村知明（2009）2001年度～2004年度に血中PeCDF値を測定したカネミ油症認定患者の血液検査等の集計結果とその関係に関する研究．福岡医誌 100(5), 166-171.
14) 松本伸哉，神奈川芳行，田島文一，上ノ土武，柴田智子，古江増隆，今村知明（2007）カネミ油症患者における，ダイオキシン濃度と，最近及び過去の臨床症状の関係．福岡医誌, 98(5) 153-159.
15) 赤羽 学，松本伸哉，神奈川芳行，戸高 尊，平川博仙，梶原淳睦，小池創一，古江増隆，今村知明（2009）油症患者におけるPeCDF半減期の推定および二つの再吸収機構を考慮した排泄シミュレーション．福岡医誌 100(5), 172-178.
16) 油症診断基準（2004年9月29日補遺）
17) 国田信治，樫本 隆（1982）PCB関連物質の生体影響．最新医学 57(12), 378-383.

第3章　油症患者における骨・関節症状の実態

岩本幸英，福士純一

　骨・関節症状は，油症発生の初期より報告されている。油症発生直後の1969年に出された診断基準では，上眼瞼の浮腫や眼脂の増加，爪の変色などとともに，両肢の浮腫，そして関節痛という項目が含まれている (1)。また，1972年に改定された診断基準においても，自覚症状のなかに，全身倦怠感，頭痛，腹痛，手足のしびれとならび，関節の腫れおよび疼痛という項目が含まれており，油症発生の初期において，関節痛の訴えが多かったことが分かる (2)。その後の改定で，「時間の経過とともに症状と所見の変化がみられる」という文言に続き，参考となる自覚症状から関節痛という項目がなくなり (3)，以後数度にわたって改定されるも，診断基準の参考所見に関節痛は含まれていない (4, 5)。しかしながら，油症発生より40年が経過した現在でも多くの油症患者が骨・関節の症状を訴えており，その病態を把握し解決していくことが望まれている。ここでは，過去の知見と，最近の油症研究班の活動で明らかとなった知見とを紹介したい。

3.1　油症発生初期における骨・関節症状

　貝原らは1968年から1981年までの間に九州大学病院整形外科を受診した油症患者16名について検討し，その所見を報告している (6)。その自覚症状は，関節痛6名，関節腫脹6名，背部あるいは腰部痛4名，関節軋音2名，手足のしびれ，足踵の疼痛，指がそっている各1名であった。関節痛の原因としては，2名に変形性関節症の変化を認め，残り4名には他覚的な所見を認めなかった。関節腫脹を訴えた6名のうち3名は，足関節部に粘液嚢炎を認め，残り3名は脛骨結節部の軟部腫瘤を認めた。さらに，関節腫脹を訴えなかった患者の中で3名に足関節部の粘液嚢炎が見いだされた。
　足関節部の粘液嚢炎は正座による物理的刺激で生じやすく，日常診療において中年以降の女性でしばしば見受けられる。この検討で診断された6名も，すべて38歳から55歳までの女性であった。1976年の油症診断基準では，参考となる症状として粘液嚢炎が記載されており，貝原らの報告はこれを裏付けるものである。一方，脛骨結節部の軟部腫瘤の3名は，いずれも切除にて肉芽腫との診断であったが，詳細な病理学的検討は行われておらず，油症との関連については不明と考察されている。

3.2　現在の油症患者における骨・関節症状

　2005年に，油症認定患者を対象としたアンケート調査が施行され，骨粗鬆症に関して①身長の縮みの有無，②背中の曲がりや痛みの有無，③些細なことでの骨折の有無について，そして関節障害に関して①関節痛の有無と②その部位について設問された。705名より有効回答が得ら

表3.1 2,3,4,7,8-PeCDF の 10 倍増加に伴う各項目の性・年齢調整オッズ比

回答項目	オッズ比	（90％信頼区間）	片側P値
身長の縮み	2.24	（1.41〜3.56）	0.002
背中の痛み	1.12	（0.71〜1.76）	0.34
背中の曲がり	1.34	（0.90〜2.02）	0.11
転倒などでの骨折	0.92	（0.60〜1.41）	0.37
関節の痛み	0.97	（0.62〜1.53）	0.46
膝	1.94	（1.32〜2.85）	0.002
足首	1.02	（0.68〜1.51）	0.48
股関節	1.15	（0.76〜1.73）	0.29
手首	1.11	（0.72〜1.70）	0.35
手の指	1.64	（1.10〜2.46）	0.02
肘	1.53	（0.95〜2.46）	0.07
肩	1.07	（0.74〜1.54）	0.38

れ，身長の縮みを 50.6％，背中や腰の痛みを 75.1％，背中の曲がりを 27.6％，転倒や些細なことでの骨折を 19.5％に認めた．また，72.5％の患者がなんらかの関節痛を訴えていた（7）．血中ダイオキシン類レベルが判明している患者 307 名において，有訴割合とダイオキシン類レベルの関連を解析すると，血中 2,3,4,7,8-PeCDF レベルの増加と身長の縮みおよび膝関節の痛みの間には，それぞれオッズ比 2.24 及び 1.94 の関連が見いだされた（表3.1）．血中 3,3´,4,4´,5-PeCB レベルの増加は背中の痛み，背中の曲がり及び関節の痛みと，血中 3,3´,4,4´,5,5´-HxCB レベルの増加は身長の縮み，背中の曲がり及び膝の痛みと正の関連が見いだされ，ダイオキシン類濃度が増加するほど，骨・関節の愁訴が多くなる傾向が示された（7）．

　骨粗鬆症が進行すると，腰背部に痛みを生じやすくなる．脊椎に圧迫骨折を生じると身長は低下し，背中も曲がってくる．また脊椎以外の部位でも，転倒などの軽微な外力によって骨折を生じやすくなる．血中ダイオキシン類濃度の増加と，身長の縮み，背中の痛み及び背中の曲がりとの間に正の関連があることは注目すべき知見であり，これらの症状がどのような病態に由来するのか，すなわち骨粗鬆症あるいは変形性脊椎症といった器質的疾患の有無について，さらなる評価をする必要がある．骨粗鬆症に関する評価として，次節で述べるように骨密度測定が 2007 年より開始されている．

　関節痛については，特に膝の痛みと 3 種類すべてのダイオキシン類レベルとの間に正の関連が見られた．台湾油症におけるアンケート調査でも，男性油症患者において関節炎が多いことが報告されている（11）．油症患者の関節痛の原因はアンケートからは明らかではないが，TCDD の作用のひとつに関節滑膜のダイオキシン受容体 AhR を介して IL-1b や IL-6 といった炎症性サイトカインを誘導することが報告されており（14），興味深い．疼痛の背景にある器質的疾患の可能性としては，変形性関節症や滑膜炎，関節周囲の骨壊死などが考えられ，今後の整形外科的検診による評価が望まれる．

3.3 油症患者における骨密度

骨・関節関連の症状，とくに骨粗鬆症に関連した愁訴が多いことを背景に，2007年度に福岡県と長崎県の一斉検診時に骨密度測定が行われた。測定に参加したのは男性146名，女性211名，合計357名で，平均年齢は62.7歳（男性60.3歳，女性64.4歳）であった。測定結果は，若年成人（20～44歳）の平均骨密度（YAM）に対する相対値であるTスコア，同一年齢の平均骨密度に対する相対値であるZスコア，という形で評価されている。

Tスコアが YAM70～80％ の骨量低下を男性17名（11.6％），女性42名（19.9％）に，YAM70％未満の低下を男性7名（4.8％），女性では80名（37.9％）に認めた。この割合は福岡県，長崎県ともに，ほぼ同様であった。年代別に骨密度を比較すると（図3.1），男性においては60歳以降で骨粗鬆症閾とされる YAM70％未満の骨密度を認めるものの，83％の患者で正常な骨密度であった。女性においては50歳代より骨密度低下が見られ，60歳代以降で急増し，全体では58％の患者で骨粗鬆症閾の骨密度を認めた。骨密度の分布においては，男女ともに年齢が高いほどTスコアは減少し，強い負の相関を認めた。Zスコアはばらつきがあるものの平均は男性0.2480，女性0.0937と，ほぼ0に近かった（図3.2）。認定患者246名と未認定患者111名のZスコアを比較すると，男女ともに認定・未認定の間で有意な違いを認めなかった（8）。

検診の結果から受診者のうち男性の約20％，女性では約60％と，相当数の油症患者において骨密度低下があることが明らかとなった。特に60歳以降の女性受診者の55％に，YAM70％未満の骨密度低下を認めたことは，骨折予防の観点から重要な意味をもつ。大半の患者が骨粗鬆症薬を内服していたが，特に高齢女性の患者に対しては，積極的に骨密度検診を勧めるとともに，適切な治療を推奨する必要がある。

骨密度は骨を作る骨芽細胞と，骨を吸収する破骨細胞の機能のバランスによって調整されるが，ダイオキシン類受容体である AhR は，どちらの細胞にも発現している。骨芽細胞への作用として，TCDD がマウス（16）やラット（13）の骨の成長を阻害し，ラット骨芽細胞の分化を阻害することが報告されている（10）。同じく AhR リガンドである 3MC（3-methylcholanthrene）は，骨芽細胞の増殖と分化を抑制し（16），破骨細胞分化に必要な RANKL（Receptor Activator for NFκB Ligand）の発現を低下させる（17）。一方，破骨細胞に対しての作用としては，成熟した破骨細胞に対しては短期間での影響はなかったとするもの（12）もあれば，間葉系幹細胞から破骨細胞への分化を抑制したという（15）報告もあり，一定の見解は得られていない。ヒトに関する知見としては，グリーンランドのイヌイットにおける調査で，PCB153と骨密度とが逆相関するものの，性別や体重，治療の既往などを考慮した多変量解析を行うと相関がなかったと報告されており，解析の難しさが示されている（9）。現時点では，油症患者における骨密度低下が，ダイオキシン類曝露に関連するか否かは明らかでないが，性別，閉経の有無や生活習慣，骨粗鬆症に対する内服薬の有無などを考慮にいれた上で，ダイオキシン類濃度との関連についての解析を行うことが計画されている。

118 第2部 臨　床

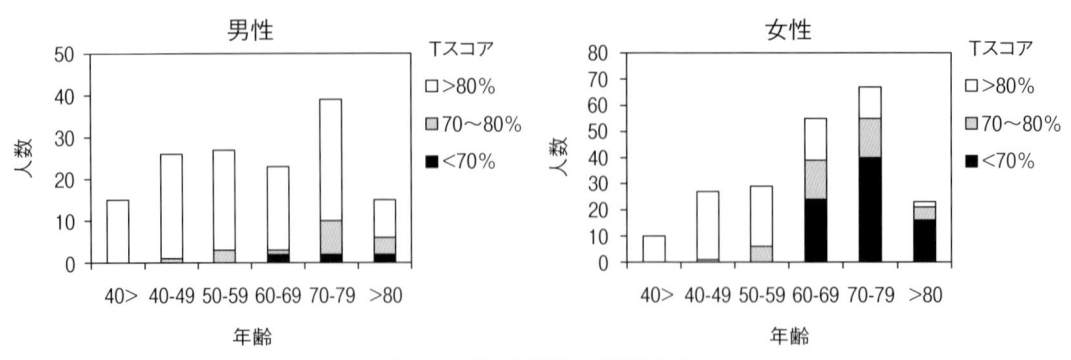

図 3.1　性・年齢別の骨密度分布

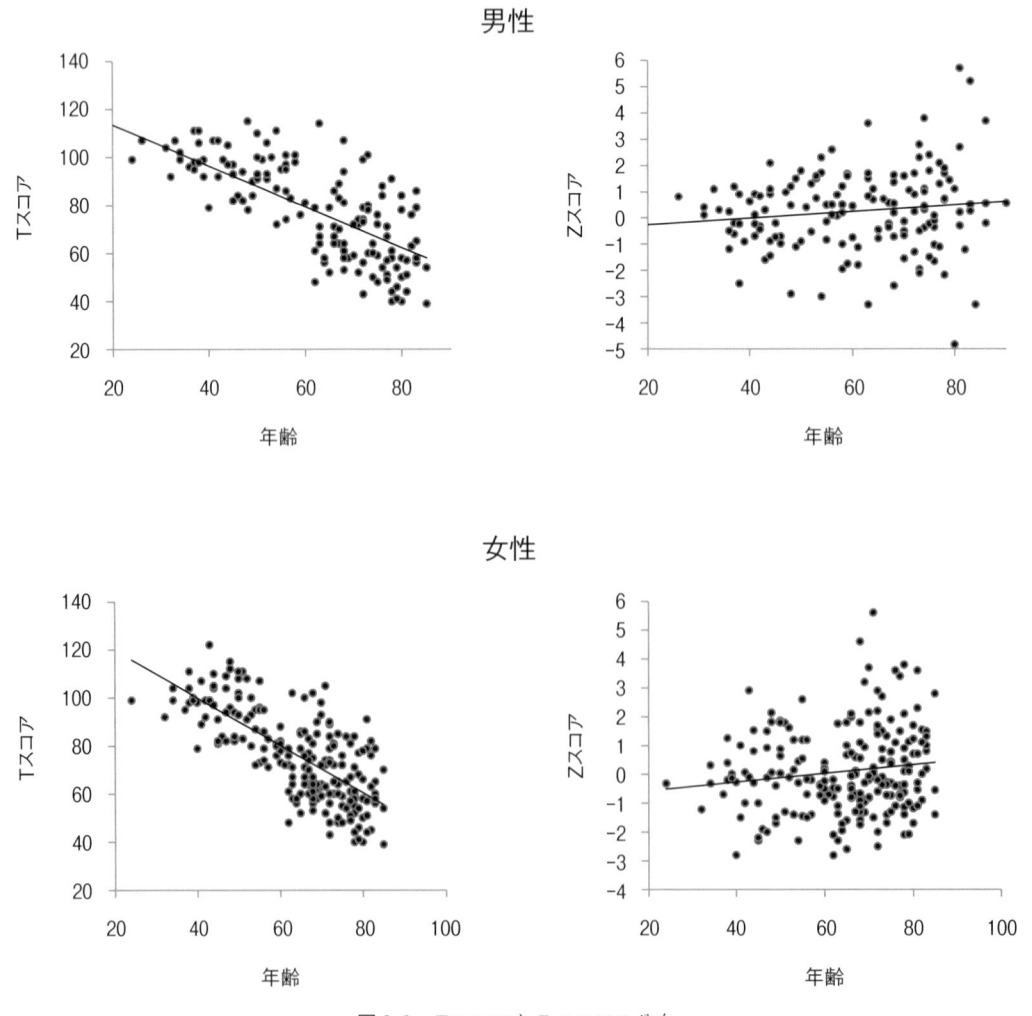

図 3.2　TスコアとZスコアの分布

文　献

1) 勝木司馬之助（1969）「油症」診断基準と油症患者の暫定的治療指針．序言，福岡医誌 60, 403-407.
2) 占部治邦（1974）油症診断基準と油症治療指針（昭和47年10月26日改訂）．序言，福岡医誌 65, 1-4.
3) 杉山浩太郎（1977）油症診断基準（昭和51年6月14日補遺）油症治療研究班．序言，福岡医誌 68, 93-95.
4) 吉村英敏（1983）油症診断基準（昭和56年6月16日追加）油症治療研究班．序言，福岡医誌 74, 189-192.
5) 倉恒匡徳（1987）油症治療指針および油症患者の生活指針（昭和61年6月6日）．序言，福岡医誌 78, 181-183.
6) 貝原信紘，香月一朗，佛淵孝夫（1981）油症患者の骨関節症状とその治療．福岡医誌 72, 235-236.
7) 岩本幸英，福士純一（2007）油症骨・関節病変の臨床的研究．熱媒体の人体影響とその治療法に関する研究．平成18年度　総括・分担研究報告書，30-33.
8) 岩本幸英，福士純一，徳永章二（2009）油症患者における骨密度の評価．熱媒体の人体影響とその治療法に関する研究．平成20年度　総括・分担研究報告書，59-62.
9) Cote S, Ayotte P, Dodin S, Blanchet C, Mulvad G, Petersen HS et al (2006) Plasma organochlorine concentrations and bone ultrasound measurements: a cross-sectional study in peri-and postmenopausal Inuit women from Greenland. Environ Health 5: 33.
10) Gierthy JF, Silkworth JB, Tassinari M, Stein GS, Lian JB (1994) 2,3,7,8-Tetrachlorodibenzo-p-dioxin inhibits differentiation of normal diploid rat osteoblasts in vitro. J Cell Biochem 54: 231-238.
11) Guo YL, Yu ML, Hsu CC, Rogan WJ (1999) Chloracne, goiter, arthritis, and anemia after polychlorinated biphenyl poisoning: 14-year follow-Up of the Taiwan Yucheng cohort. Environ Health Perspect 107: 715-719.
12) Ilvesaro J, Pohjanvirta R, Tuomisto J, Viluksela M, Tuukkanen J (2005) Bone resorption by aryl hydrocarbon receptor-expressing osteoclasts is not disturbed by TCDD in short-term cultures. Life Sci 77: 1351-1366.
13) Jamsa T, Viluksela M, Tuomisto JT, Tuomisto J, Tuukkanen J (2001) Effects of 2,3,7,8-tetrachlorodibenzo-p-dioxin on bone in two rat strains with different aryl hydrocarbon receptor structures. J Bone Miner Res 16: 1812-1820.
14) Kobayashi S, Okamoto H, Iwamoto T, Toyama Y, Tomatsu T, Yamanaka H et al (2008) A role for the aryl hydrocarbon receptor and the dioxin TCDD in rheumatoid arthritis. Rheumatology (Oxford) 47: 1317-1322.
15) Korkalainen M, Kallio E, Olkku A, Nelo K, Ilvesaro J, Tuukkanen J et al (2009) Dioxins interfere with differentiation of osteoblasts and osteoclasts. Bone 44: 1134-1142.
16) Naruse M, Ishihara Y, Miyagawa-Tomita S, Koyama A, Hagiwara H (2002) 3-Methylcholanthrene, which binds to the arylhydrocarbon receptor, inhibits proliferation and differentiation of osteoblasts in vitro and ossification in vivo. Endocrinology 143: 3575-3581.
17) Naruse M, Otsuka E, Ishihara Y, Miyagawa-Tomita S, Hagiwara H (2004) Inhibition of osteoclast formation by 3-methylcholanthrene, a ligand for arylhydrocarbon receptor: suppression of osteoclast differentiation factor in osteogenic cells. Biochem Pharmacol 67: 119-127.

第4章 油症における産科・婦人科系の異常

月森清巳, 諸隈誠一, 大寺由佳

　油症発生当初の女性患者では，月経周期の異常，過多月経・過少月経などの量的異常，月経持続期間の異常など女性性機能異常が高率に認められることが報告されている (1, 2)。また，油症妊婦においては妊娠高血圧症候群発症や死産が増加する。さらに油症妊婦からの出生児は子宮内での発育が抑制されるとともに，黒褐色の皮膚の色素沈着が認められ，black baby または Cola baby と呼ばれた。このように油症発生当初の女性患者では様々な産科・婦人科系の異常をきたすことが報告されている。本章では，油症患者における産科・婦人科系の異常について，最近10年間で得られた新たな知見を中心に述べる。

4.1 油症における妊娠異常と胎児・新生児異常

　油症患者における妊娠異常（人工流産，自然流産，早産，死産）の実態および油症患者から出生した児の性比について調査し，検討を加えた。

4.1.1 妊娠異常

　ヒトがダイオキシン類に曝露した例は，カネミ油症，台湾の Yucheng とイタリアの Seveso 事故が世界で最も知られている。Yucheng の原因物質は，油症の原因物質と極めて類似しており，Polychlorinated biphenyls (PCBs) や Polychlorinated dibenzofurans (PCDFs) が主なものである (3)。Yucheng では，死産の割合が正常より高いことが報告されている (4)。一方，イタリアの Seveso 事故では，自然流産や死産の割合は正常と変わらないとされている (5)。このようにヒトではダイオキシン類の妊娠に及ぼす影響は定まっていない。

　2004年に，油症患者の妊娠経験者602人に聞き取り調査し，回答のあった214人（512妊娠）を対象として妊娠の異常について分析した (6)。妊娠した時期が①1968年の油症発生前10年間，②発生直後から10年以内，③発生後10～20年間，④発生から20年以降という4つの期間に分類して妊娠の異常（人工流産，自然流産，早産，死産）の割合を調査した。

　油症発生前10年間における人工流産，自然流産，早産，および自然流産と死産を合わせた胎児死亡の発症率は各々5.4%，7.3%，0.6%，1.1%であった（図4.1）。発生が公になった直後から10年以内に妊娠した場合は，人工流産，自然流産，早産および胎児死亡の発症率は各々17.2%，13.9%，4.6%，2.3%で，油症発生前10年間と比較して高率であった。一方，油症発生から10年以上経った場合には，妊娠異常の発症率は発生前と比べて大きな差はなかった。油症発生後に妊娠異常を起こす危険度（オッズ比）を算出すると，発生が公になった直後から10年以内に妊娠した場合は，発生前と比較すると人工流産は5.93倍，自然流産は2.09倍，早産は5.7倍，また胎児死亡は2.11倍も起こりやすいことが分かった（表4.1）。一方，発生から

第4章 油症における産科・婦人科系の異常

凡例:
- □ 油症発生前10年間 (n=204)
- ▨ 発生から10年以内 (n=122)
- ▩ 発生から10〜20年 (n=88)
- □ 発生から20年以降 (n=98)

	人工流産	自然流産	早産	胎児死亡
油症発生前10年間	5.4	7.3	0.6	1.1
発生から10年以内	17.2	13.9	4.6	2.3
発生から10〜20年	1.1	6.9	1.2	1.2
発生から20年以降	3.1	10.5	3.5	0

(Tsukimori K., et al.（6）より引用改変)

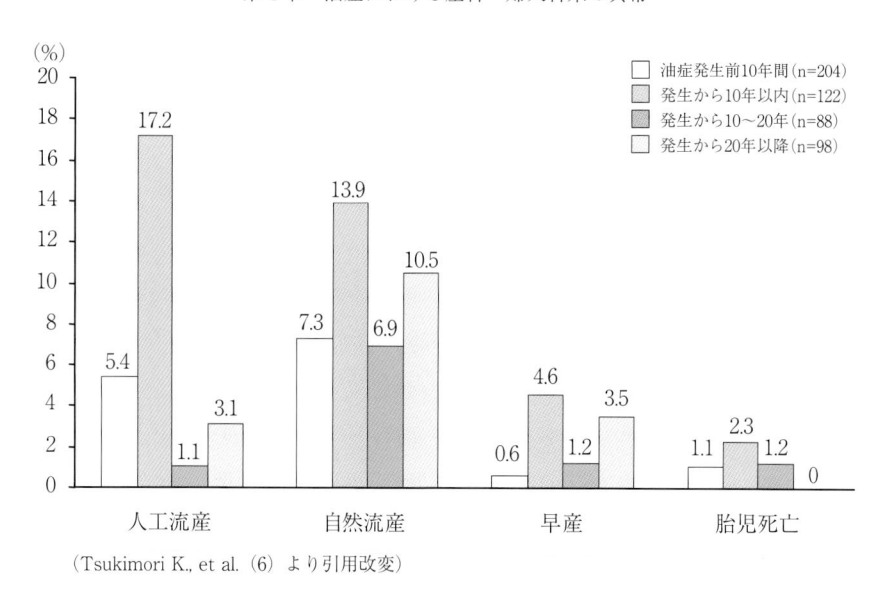

図4.1 油症患者における妊娠異常の発症率

表4.1 油症発生後に妊娠異常を起こす危険度（オッズ比）

妊娠異常	油症発生前10年間	発生から10年以内	発生から10〜20年	発生から20年以降
人工流産	1 (Referent)	5.93 (2.21〜15.91) p < 0.001	0.22 (0.02〜1.90) p = 0.17	0.70 (0.16〜3.08) p = 0.63
自然流産	1 (Referent)	2.09 (0.84〜5.18) p = 0.11	1.00 (0.32〜3.09) p = 1.00	1.22 (0.41〜3.63) p = 0.72
早産	1 (Referent)	5.70 (1.17〜27.79) p = 0.03	1.46 (0.20〜10.49) p = 0.70	2.09 (0.33〜13.20) p = 0.43
胎児死亡	1 (Referent)	2.11 (0.92〜4.87) p = 0.08	1.02 (0.37〜2.84) p = 0.97	1.01 (0.37〜2.78) p = 0.98

(Tsukimori K, et al（6）より引用改変)

10年以上経った場合には，発生前と比べて大きな差はなかった．

　2001年の油症検診で測定した血中ダイオキシン類濃度をもとに妊娠した時の血中ダイオキシン類濃度を推定すると，油症発生直後から10年以内に妊娠した場合には，2,3,4,7,8-pentachlorodibenzofuran (PeCDF)濃度は2899.3 pg/g lipids, 3,3´,4,4´,5-pentachlorobiphenyl (PCB-126)濃度は336.4 pg/g lipids, 3,3´,4,4´,5,5´-hexachlorobiphenyl (PCB-169)濃度は759.6 pg/g lipidsで，一般集団の値と比べて8〜400倍も高いことが分かった（図4.2）．これらダイオキシン類濃度は油症発生から10年以内の妊娠，発生後10〜20年間の妊娠，発生から20年以降の妊娠の順に減少したが，発生から20年以降に妊娠した場合でも一般集団に比べてPeCDF濃度は5.4倍，PCB-126濃度は1.45倍，PCB-169濃度は1.90倍高いことが分かった．また，血

第2部　臨　床

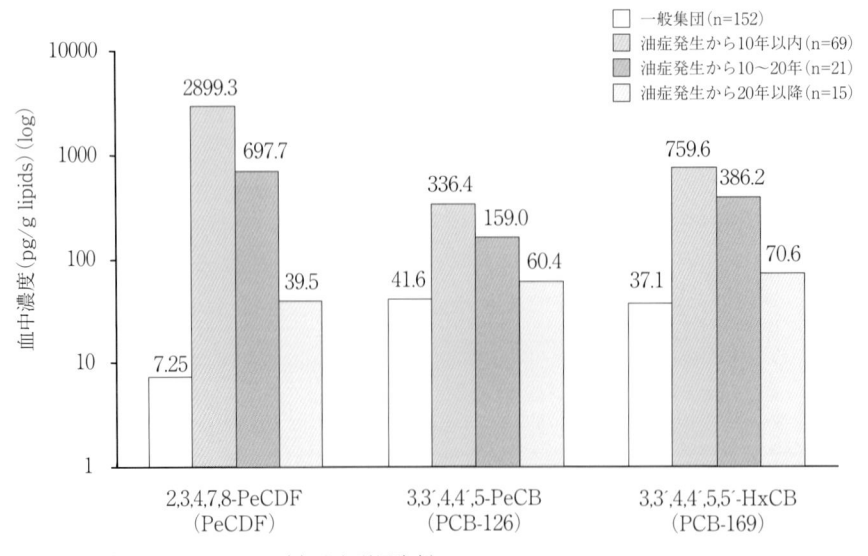

図4.2 妊娠時の血中ダイオキシン類推定濃度

凡例：一般集団(n=152)、油症発生から10年以内(n=69)、油症発生から10〜20年(n=21)、油症発生から20年以降(n=15)

血中濃度 (pg/g lipids) (log)

2,3,4,7,8-PeCDF (PeCDF): 7.25, 2899.3, 697.7, 39.5
3,3',4,4',5-PeCB (PCB-126): 41.6, 336.4, 159.0, 60.4
3,3',4,4',5,5'-HxCB (PCB-169): 37.1, 759.6, 386.2, 70.6

(Tsukimori K., et al. (6) より引用改変)

表4.2 血中ダイオキシン類濃度と妊娠異常の発症との関連

妊娠異常	PeCDF Odds ratio (95% CI)	PCB-126 Odds ratio (95% CI)	PCB-169 Odds ratio (95% CI)
人工流産	1.82 (1.21〜2.74) $p<0.01$	4.14 (1.30〜13.19) $p=0.02$	3.47 (1.58〜7.61) $p<0.01$
自然流産	1.60 (1.10〜2.33) $p=0.01$	2.52 (0.92〜6.87) $p=0.07$	2.28 (1.09〜4.75) $p=0.03$
早産	1.98 (1.03〜3.80) $p=0.04$	4.90 (0.93〜25.75) $p=0.06$	4.12 (1.19〜14.30) $p=0.03$
胎児死亡	1.70 (1.18〜2.46) $p<0.01$	2.99 (1.16〜7.73) $p=0.02$	2.68 (1.32〜5.48) $p<0.01$

PeCDF；2,3,4,7,8-pentachlorodibenzofuran, PCB-126；3,3',4,4',5-pentachlorobiphenyl, PCB-169；3,3',4,4',5,5'-hexachlorobiphenyl.
ダイオキシン類濃度が10倍になった場合の妊娠異常を起こす危険度（オッズ比）を示す。
(Tsukimori K, et al (6) より引用改変)

中ダイオキシン類濃度と妊娠異常の発症との関連について検討すると，ダイオキシン類濃度が10倍になると人工流産は1.82〜4.17倍，自然流産は1.60〜2.52倍，早産は1.98〜4.90倍，また胎児死亡は1.70〜2.99倍も起こりやすいことが分かった（表4.2）。これらの結果から，高濃度のダイオキシン類曝露では流産，早産，胎児死亡といった妊娠異常をきたすと考えられた。

動物実験では，妊娠中にダイオキシン類を投与すると流産，死産，新生仔の体重減少をきたすことが報告されている（7, 8）。ダイオキシン類は妊娠の維持に欠かせない女性ホルモンのエス

トロゲンの働きに拮抗する作用があること (9)，また動物実験では子宮筋の収縮を起こすプロスタグランジンという生理活性物質の発現量を増やすこと (10) が分かってきた。これらが流産や死産の要因ではないかと考えられている。

4.1.2　出生児の性比

ダイオキシンやダイオキシン関連化合物の，次世代に対する影響について社会的関心が高まっている。Yucheng，Seveso 事故，ロシアやオーストリアの塩素痤瘡コホートでは，20 代の前半までにダイオキシン類に曝露した男性が父親である場合には，男児が生まれる割合が有意に低下していることが報告されている (11〜14)。一方で，女性がダイオキシン類に曝露した場合には生まれる児の男女比については影響が認められないことが報告されている (15，16)。油症患者においては，吉村ら (17) は 1968 年から 1977 年の間に，油症患者から出生した児 85 人における男女比を調査し，一般集団と明確な差はないと報告している (18)。しかしながら，曝露者が父親か母親か，あるいは親の曝露時の年齢との関連についての検討はまだ行われていない。

1969 年から 2002 年の間に出生した，少なくとも片方の親が油症患者である児 417 例を対象として男女比について検討した (18)。その内訳は，父親のみが油症患者 195 例，母親のみが油症患者 186 例，両親ともに油症患者 36 例であった。

油症患者から出生した児において男児が占める割合は，19 歳以下で父親が曝露した場合は 52.7 %（男児 194 例，女児 174 例），20 歳以上で父親が曝露した場合は 54.4 %（男児 43 例，女児 36 例），19 歳以下で母親が曝露した場合は 48.1 %（男児 168 例，女児 181 例），20 歳以上で母親が曝露した場合は 59.5 %（男児 22 例，女児 15 例），両親が曝露した場合は 55.4 %（男児 36 例，女児 29 例）で，一般集団の男児が占める割合 51.4 % と比して有意な差はなかった（図 2.4.3）。

一方，油症患者から出生した児が母親であった場合，すなわち PCB やダイオキシンの汚染油に直接曝露されていない油症 2 世から出生した児において男女比をみてみると，男児が占める割合は 29.4 %（男児 5 例，女児 12 例）で，男児が生まれる割合が低下していた。

ダイオキシンやダイオキシン関連化合物がどのようにして児の男女比に影響を及ぼすのかそのメカニズムについては解明されていない。最近の一般集団における観察から，妊娠時の母体血中 2, 3, 7, 8-tetrachlorodibenzo-p-dioxin (TCDD) 濃度が高い場合には男児が生まれる割合が低下することが報告されている (19)。男児が生まれる割合が低下する機序としては，Y 染色体の受精障害あるいは胎芽期における男児の生育障害が関わっていることが示唆されている。今回の油症コホートで，Yucheng や Seveso 事故とは異なり，油症患者から出生した児の男女比に有意な差が認められなかった理由については今後検討を加える必要がある。加えて，PCB やダイオキシン類に直接曝露されていない油症 2 世から出生した児においても男女比に影響を及ぼすのか否か明らかにするとともに，次世代，次々世代への健康影響についても観察する必要がある。

4.2　油症における女性性機能

油症患者における初経年齢，閉経年齢，月経異常について調査した。

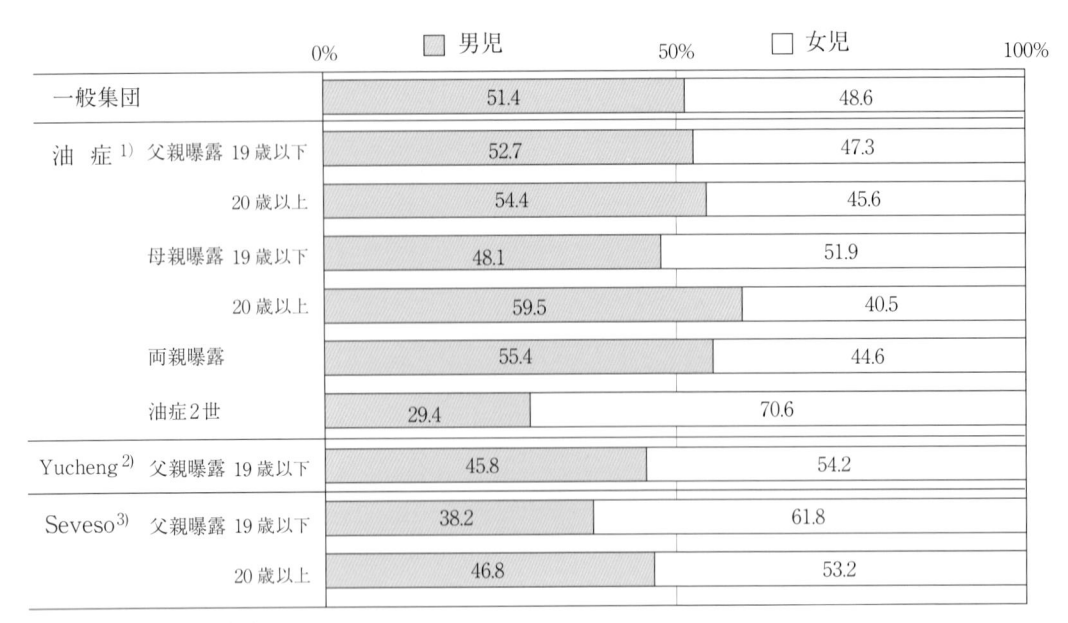

		男児	女児
一般集団		51.4	48.6
油症[1]	父親曝露 19歳以下	52.7	47.3
	20歳以上	54.4	45.6
	母親曝露 19歳以下	48.1	51.9
	20歳以上	59.5	40.5
	両親曝露	55.4	44.6
	油症2世	29.4	70.6
Yucheng[2]	父親曝露 19歳以下	45.8	54.2
Seveso[3]	父親曝露 19歳以下	38.2	61.8
	20歳以上	46.8	53.2

1) Uenotsuchi T, et al (18)
2) del Rio Gomez I, et al (12)
3) Mocarelli P, et al (11)

図 4.3 油症, Yucheng, Seveso 患者から出生した児の性比

4.2.1 初経年齢

ヒトにおけるダイオキシン類と性成熟との関連について, 1973 年に Michigan で発生した polybrominated biphenyls (PBBs) 曝露における検討では, PBBs の血中濃度が高い母親から出生した児の初経年齢は早くなることが報告されている (20)。一方, Yucheng における検討では, 出生後に曝露した児の初経年齢は曝露していない児と有意差がないことが報告されている (4)。また, Seveso で発生した TCDD 曝露における検討では, TCDD 血中濃度と初経年齢には有意な相関がないと報告している (21)。このように, PCBs およびダイオキシン類がヒト女性の性成熟過程に及ぼす影響については明らかになっていないのが現状である。

2005 年に行った油症患者に対する婦人科問診調査のなかで, 本人回答または母親による代理回答が得られた 287 名のなかで, 油症曝露 (1968 年) 以降に初経となった 104 例を検討した (22)。油症発生時の年齢によって①5歳以上, ②0〜4歳, ③子宮内曝露, の3群に分けた。初経年齢 (平均値 ± SD) は, 5歳以上 64例で 13.50 ± 1.41 歳, 0〜4歳 28例で 12.93 ± 1.19 歳, 子宮内曝露 12例で 12.29 ± 1.05 歳であり, 順に初経年齢平均値が減少していた。3群間の初経年齢平均値の違いは統計学的に有意であった ($p = 0.008$)。各群の平均初経年齢を全国平均初経年齢 (23) と比較すると, 5歳以上曝露群では約1年遅く, 0〜4歳時曝露群, 子宮内曝露群ではほぼ同じであった (図4.4)。

次に, 血中ダイオキシン類濃度の測定を行った 25 名について, 初経年齢との関連を検討した。

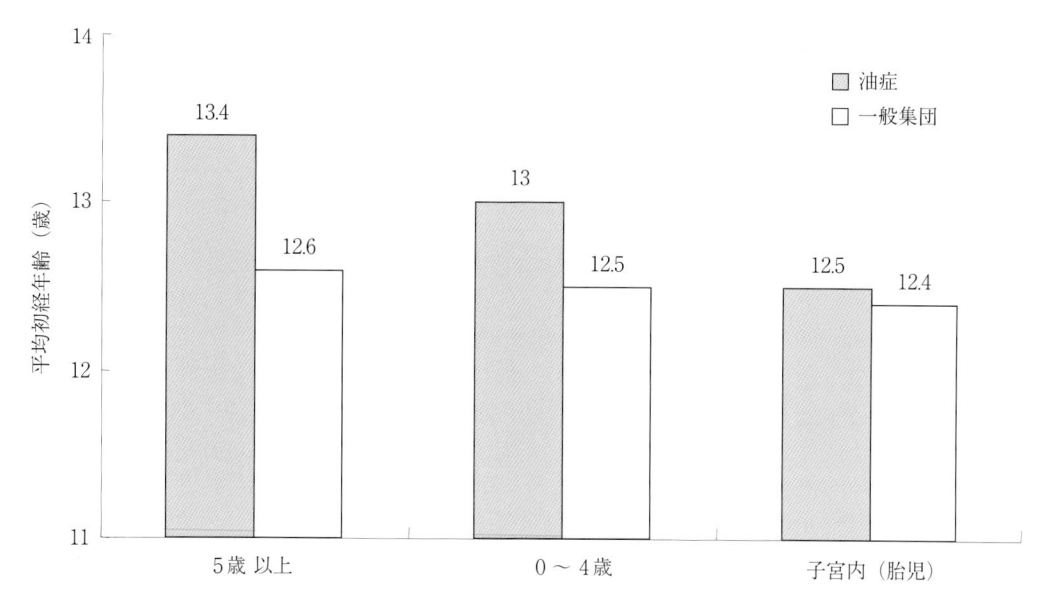

第 4 章 油症における産科・婦人科系の異常

[図: 平均初経年齢（歳）を示す棒グラフ。5歳以上：油症13.4、一般集団12.6。0～4歳：油症13、一般集団12.5。子宮内（胎児）：油症12.5、一般集団12.4。]

一般集団のデータは，油症各群における初経開始年の中央値（5歳以上：1972年，0～4歳：1977年，子宮内：1982年）における日本人の平均初経年齢を示す。

図 4.4 油症患者における初経年齢

油症発症時の年齢を5歳以上と0～4歳に分類し，油症発症時および初経時の推定血中ダイオキシン類濃度を3異性体（PeCDF, PCB-126, PCB-169）について解析した。油症発症時と初経時の血中濃度の推定は時間あたり一定の減少率を仮定した一次コンパートメントモデルによった。油症発症時の推定血中ダイオキシン類濃度は油症曝露年齢が高い群（5歳以上）の方が低い群（4歳以下）より高かった。しかしながら，いずれの油症発症時年齢群もダイオキシン類濃度と初経年齢との間に関連性を認めなかった。

ラットを用いた検討では，子宮内あるいは母乳による PCBs 曝露を受けた雌仔の膣口（vaginal opening）の形成および性周期（estrous cyclicity）の開始が遅れることが報告されている (24, 25)。

今回の検討では，5歳以上で油症に曝露した場合は初経年齢が遅くなる可能性はあるが，ダイオキシン類濃度と初経年齢との間に関連性を認めなかった。PCBs およびダイオキシン類がヒト女性の性成熟過程に及ぼす影響については，次世代，次々世代も含めた長期的なフォローアップが必要であると考える。

4.2.2 閉経年齢

ダイオキシン類はホルモン様作用を有することからヒトの生殖現象に影響を及ぼすのではないかと危惧されている。Seveso で発生した TCDD 曝露における検討では，TCDD 曝露群では対照群と比較して閉経年齢が早くなることを報告している (26)。一方，Michigan で発生した PBBs

曝露および台湾 Yucheng における検討では，閉経年齢は曝露群と対照群の間に有意な差はないと報告している（4, 27）。

このように，PCBs およびダイオキシン類がヒト女性の閉経過程に及ぼす影響については明らかになっていないのが現状である。

2005 年に行った婦人科問診調査において，本人回答が得られた 287 名のなかで，油症曝露（1968 年）時年齢が 40 歳未満の 191 例を解析の対象とし，油症曝露時の年齢と閉経年齢の関係について検討した（28）。自然閉経年齢（平均値 ± SD）は，0〜19 歳時曝露群（47.7 ± 6.2 歳），20〜29 歳時曝露群（49.6 ± 3.0 歳），30〜39 歳時曝露群（50.3 ± 4.2 歳）で，各群間に有意な差を認めなかった。また，早発閉経（40 歳未満に閉経）は 0〜19 歳時曝露群 2 例（3.5 ％），20〜29 歳時曝露群 1 例（2.0 ％），30〜39 歳時曝露群 1 例（1.4 ％）に認められた。

日本産科婦人科学会の報告（29）によると，日本人女性の平均閉経年齢は 49.47 歳。50 ％閉経（50 ％の人が閉経）は 50.54 歳，10 ％閉経は 45.34 歳，90 ％閉経は 56.34 歳である。初経年齢が時代とともに低年齢化したのに対し，閉経年齢はほとんど変化せず，世界的にみてもいずれの国も 50 歳前後で地域差も認められない。これらの成績から，閉経の平均年齢には油症曝露の影響はないことが考えられる。早発閉経については，Rochester における前向き追跡調査によれば，その頻度は 30 歳までで 1,000 人に 1 人，40 歳までで 100 人に 1 人であると報告されている（30）。わが国における川崎市北部 3 区で行った一般住民調査（全 50 歳女性 1,436 人対象の自記式郵送調査）によれば（31），40 歳未満の自然閉経は 0.54 ％であった。早発閉経の頻度は，0〜19 歳時曝露群 3.5 ％，20〜29 歳時曝露群 2.0 ％，30〜39 歳時曝露群 1.4 ％で，症例数は少ないもののわが国における頻度より多く認められた。これらの成績から，油症曝露では早発閉経をきたす可能性があることが示唆された。今後，血中ダイオキシン類濃度と閉経年齢との関連について検討することが必要であると考える。

4.2.3 月経異常

2005 年に福岡県および長崎県油症患者を対象として婦人科疾患罹患の実態についてアンケート調査が行われ 336 名より回答が得られた。それによると，油症曝露前と曝露後における月経に関する異常（月経不順，過多月経，月経痛）に関する調査では，曝露後は月経不順は 23.0 ％（70/305 例），過多月経は 24.6 ％（76/306 例），月経痛は 46.4 ％（140/302 例）に認められた（32）。楠田らは，1970 年（油症発生 2 年後）に油症女性患者と月経異常について検討し，81 名のうち 47 名（58 ％）に月経不順が認められたことを報告している（1）。このことは，油症患者の長期的なフォローアップでは月経不順の発現頻度が減少することを示している。一方，月経量の異常，月経痛については患者の主観的な要因が強く，月経痛に関しては程度の差こそあれ 60〜70 ％の女性に自覚されると報告されている（33）。

今回の検討では後述するように過多月経・月経痛をきたす器質的な疾患である子宮筋腫・子宮内膜症の合併頻度は高くないことから，油症患者における月経異常および月経随伴症状の発現頻度は高くないと考えられる。

4.3 油症における婦人科疾患

油症患者における婦人科疾患（子宮内膜症，子宮筋腫，子宮頸がん，子宮体がん，卵巣がん）について調査した。

ヒトにおけるダイオキシンやダイオキシン関連化合物の，婦人科疾患との関連についてはSeveso事故でのダイオキシン被害における研究があり，子宮内膜症に関しては手術所見や超音波検査所見から診断された19人の内膜症症例と，子宮内膜症がないと診断された277名の住民との比較が行われた。TCDD血中濃度が高い群では子宮内膜症のリスクは約2倍であったが統計的に有意ではなかった (34)。子宮筋腫に関しては，曝露群に子宮筋腫の発生率が低く，さらに血清中ダイオキシン濃度が高いほうが，子宮筋腫の発生率が低い傾向が見られた (35)。

また，子宮体がん，卵巣がんに関しては，ダイオキシンによる汚染地域別に検討した研究で，汚染地域での子宮体がんの発症リスクは0.5，卵巣がんの発生リスクは0.7と低下していた (36)。しかしながら，いずれも有意な値ではなく一定の見解には至っていない。

2005年に油症患者605名を対象として婦人科疾患罹患の実態についてアンケート形式による調査を行ったところ，336名より回答が得られた。婦人科疾患については327例中，子宮筋腫39例 (11.9％)，子宮内膜症14例 (4.3％) が認められた (32)。日本人女性の子宮筋腫の合併頻度は，30歳以上で20～30％，40歳以上で40％であることが報告されている (37)。また，子宮内膜症については生殖年齢層にある女性の5～10％に認められることが報告されている (38)。これらの成績から，油症患者における子宮筋腫および子宮内膜症の合併頻度は高くないと考えられる。婦人科悪性疾患については，子宮頸がん2例 (0.6％)，子宮体がん2例 (0.6％)，卵巣がん2例 (0.6％) が認められ，いずれも合併頻度は高くなかった。

Seveso事故においては，19歳以下の若年者において，発生の期待値は0であるにもかかわらず，dysgerminoma, androblastomaの2例が発生していた (36, 39)。ラットを用いた実験でも同様の組織系の卵巣腫瘍が発生した (40)。曝露の年齢が若年者の卵巣腫瘍発生に関与している可能性が示された。また，悪性腫瘍に関しては，年齢の増加に従い罹患率も増加するため，長期的なフォローアップが必要である。油症患者を対象にした調査においても，今後曝露年齢および組織系を考慮に入れた検討が必要である。

文 献

1) 楠田雅彦 (1971) 油症と女性 ― 米ぬか油中毒症婦人の性機能に関する研究 ―. 産と婦 38, 1063-1072.
2) 濱田悌二 (2000) 油症の産科・婦人科的問題 ― 妊娠，胎児，新生児並びに女性性機能に及ぼす影響 ―. 小栗一太，赤峰昭文，古江増隆編. 油症研究 ― 30年の歩み ―. 205-211. 九州大学出版会.
3) Ikeda M (1996) Comparison of clinical picture between Yusho /Yucheng cases and occupational PCB poisoning cases. Chemosphere. 32, 559-566.
4) Yu ML, Guo YL, Hsu CC, et al (2000) Menstruation and reproduction in women with polychlorinated biphenyl (PCB) poisoning: long-term follow-up interviews of the women from the Taiwan Yucheng cohort. Int J Epidemiol. 29, 672-677.

5) Eskenazi B, Mocarelli P, Warner M, et al (2003) Maternal serum dioxin levels and birth outcomes in women of Seveso, Italy. Environ Health Perspect. 111, 947-953.
6) Tsukimori K, Tokunaga S, Shibata S, et al (2008) Long-term effects of polychlorinated biphenyls and dioxins on pregnancy outcomes in women affected by the Yusho incident. Environ Health Perspect. 116, 626-630.
7) Barsotti DA, Marlar RJ, Allen JR (1976) Reproductive dysfunction in rhesus monkeys exposed to low levels of polychlorinated biphenyls (Aoroclor 1248). Food Cosmet Toxicol. 14, 99-103.
8) Guo Y, Hendrickx AG, Overstreet, J.W., et al (1999) Endocrine biomarkers of early fetal loss in cynomolgus macaques (Macaca fascicularis) following exposure to dioxin. Biol Reprod 60, 707-713.
9) Ulbrich B, Stahlmann R (2004) Developmental toxicity of polychlorinated biphenyls (PCBs): a systematic review of experimental data. Arch Toxicol. 78, 483-487.
10) Bae J, Peters-Golden M, Loch-Caruso R (1999) Stimulation of pregnant rat uterine contraction by the polychlorinated biphenyl (PCB) mixture Aroclor 1242 may be mediated by arachidonic acid release through activation of phospholipase A2 enzymes. J Pharmacol Exp Ther 289, 1112-1120.
11) Mocarelli P, Gerthoux, P.M., Ferrari, E., et al (2000) Paternal concentrations of dioxin and sex ratio of offspring. Lancet. 355, 1858-1863.
12) del Rio Gomez I, Marshall T, Tsai P, et al (2002) Number of boys born to men exposed to polychlorinated biphenyls. Lancet. 360, 143-144.
13) Ryan JJ, Amirova Z, Carrier G (2002) Sex ratios of children of Russian pesticide producers exposed to dioxin. Environ. Health Perspect. 110, A 699-701.
14) Moshammer H, Neuberger M (2000) Sex ratio in the children of the Austrian chloracne cohort. Lancet. 356, 1271-1272.
15) Rogan WJ, Gladen BC, Guo YL, et al (1999) Sex ratio after exposure to dioxin-like chemicals in Taiwan. Lancet. 353, 206-207.
16) Eskenazi B, Mocarelli P, Warner M, et al (2003) Maternal serum dioxin levels and birth outcomes in women of Seveso, Italy. Environ Health Perspect 111. 947-953.
17) Yoshimura T, Kaneko S, Hayabuchi, H (2001) Sex ratio in offspring of those affected by dioxin and dioxin-like compounds: the Yusho, Seveso, and Yucheng incidents. Occup Environ Med. 58, 540-541.
18) Uenotsuchi T, Iio Y, Tadakuma, R., et al (2005) Sex ratio in the children of Yusho patients. J Dermatol Sci. 1, S81-S83.
19) Hertz-Picciotto I, Jusko TA, Willman, E.J., et al (2008) A cohort study of in utero polychlorinated biphenyl (PCB) exposures in relation to secondary sex ratio. Environ Health. 7, 37.
20) Blanck HM, Marcus M, Tolbert PE, et al (2000) Age at menarche and Tanner stage in girls exposed in utero and postnatally to polybrominated biphenyl. Epidemiology. 11, 641-647.
21) Warner M, Samuels S, Mocarelli P, et al (2004) Serum dioxin concentrations and age at menarche. Environ Health Perspect. 112 (13), 1289-1292.
22) 徳永章二 (2009) 油症についての疫学・統計学的研究 平成20年度厚生労働科学研究（食品の安心・安全確保推進研究事業）食品を介したダイオキシン類等の人体影響の把握とその治療法の開発等に関する研究報告書. 116-119.
23) 日野林俊彦 (1994) 初経年齢 ── 第8回全国初潮調査より ──. Hormone frontier in gynecology. 1, 21-5.
24) Muto T, Imano N, Nakaaki K, et al (2003) Estrous cyclicity and ovarian follicles in female rats after prenatal exposure to 3,3',4,4',5-pentachlorobiphenyl. Toxicol Lett. 143, 271-277.
25) Sager DB, Girard, D.M (1994) Long-term effects on reproductive parameters in female rats after translactational exposure to PCBs. Environ Res. 66, 52-76.
26) Eskenazi B, Warner M, Marks AR, et al (2005) Serum dioxin concentrations and age at menopause. Environ Health Perspect. 113 (7), 858-862.
27) Blanck HM, Marcus M, Tolbert PE, et al (2004) Time to menopause in relation to PBBs, PCBs, and

smoking. Maturitas. 49 (2), 97-106.
28) 月森清巳（2008）油症患者における婦人科疾患の研究　平成19年度厚生労働科学研究（食品の安心・安全確保推進研究事業）熱媒体の人体影響とその治療法に関する研究報告書. 30-32.
29) 望月眞人, 荒木　勤, 岩崎寛和, 他（1995）教育・用語委員会報告「本邦婦人の閉経年齢について」に関する委員会提案理由. 日産婦誌 47 (4), 449-451.
30) Coulam, C.B., Adamson, S.C., Annegers, J.F (1986) Incidence of premature ovarian failure. Obstet Gynecol. 67 (4), 604-606.
31) 石塚文平（2002）レクチャーシリーズ　どうあるべきか21世紀の女性医療　6　早発閉経の病態と取り扱い. 日産婦誌 54, N252-255.
32) 中野仁雄, 月森清巳, 石丸忠之（2006）油症患者における婦人科疾患の研究　平成17年度厚生労働科学研究（食品の安心・安全確保推進研究事業）熱媒体の人体影響とその治療法に関する研究報告書. 45-46.
33) 武谷雄二（1998）月経異常. 武谷雄二, 青野敏博, 麻生武志, 中野仁雄, 野澤志朗編. 新女性医学体系 4　女性の症候学. 15-37. 中山書店.
34) Eskenazi B, Mocarelli P, Warner M, et al (2002) Serum dioxin concentrations and endometriosis : a cohort study in Seveso, Italy. Environ Health Perspect. 110 (7), 629-634.
35) Eskenazi B, Warner M, Samuels S, et al (2007) Serum Dioxin Concentrations and Risk of Uterine Leiomyoma in the Seveso Women's Health Study. Am J Epidemiol. 166 (1), 79-87.
36) Pesatori AC, Consonni D, Bachetti S, et al (2003) Short-and long-term morbidity and mortality in the population exposed to dioxin after the "Seveso accident". Ind Health. 41 (3), 127-138.
37) 坂内晶子, 伊東和子, 藤井信吾（1998）子宮筋腫. 武谷雄二, 青野敏博, 麻生武志, 中野仁雄, 野澤志朗編. 新女性医学体系 39　産婦人科の良性腫瘍. 223-230. 中山書店.
38) 寺川直樹（1999）定義, 概念. 武谷雄二, 青野敏博, 麻生武志, 中野仁雄, 野澤志朗編. 新女性医学体系 19　子宮内膜症・子宮腺筋症. 3-10. 中山書店.
39) Pesatori AC, Consonni D, Tironi A, et al (1993) Cancer in a young population in a dioxin-contaminated area. Int J Epidemiol. 22 (6), 1010-1013.
40) Davis BJ, Mccurdy EA, Miller, B.D., et al (2000) Ovarian Tumors in Rats Induced by Chronic 2,3,7,8-Tetrachlorodibenzo-p-Dioxin Treatment. Cancer Res. 60 (19), 5414-5419.

第5章　油症における内分泌機能と免疫機能

辻　　博

5.1　油症における内分泌機能と免疫機能

1968年4月頃からポリ塩化ビフェニル（PCB）混入ライスオイル摂取により北部九州を中心に発生した油症では，原因油の分析から油症の原因物質としてポリ塩化ジベンゾフラン（PCDF）の毒性影響が大きいと考えられる（1, 2）。PCDFは，狭義のダイオキシンであるポリ塩化ジベンゾ-パラ-ジオキシン（PCDD）およびコプラナーPCBとともにダイオキシン類と総称され，これらの物質の毒性は細胞質に存在する芳香族炭化水素受容体（Ah受容体）を介すると考えられているが，その機構の詳細は未だ不明である（3）。油症発生以来40年が経過し種々の症状は軽快しているが，重症例においては体内のPCB濃度が今なお高く血中PCBの組成には未だに特徴的なパターンが認められ，慢性中毒に移行していると推定される（4～6）。2001年より油症一斉検診においてダイオキシン類の測定が開始され，油症患者では未だに血中PCDF濃度が高値であり，PCDFの体内残留が推測される（7）。

ダイオキシン類の毒性には，プロモーター作用による発がん性，催奇形性や受胎率低下などの生殖発生毒性，免疫毒性など広範囲にわたる影響が報告されているが，最近，PCBおよびダイオキシン類が内分泌撹乱物質として正常なホルモン作用を撹乱し，生殖機能の阻害，悪性腫瘍の発生，免疫能の低下等を引き起こす可能性が指摘されている（8, 9）。そこで，本章では最近10年の油症における内分泌機能と免疫機能の知見について述べる。

5.2　油症における内分泌機能

油症における内分泌機能については油症発生当初に剖検において高度の副腎萎縮，重症例において副腎皮質機能検査でACTH試験およびMethopyrapone試験に軽度の反応低下，甲状腺機能検査で基礎代謝率の軽度上昇，性腺機能検査で尿中LH（ICSH）濃度の低値，成長ホルモン検査でインスリン負荷による成長ホルモン分泌の軽度の低下等が認められたことが報告されている（10）。

油症における甲状腺機能に対する慢性的影響については油症発生16年後の1984年度福岡県油症一斉検診において油症患者124例と対照者43例を比較し，油症患者にT_3値およびT_4値の有意の上昇が認められることが報告されている（11）。そして，油症発生28年後の1996年度福岡県油症一斉検診において油症患者81例を対象に甲状腺機能を検討し，TSH値の低下を2例（2.5％）に，上昇を7例（8.6％）に認め，T_3値の低下を1例（1.2％），T_4値の低下を1例（1.2％），上昇を1例（1.2％）に認めることが報告されている（12）。

油症における甲状腺機能について2002年度福岡県油症一斉検診を受診した油症患者115例を

第5章　油症における内分泌機能と免疫機能

表 5.1　油症患者における甲状腺機能異常者の頻度

No. （%）		血中 PCB 濃度	
		< 2.3 ppb 58	≧ 2.3 ppb 57
T_3 (ng/ml)	< 0.85	0	0
	> 2.00	0	0
T_4 (μg/dl)	< 5.1	0	0
	> 13.5	0	1 (1.8)
TSH (μIU/ml)	< 0.27	4 (6.9)	2 (3.5)
	> 4.20	6 (10.3)	7 (12.3)

基準値，T_3 (0.85〜2.00)；T_4 (5.1〜13.5)；TSH (0.27〜4.20).

表 5.2　血中 2,3,4,7,8-PeCDF 低濃度群および高濃度群における甲状腺機能

No.		血中 2,3,4,7,8-PeCDF 濃度	
		< 100 pg/g lipids 55	≧ 100 pg/g lipids 57
T_3	(ng/ml)	1.45 ± 0.19	1.47 ± 0.20
T_4	(μg/dl)	9.0 ± 1.4	9.6 ± 1.6[a]
TSH	(μIU/ml)	2.36 ± 1.44	2.40 ± 1.37

[a] P < 0.001 vs. 血中 2,3,4,7,8-PeCDF 濃度 < 100 pg/g lipids.

対象に甲状腺機能検査所見を検討した。TSH 値，T_3 値あるいは T_4 値のいずれか1項目以上の異常を認めたものは20例（17.4％）であり，TSH 値の低下を6例（5.2％）に，上昇を13例（11.3％）と最も多く認め，T_4 値の上昇を1例（0.9％）に認めた。T_3 値の異常を示したものはみられなかった。TSH 値の上昇を認めた13例では，全例 T_3 値および T_4 値は正常であり潜在性の甲状腺機能低下状態と考えられた。血中 PCB 濃度と TSH 値，T_3 値および T_4 値の間に相関はみられず，血中 PCB 濃度が 2.3 ppb 未満の血中 PCB 低濃度患者58例および 2.3 ppb 以上の血中 PCB 高濃度患者57例の TSH 値異常出現率に差はみられなかった（表5.1）。また，血中 2,3,4,7,8-PeCDF 濃度と T_3，T_4 および TSH 値の間に相関はみられなかった。しかし，血中 2,3,4,7,8-PeCDF 濃度 100 pg/g lipids 未満の 2,3,4,7,8-PeCDF 低濃度患者55例および 100 pg/g lipids 以上の高濃度患者57例の検討では T_3，TSH 値に差はみられなかったが，T_4 値は血中 2,3,4,7,8-PeCDF 低濃度患者 9.0 ± 1.4 μg/dl に対して高濃度患者 9.6 ± 1.6 μg/dl と有意の上昇が認められた（表5.2）。油症患者の T_4 値は大部分が基準値範囲内ではあるが，血中 2,3,4,7,8-PeCDF 濃度が高値の油症患者においては低値の患者に比較し T_4 値の上昇が未だに認められると考えられる。

甲状腺機能と PCB の関連については PCB を投与した実験動物に甲状腺機能低下や甲状腺腫がみられることが報告されている。PCB の投与により肝ミクロゾームに存在し，T_4 のグルクロン

酸抱合に関与する UDP-glucuronosyltransferase 活性の上昇が報告されており (13), T_4 のグルクロン酸抱合の亢進により胆汁中への T_4 の排泄が増加し, 血中 T_4 値の低下が惹起されると考えられる。また, PCB による甲状腺機能低下の機序として PCB や PCDF の水酸化体と T_4 との構造類似性により T_4 の T_4 結合蛋白質への結合が阻害されることが報告されている (14)。しかしながら, 油症では対照者に比較し T_3 値および T_4 値の有意の上昇を認めることが報告されており (11), 血中 2,3,4,7,8-PeCDF 濃度が高値の患者では低値の患者に比較し T_4 値の上昇が未だに認められる。油症における T_4 値上昇の機序は不明であるが, 2,3,4,7,8-PeCDF が T_4 値の上昇に関与していることが推測される。

　ダイオキシン類の性腺機能に対する影響については 1976 年にイタリア北部の Seveso で発生したダイオキシン類汚染事故において, 出生が女児に偏る傾向が報告されている (15)。また, ダイオキシンに曝露した男性ではテストステロンの低下と黄体形成ホルモン (LH) および卵胞刺激ホルモン (FSH) の上昇が報告されている (16)。油症においては発生当初に女性患者において, 月経周期の乱れ, 月経血の量的・質的変化, 接続や間隔の異常等が高率に認められたことが報告されている (17)。そのため, 油症患者においては何らかの機序で性腺機能が障害されている可能性が推測され, 油症患者の下垂体前葉ゴナドトロピン産生, 放出機能について検討された。油症患者 11 例 (女性 9 例, 男性 2 例) に LH-RH 負荷試験が施行され, 血中 LH および FSH の基礎値は性別, 年齢別, 性周期別にほぼ正常範囲内にあったが, 少数例にやや高い値が認められた。LH-RH 負荷に対する血中 LH および FSH の反応も, 対照正常群と比べて正常反応と判定され, 油症患者の下垂体前葉ゴナドトロピン産生および放出機能に低下は認められなかった (18)。

　油症における男性患者の性腺機能に対する慢性的影響については, 1999 年度福岡県油症一斉検診を受診した男性患者において, 血中 PCB 濃度が高値の患者では低値の患者に比較し LH および FSH の上昇傾向および総テストステロンおよび遊離テストステロンの低下傾向を認めることが報告されている。2004 年度福岡県油症一斉検診の男性受診者 58 例において LH, FSH, 総テストステロン, 遊離テストステロンと血中 PCB 濃度との関連について検討し, 油症患者と対照者の LH, FSH, 総テストステロン, 遊離テストステロンに差はみられなかったが, 血中 PCB 濃度と FSH の間に有意の正の相関が認められた (r = 0.2844, P < 0.05)。また, 油症患者において血中 PCB 濃度 2.0 ppb 未満の PCB 低濃度患者と 2.0 ppb 以上の PCB 高濃度患者の比較では, LH, 総テストステロン, 遊離テストステロンに差はみられなかったが, FSH が PCB 低濃度群 12.9 ± 9.5 mIU/ml に対して高濃度群 20.3 ± 14.0 mIU/ml と PCB 高濃度患者に FSH の有意の上昇が認められた (P < 0.05)。血中 2,3,4,7,8-PeCDF 濃度との関連については, 血中 2,3,4,7,8-PeCDF 濃度と LH, FSH, 総テストステロン, 遊離テストステロンの間に相関は認められなかった。しかし, 血中 2,3,4,7,8-PeCDF 濃度 30 pg/g lipids 未満の 2,3,4,7,8-PeCDF 低濃度男性受診者と 30 pg/g lipids 以上の高濃度男性患者の比較において, LH, 遊離テストステロンに差はみられなかったが, FSH は 2,3,4,7,8-PeCDF 低濃度群 12.3 ± 8.8 mIU/ml に対して高濃度群 19.9 ± 15.0 mIU/ml と高濃度群に有意の上昇が認められ (P < 0.05), 総テストステロンは 2,3,4,7,8-PeCDF 低濃度群 4.45 ± 1.33 ng/ml に対して高濃度群において 3.51 ±

表 5.3　男性受診者における血中 2,3,4,7,8-PeCDF 低濃度群および高濃度群の性腺機能

No.		血中 2,3,4,7,8-PeCDF 濃度	
		< 30 pg/g lipids 35	≧ 30 pg/g lipids 22
LH	(mIU/ml)	6.59 ± 4.35	9.08 ± 6.54
FSH	(mIU/ml)	12.3 ± 8.8	19.9 ± 15.0[a]
総テストステロン	(ng/ml)	4.45 ± 1.33	3.51 ± 1.16[b]
遊離テストステロン	(pg/ml)	14.4 ± 4.9	12.7 ± 3.2

[a]$P < 0.05$ vs. 血中 2,3,4,7,8-PeCDF 濃度 < 30 pg/g lipids, [b]$P < 0.01$ vs. 血中 2,3,4,7,8-PeCDF 濃度 < 30 pg/g lipids.

表 5.4　女性受診者における血中 2,3,4,7,8-PeCDF 低濃度群および高濃度群の性腺機能

No.		血中 2,3,4,7,8-PeCDF 濃度	
		< 100 pg/g lipids 26	≧ 100 pg/g lipids 34
エストラジオール	(pg/ml)	47.1 ± 84.1	6.4 ± 3.6[a]
プロゲステロン	(ng/ml)	1.08 ± 4.32	0.16 ± 0.12
プロラクチン	(ng/ml)	11.9 ± 5.2	11.7 ± 16.4

[a]$P < 0.05$ vs. 血中 2,3,4,7,8-PeCDF 濃度 < 100 pg/g lipids.

1.16 ng/ml と有意の低下が認められた（$P < 0.01$）（表 5.3）。男性患者においては 2,3,4,7,8-PeCDF が FSH の上昇および総テストステロンの低下に関与していると考えられる。

　油症における女性患者の性腺機能については，2006 年度福岡県油症一斉検診を受診した 15 歳以上の女性受診者 94 例を対象に油症における PCB および PCDF の性腺機能への影響について検討した。プロゲステロン値が異常を示したものはみられなかったが，エストラジオール値が 10 pg/ml 以下の低下を示したものが 48 例（51.1%）と多く認められた。また，プロラクチンの低下が 15 例（16.0%）に，上昇が 4 例（4.3%）に認められた。血中 PCB 濃度とプロゲステロン値およびプロラクチン値の間に相関はみられなかったが，エストラジオール値との間に有意の負の相関が認められた（$r = -0.3051$, $P < 0.005$）。この相関は 50 歳以上の女性 78 例についてもみられ，血中 PCB 濃度とエストラジオール値の間に有意の負の相関が認められる（$r = -0.2330$, $P < 0.05$）ことより，エストラジオール値の低下には閉経のみではなく PCB が関与している可能性が考えられる。血中 2,3,4,7,8-PeCDF 濃度とエストラジオール，プロゲステロンおよびプロラクチンの間には相関はみられなかった。しかし，血中 2,3,4,7,8-PeCDF 濃度 100 pg/g lipids 以上の高濃度群および 100 pg/g lipids 未満の低濃度群の比較（表 5.4）においてプロゲステロン値およびプロラクチン値は両群間に差はみられなかったが，エストラジオール値は血中 2,3,4,7,8-PeCDF 低濃度群 47.1 ± 84.1 pg/ml に対して高濃度群において 6.4 ± 3.6 pg/ml と有意の低下が認められた（$P < 0.01$）。女性患者においてはエストラジオール値の低下が認めら

れ，PCB とともに 2,3,4,7,8-PeCDF が関与していると考えられる。

5.3 油症における免疫機能

油症における免疫機能に対する影響については，1996 年度福岡県油症一斉検診において血中 PCB 濃度が高値の油症患者に抗サイログロブリン抗体の出現を高頻度に認めることより油症患者における免疫機能の障害が推測された（12）。そして，1997 年度福岡県油症一斉検診において免疫機能検査として免疫グロブリンおよび自己抗体を測定し，油症患者において免疫グロブリン IgA，IgG，IgM のいずれか 1 分画以上の上昇を 40.0％に，自己抗体についてはリウマチ因子を 8.9％，抗核抗体を 45.6％と高率に認め，液性免疫を中心とする免疫機能に対する慢性的影響が示唆された（19）。

さらに，2007 年度福岡県油症一斉検診の受診者 201 例において血中 PCB 濃度と免疫グロブリン IgA，IgG，IgM およびリウマチ因子との関連について検討した（表 5.5）。血中 PCB 濃度と免疫グロブリン IgG および IgM との間に相関をみなかったが，IgA との間に有意の相関を認めた（r = 0.1898，P < 0.01）。さらに，血中 PCB 濃度とリウマチ因子の間に有意の相関を認めた（r = 0.1756，P < 0.05）。そして，血中 PCB 濃度 1.5 ppb 未満の 110 例を血中 PCB 低濃度群，血中 PCB 濃度 1.5 ppb 以上の 91 例を血中 PCB 高濃度群として両群間の免疫グロブリンおよびリウマチ因子を検討した。両群の免疫グロブリン IgA，IgG，IgM およびリウマチ因子に差はみられなかった。両群の抗核抗体および抗 DNA 抗体の出現頻度については，抗核抗体を血中 PCB 低濃度群 60 例（54.5％）に対し血中 PCB 高濃度群 63 例（69.2％）に認め，有意に高頻度であった（P < 0.05）。抗核抗体を認めた 123 例の力価の内訳は 40 倍が 77 例，80 倍が 34 例，160 倍が 10 例，1,280 倍以上が 2 例であり，低力価のものが多かった。抗 DNA 抗体は血中 PCB 高濃度群に 1 例認めたのみで血中 PCB 低濃度群にはみられなかった。血中 2,3,4,7,8-PeCDF 濃度と免疫グロブリン IgA，IgG，IgM およびリウマチ因子との関連については血中 2,3,4,7,8-PeCDF 濃度が測定された 129 例において検討した（表 5.6）。血中 2,3,4,7,8-PeCDF 濃度と免疫グロブリン IgG および IgM との間に相関はみられなかったが，IgA との間に有意の相関（r = 0.2665，P < 0.005）が，リウマチ因子との間に有意の相関（r = 0.1939，P < 0.05）が認められた。そして，血中 2,3,4,7,8-PeCDF 濃度 30 pg/g lipids 未満の 57 例と 30 pg/g lipids

表 5.5 油症検診受診者における血中 PCB 濃度と免疫グロブリンおよびリウマチ因子の関連

	r
IgA	0.1898[a]
IgG	0.0852
IgM	−0.0526
リウマチ因子	0.1756[b]

[a]P < 0.01，[b]P < 0.05.

表 5.6 油症検診受診者における血中 2,3,4,7,8-PeCDF 濃度と免疫グロブリンおよびリウマチ因子の関連

	r
IgA	0.2665[a]
IgG	0.0996
IgM	−0.0972
リウマチ因子	0.1939[b]

[a]P < 0.005，[b]P < 0.05.

表 5.7 血中 2,3,4,7,8-PeCDF 低濃度群および高濃度群における免疫グロブリンおよびリウマチ因子

		血中 2,3,4,7,8-PeCDF 濃度	
		< 30 pg/g lipids	≧ 30 pg/g lipids
No.		57	72
IgG	(mg/dl)	1268 ± 241	1289 ± 355
IgA	(mg/dl)	237 ± 67	282 ± 122[a]
IgM	(mg/dl)	112 ± 52	98 ± 56
RF	(IU/ml)	9.2 ± 24.5	9.0 ± 21.8

[a] $P < 0.01$ vs. 血中 2,3,4,7,8-PeCDF 濃度 < 30 pg/g lipids.

　以上の 72 例の免疫グロブリンおよびリウマチ因子の比較（表 5.7）においては，免疫グロブリン IgG および IgM に差はみられなかったが，IgA は低濃度群 237 ± 67 mg/dl に対し高濃度群では 282 ± 122 mg/dl と有意の上昇が認められた（$P < 0.01$）。両群の抗核抗体および抗 DNA 抗体の出現頻度については，抗核抗体が低濃度群 33 例（57.9 %）に対し高濃度群において 56 例（77.8 %）と有意に高頻度に認められた（$P < 0.05$）。抗 DNA 抗体は血中 2,3,4,7,8-PeCDF 高濃度群に 1 例認めるのみであった。油症における免疫グロブリン IgA，リウマチ因子の上昇，抗核抗体の出現に PCB および 2,3,4,7,8-PeCDF が関与していると考えられる。

　油症における細胞性免疫に対する慢性的影響について 2008 年度福岡県油症一斉検診を受診した油症患者 156 例において血中 PCB 濃度と末梢血リンパ球，リンパ球亜集団との関連を検討した (20)。リンパ球亜集団として helper/inducer T 細胞を示す CD4 陽性細胞，suppressor/cytotoxic T 細胞を示す CD8 陽性細胞および B 細胞を示す CD20 陽性細胞を測定した。血中 PCB 濃度と末梢血リンパ球数，CD4 陽性細胞数，CD8 陽性細胞数および CD20 陽性細胞数の間に相関はみられなかった。血中 PCB 濃度 2.2 ppb 未満の 117 例を血中 PCB 低濃度群，2.2 ppb 以上の 39 例を高濃度群として，両群間のリンパ球，リンパ球亜集団について検討した（表 5.8）。末梢血リンパ球数は両群間に差はみられなかった。リンパ球亜集団の検討では CD8 陽性細胞，CD20 陽性細胞は両群間に差はみられなかったが，helper/inducer T 細胞を示す CD4 陽性細胞が血中 PCB 低濃度群 768 ± 263/μl に対し血中 PCB 高濃度群において 874 ± 271/μl と有意の上昇が認められた（$P < 0.05$）。血中 PCB 濃度が高値の油症患者では低値の患者に比較し helper/inducer T 細胞を示す CD4 陽性細胞が増加すると考えられる。

　血中 2,3,4,7,8-PeCDF 濃度と末梢血リンパ球およびリンパ球亜集団の関連について血中 2,3,4,7,8-PeCDF 濃度が測定された 135 例において検討した（表 5.9）。血中 2,3,4,7,8-PeCDF 濃度と末梢血リンパ球数の間に有意の正の相関が認められた（$r = 0.2064$, $P < 0.05$）。リンパ球亜集団については血中 2,3,4,7,8-PeCDF 濃度と CD8 陽性細胞数および CD20 陽性細胞数の間に相関をみなかったが，CD4 陽性細胞数との間に有意の正の相関を認めた（$r = 0.1864$, $P < 0.05$）。油症患者の末梢血リンパ球，helper/inducer T 細胞を示す CD4 陽性細胞の増加に 2,3,4,7,8-PeCDF の関与が示唆された。次に，血中 2,3,4,7,8-PeCDF 濃度 300 pg/g lipids 未満の 111 例および 300 pg/g lipids 以上の高濃度群 24 例について両群間のリンパ球，末梢血リン

表5.8 血中 PCB 低濃度群および高濃度群におけるリンパ球とリンパ球亜集団

		血中 PCB 濃度	
		< 2.2 ppb	≧ 2.2 ppb
No.		117	39
リンパ球	(/μl)	1,759 ± 534	1,885 ± 483
CD4 陽性細胞	(/μl)	768 ± 263	874 ± 271[a]
CD8 陽性細胞	(/μl)	522 ± 230	562 ± 217
CD20 陽性細胞	(/μl)	189 ± 107	188 ± 101

[a] $P < 0.05$ vs. 血中 PCB 濃度 < 2.2 ppb.

表5.9 油症患者における血中 2,3,4,7,8-PeCDF 濃度と末梢血リンパ球およびリンパ球亜集団の関連

	r
リンパ球数	0.2064[a]
CD4 陽性細胞数	0.1864[a]
CD8 陽性細胞数	0.1091
CD20 陽性細胞数	0.1467

[a] $P < 0.05$.

表5.10 油症患者における血中 2,3,4,7,8-PeCDF 濃度による末梢血リンパ球およびリンパ球亜集団

		血中 2,3,4,7,8-PeCDF 濃度	
		< 300 pg/g lipids	≧ 300 pg/g lipids
No.		111	24
リンパ球	(/μl)	1,708 ± 467	2,039 ± 400[a]
CD4 陽性細胞	(/μl)	759 ± 245	914 ± 250[b]
CD8 陽性細胞	(/μl)	509 ± 202	581 ± 200
CD20 陽性細胞	(/μl)	176 ± 89	209 ± 113

[a] $P < 0.005$ vs. 血中 2,3,4,7,8-PeCDF 濃度 < 300 pg/g lipids, [b] $P < 0.01$ vs. 血中 2,3,4,7,8-PeCDF 濃度 < 300 pg/g lipids.

パ球亜集団の検討を行った（表5.10）。末梢血リンパ球数は血中 2,3,4,7,8-PeCDF 濃度 300 pg/g lipids 未満群 1708 ± 467/μl に対し高濃度群では 2039 ± 400/μl と有意の上昇が認められた（$P < 0.005$）。そして，末梢血リンパ球亜集団では CD8 陽性細胞および CD20 陽性細胞は両群間に差はみられなかったが，CD4 陽性細胞は血中 2,3,4,7,8-PeCDF 濃度 300 pg/g lipids 未満群 759 ± 245/μl に対し高濃度群では 914 ± 250/μl と有意の上昇が認められた（$P < 0.01$）。血中 2,3,4,7,8-PeCDF 濃度が高値の油症患者においては低値の患者に比べ末梢血リンパ球，CD4 陽性細胞の増加が認められ，油症患者の末梢血リンパ球，CD4 陽性細胞の増加に 2,3,4,7,8-PeCDF の関与が示唆された。血中 2,3,4,7,8-PeCDF 濃度が高値の油症患者にみられるリンパ

球の増加は helper/inducer T 細胞を示す CD4 陽性細胞の増加によるものと考えられ，CD4 陽性細胞の増加には血中 PCB 濃度に比べ血中 2,3,4,7,8-PeCDF 濃度の関与がより大きいと考えられる．血中 2,3,4,7,8-PeCDF 濃度が高値の油症患者に認められる helper/inducer T 細胞を示す CD4 陽性細胞の増加は油症患者に高頻度にみられる免疫グロブリン上昇や自己抗体出現の原因となっている可能性が考えられる．油症発生以来 40 年が経過しているが，血中 2,3,4,7,8-PeCDF 濃度が高値の油症患者では未だに helper/inducer T 細胞を示す CD4 陽性細胞が増加していると考えられる．

文　献

1) Masuda Y, Yoshimura H (1984) Polychlorinated biphenyls and dibenzofurans in patients with Yusho and their toxicological significance : A Review. Amer J Ind Med 5, 31-44.
2) Oishi S, Morita M, Fukuda H (1978) Comparative toxicity of polychlorinated biphenyls and dibenzofurans in rats. Toxicol. Appl. Pharmacol. 43. 13-22.
3) Gonzalez FJ, Liu SY, Yano M (1983) Regulation of cytochrome P450 genes : molecular mechanism. Pharmacogenetics 3, 51-57.
4) 飯田隆男，芥野岑男，高田　智，中村周三，高橋克巳，増田義人（1981）ヒトの血液中におけるポリ塩化ビフェニルおよびポリ塩化クアテルフェニルについて．福岡医誌 72，185-191.
5) 増田義人，山口早苗，黒木広明，原口浩一（1985）最近の油症患者血液中のポリ塩化ビフェニール異性体．福岡医誌 76，150-152.
6) 増田義人，原口浩一，古野純典（2003）油症患者における PCB 異性体の 30 年にわたる特異な残留．福岡医誌 94，136-143.
7) 飯田隆男，戸高　尊，平川博仙，飛石和大，松枝隆彦，堀　就英，中川礼子，古江増隆（2003）油症患者血中ダイオキシン類レベルの追跡調査（2001 年）．福岡医誌 94，126-135.
8) Rier SE, Martin DC, Bowman RE, Dmowski WP, Becker JL (1993) Endometriosis in rhesus monkeys (Macaca mulatta) following chronic exposure to 2,3,7,8-tetrachlorodibenzo-p-dioxin. Fundam. Appl. Toxicol. 21, 433-441.
9) Ohtake F, Takeyama K, Matsumoto T, et al (2003) Modulation of oestrogen receptor signalling by association with the activated dioxin receptor. Nature 423, 545-550.
10) 渡辺　斌，入江慎二，中島敏郎，勝木司馬之助（1971）油症の内分泌機能．福岡医誌 62，159-162.
11) 村井宏一郎，辻　博，梶原英二，赤木公博，藤島正敏（1985）油症患者の甲状腺機能．福岡医誌 76，233-238.
12) 辻　博，佐藤　薫，下野淳哉，東　晃一，橋口　衛，藤島正敏（1997）油症患者における甲状腺機能：油症発生 28 年後の検討．福岡医誌 88，231-235.
13) Barter RA and Klaassen CD (1994) Reduction of thyroid hormone levels and alteration of thyroid function by four representative UDP-glucuronosyltransferase inducers in rats. Toxicol. Appl. Pharmacol. 128, 9-17.
14) Brouwer A (1989) Inhibition of thyroid hormon transport in plasma of rats by polychlorinated biphenyls. Arch Toxicol (Suppl) 13, 440-445.
15) Mocarelli P, Brambilla P, Gerthoux PM, Patterson DG Jr, Needham LL (1996) Change in sex ratio with exposure to dioxin. Lancet 348, 409.
16) Egeland GM, Sweeney MH, Fingerhut MA, Wille KK, Schnorr TM, Halperin WE (1994) Total serum testosterone and gonadotropins in workers exposed to dioxin. American Journal of Epidemiology 139, 272-281.
17) 楠田雅彦（1971）油症と女性 ── 米ぬか油中毒症婦人の性機能に関する研究 ──．産と婦 38，1063-1072.

18) 楠田雅彦, 永田行博, 中村正彦 (1975) 油症患者の下垂体前葉機能. 福岡医誌 66, 635-639.
19) 辻 博, 平橋高明, 緒方久修, 藤島正敏 (1999) 油症患者における免疫機能の検討. 福岡医誌 90, 147-149.
20) 辻 博 (2009) 油症における末梢血リンパ球亜集団の検討. 福岡医誌 100, 131-135.

第6章　油症患者の死因分析

小野塚大介，吉村健清

　油症患者の予後と死因を長期的に追跡調査し，各種疾病による死亡リスクを評価していくことは，人体におけるダイオキシン類の長期健康影響を明らかにする上で非常に重要である。1968年の油症事件発生以来，油症患者の追跡調査は継続されており，2007年には40年目を迎えることとなった。この間，追跡調査結果の概要については，1987年と1996年にそれぞれ，池田らによって報告されている。これらの報告では，男性の油症患者における肝がんと肺がんの標準化死亡比（SMR）は，一般の日本人よりも有意に高い値であること，また肝疾患のSMRについては，男女ともに高い傾向にあることが指摘されていた。

　しかしながら，これらの解釈については，2つの問題点が残されていた。第1に，油症患者における肝がんのSMRは1983年から1990年の間に約40％減少していること，第2に，台湾で起きたYuchengに関する先行研究では，肝がんのSMRは高い傾向がみられなかったものの，肝疾患では高い傾向がみられていることである。前回の追跡調査結果の報告からすでに10年以上経過しており，人体におけるダイオキシン類曝露の長期影響に関して，最新の知見を得ることが喫緊の課題であった。

　そこで，最新の追跡調査の結果に基づき，油症患者の死亡リスクについて再評価することを目的として，本研究を実施した。

　2008年12月末現在における全認定患者は，1,924名であった。このうち，2007年12月末現在における認定患者1,918名（男性：977名，女性：941名）を分析対象とした。

　認定患者の情報には，氏名，生年月日，性別，住所地，認定地，生存確認年月日，死亡年月日等の情報が含まれている。生存状況を確認するための追跡調査は，油症患者の住所地，または居住していたとされる地域の行政機関の協力を得て実施した。死亡者の死因を特定する方法として，認定患者の追跡調査情報と人口動態調査調査票とのレコードリンケージを実施した。人口動態調査調査票の使用については，統計法第15条第2項の規定に基づき，指定統計調査（人口動態統計）の調査票の使用について公文書による申請を行い，総務省および厚生労働省からそれぞれ許可を得た（総政審第54号・平成20年2月12日，厚生労働省発統第0222001号・平成20年2月22日，総政審第361号・平成20年12月16日，厚生労働省発統第1224001号・平成20年12月24日）。

　認定患者における死亡リスクの評価にあたっては，性別および主要死因別（悪性新生物，心疾患，脳血管疾患，糖尿病，高血圧，肝疾患）のSMRおよび95％信頼区間（CI）を求めた。なお，全国平均の死亡率を参照値とした。

　なお，本研究は，平成18年度福岡県保健環境試験研究推進協議会において審査を受け，承認されている（18保福第3515号，平成18年12月27日，「ダイオキシン類による油症等のヒト健康への

表 6.1 1968 年から 2007 年における油症患者の主要死因別観察死亡数（Obs），期待死亡数（Exp），SMR および 95％信頼区間

死因	男 Obs	男 Exp	男 SMR	男 95% CI	女 Obs	女 Exp	女 SMR	女 95% CI
全死因	295	268.7	1.10	0.98, 1.23	207	202.9	1.02	0.89, 1.17
悪性新生物	106	83.9	1.26	1.03, 1.53	46	52.0	0.89	0.65, 1.18
胃	21	19.2	1.09	0.68, 1.67	4	10.3	0.39	0.11, 0.99
直腸	2	3.5	0.57	0.07, 2.06	1	2.1	0.48	0.01, 2.65
肝	18	10.8	1.67	0.99, 2.63	8	4.3	1.87	0.81, 3.69
膵	7	4.7	1.50	0.60, 3.10	3	3.5	0.85	0.18, 2.49
肺	27	17.3	1.56	1.03, 2.27	5	5.8	0.86	0.28, 2.01
乳	0	0.0			3	3.7	0.82	0.17, 2.39
子宮	.				5	3.0	1.67	0.54, 3.90
白血病	3	1.9	1.58	0.33, 4.63	0	1.3	0.00	0.00, 2.84
糖尿病	1	3.3	0.31	0.01, 1.71	2	3.0	0.66	0.08, 2.38
高血圧	2	2.3	0.86	0.10, 3.09	1	3.1	0.32	0.01, 1.81
心疾患	41	40.6	1.01	0.73, 1.37	44	36.2	1.22	0.88, 1.63
脳血管疾患	38	40.3	0.94	0.67, 1.30	34	37.4	0.91	0.63, 1.27
肝疾患	11	7.5	1.47	0.74, 2.63	6	3.3	1.84	0.67, 4.00

影響解明及び症状の軽減化に関する研究」および「油症の健康影響に関する疫学的研究」）。

　1968 年から 2007 年における油症患者の主要死因別死亡数，SMR および 95％信頼区間を表 6.1 に示す。男性および女性の油症患者における全死因の SMR をみると，全国平均との顕著な違いはみられなかった。男性では，悪性新生物（全がん）および肺がんの SMR は，有意に高い値であった（全がん：1.26（95％ CI：1.03, 1.53），肺がん：1.56（95％ CI：1.03, 2.27））。女性では，胃がんの SMR は有意に低い値であった（SMR＝0.39, 95％ CI：0.11, 0.99）。肝がんの SMR は，男女ともにそれぞれ高い傾向がみられた（男：1.67（95％ CI：0.99, 2.63），女：1.87（95％ CI：0.81, 3.69））。悪性新生物以外の死因については，一般人との差はみられなかった。

　主要死因別の死亡状況について，5 年間ごとの傾向をみたものを表 6.2 および表 6.3 に示す。男性の油症患者の SMR をみると，全がん，肝がん，肺がんでは，油症事件発生から最初の 5 年間に高い傾向を示した（全がん：3.31（95％ CI：1.21, 7.20），肝がん：6.22（95％ CI：0.16, 34.65），肺がん：5.13（95％ CI：0.13, 28.58））。しかしながら，その後年数が経過するに従って，SMR は減少傾向がみられた（表 6.2）。女性の油症患者では，全国平均と比較すると，大きな違いはみられなかった（表 6.3）。

　我々の研究結果からいくつかの注目すべき結果が得られた。最も重要な点は，男性の油症患者では，全がんおよび肺がんの死亡リスクが有意に高い値を示したことである。また，これらの死因によるリスクについては，油症事件発生後の比較的早い時期では，男性の油症患者において高

第6章 油症患者の死因分析

表6.2 1968年から2007年における男性油症患者の主要死因別観察死亡数 (Obs), 期待死亡数 (Exp), SMR および95%信頼区間 (5年ごと)

事件発生からの年数

	\multicolumn{4}{c}{0〜4}	\multicolumn{4}{c}{5〜9}	\multicolumn{4}{c}{10〜14}	\multicolumn{4}{c}{15〜19}
	Obs	Exp	SMR	95%CI	Obs	Exp	SMR	95%CI	Obs	Exp	SMR	95%CI	Obs	Exp	SMR	95%CI
全死因	16	9.8	1.64	0.94, 2.66	28	21.2	1.32	0.88, 1.91	33	29.2	1.13	0.78, 1.59	44	33.0	1.33	0.97, 1.79
悪性新生物	6	1.8	3.31	1.21, 7.20	10	4.6	2.18	1.05, 4.01	16	7.5	2.13	1.22, 3.46	11	9.7	1.13	0.56, 2.02
胃	3	0.8	3.80	0.78,11.10	6	1.8	3.32	1.22, 7.21	2	2.5	0.81	0.10, 2.92	2	2.6	0.76	0.09, 2.73
直腸	0	0.1	0.00	0.00,55.04	0	0.2	0.00	0.00,20.06	0	0.3	0.00	0.00,12.01	0	0.4	0.00	0.00, 9.19
肝	1	0.2	6.22	0.16,34.65	2	0.4	4.85	0.59,17.50	4	0.8	4.77	1.30,12.21	1	1.3	0.77	0.02, 4.29
膵	0	0.1	0.00	0.00,51.74	0	0.2	0.00	0.00,19.11	1	0.4	2.70	0.07,15.06	1	0.5	1.87	0.05,10.44
肺	1	0.2	5.13	0.13,28.58	1	0.6	1.60	0.04, 8.90	3	1.2	2.46	0.51, 7.20	5	1.8	2.75	0.89, 6.43
乳	0	0.0	.	.	0	0.0	.	.	0	0.0	.	.	0	0.0	.	.
子宮	.	.	.	.	.	.	.	.	.	.	.	.	.	.	.	.
白血病	0	0.1	0.00	0.00,50.69	0	0.1	0.00	0.00,25.89	1	0.2	5.13	0.13,28.56	1	0.2	4.22	0.11,23.51
糖尿病	0	0.1	0.00	0.00,38.42	1	0.3	3.93	0.10,21.91	0	0.3	0.00	0.00,11.67	0	0.4	0.00	0.00, 9.98
高血圧	0	0.2	0.00	0.00,20.87	0	0.5	0.00	0.00, 8.11	0	0.5	0.00	0.00, 7.97	1	0.4	2.73	0.07,15.19
心疾患	2	1.1	1.87	0.23, 6.75	5	2.8	1.78	0.58, 4.15	3	4.8	0.63	0.13, 1.83	9	5.7	1.57	0.72, 2.99
脳血管疾患	1	2.2	0.46	0.01, 2.53	6	5.0	1.21	0.44, 2.63	1	6.0	0.17	0.00, 0.92	9	5.2	1.73	0.79, 3.29
肝疾患	2	0.3	6.09	0.74,21.99	0	0.8	0.00	0.00, 4.55	3	1.1	2.62	0.54, 7.65	1	1.2	0.81	0.02, 4.53

事件発生からの年数

	\multicolumn{4}{c}{20〜24}	\multicolumn{4}{c}{25〜29}	\multicolumn{4}{c}{30〜34}	\multicolumn{4}{c}{35〜39}
	Obs	Exp	SMR	95%CI	Obs	Exp	SMR	95%CI	Obs	Exp	SMR	95%CI	Obs	Exp	SMR	95%CI
全死因	42	37.4	1.12	0.81, 1.52	41	44.1	0.93	0.67, 1.26	51	47.3	1.08	0.80, 1.42	40	46.8	0.85	0.61, 1.16
悪性新生物	15	12.0	1.25	0.70, 2.06	13	15.1	0.86	0.46, 1.47	17	16.9	1.01	0.59, 1.61	18	16.2	1.11	0.66, 1.76
胃	4	2.7	1.46	0.40, 3.74	1	3.0	0.33	0.01, 1.85	3	3.1	0.97	0.20, 2.84	0	2.7	0.00	0.00, 1.38
直腸	1	0.5	1.99	0.05,11.10	1	0.6	1.54	0.04, 8.59	0	0.7	0.00	0.00, 5.23	0	0.7	0.00	0.00, 5.38
肝	3	1.7	1.73	0.36, 5.04	4	2.2	1.79	0.49, 4.58	2	2.2	0.90	0.11, 3.24	1	1.9	0.53	0.01, 2.95
膵	1	0.7	1.48	0.04, 8.23	1	0.9	1.17	0.03, 6.53	1	1.0	1.03	0.03, 5.73	2	1.0	2.03	0.25, 7.33
肺	2	2.5	0.80	0.10, 2.90	3	3.2	0.93	0.19, 2.71	4	3.8	1.05	0.29, 2.69	8	3.9	2.07	0.89, 4.07
乳	0	0.0	.	.	0	0.0	.	.	0	0.0	.	.	0	0.0	.	.
子宮	.	.	.	.	.	.	.	.	.	.	.	.	.	.	.	.
白血病	0	0.3	0.00	0.00,13.87	0	0.3	0.00	0.00,11.99	1	0.3	2.91	0.07,16.19	0	0.3	0.00	0.00,11.21
糖尿病	0	0.4	0.00	0.00, 9.16	0	0.7	0.00	0.00, 5.66	0	0.6	0.00	0.00, 6.15	0	0.6	0.00	0.00, 6.39
高血圧	0	0.3	0.00	0.00,14.07	0	0.3	0.00	0.00,14.48	0	0.2	0.00	0.00,19.51	1	0.2	5.91	0.15,32.91
心疾患	7	6.8	1.03	0.41, 2.12	4	6.1	0.65	0.18, 1.67	7	6.5	1.08	0.43, 2.21	4	6.7	0.59	0.16, 1.52
脳血管疾患	3	4.8	0.63	0.13, 1.84	9	6.1	1.48	0.68, 2.81	6	5.8	1.04	0.38, 2.26	3	5.3	0.57	0.12, 1.66
肝疾患	2	1.2	1.66	0.20, 6.00	2	1.0	1.97	0.24, 7.10	1	0.9	1.07	0.03, 5.99	0	0.8	0.00	0.00, 4.61

い傾向を示したものの,女性の油症患者では同様の傾向はみられなかった。これらの結果から,男性と女性との間では,ダイオキシン類による人体への影響は異なることが示唆された。また,肺がん以外の悪性新生物や,悪性新生物以外の死亡リスクについても高い傾向を示したものがあり,今までの先行研究に新たな知見を加えることができた。

　男性の油症患者における全がんの死亡リスクは,追跡調査期間全体を通して有意に高い値を示した。我々の結果は,ダイオキシン類の曝露によって,男性の全がんの死亡リスクが増加するこ

表6.3 1968年から2007年における女性油症患者の主要死因別観察死亡数（Obs），期待死亡数（Exp），SMRおよび95%信頼区間(5年ごと)

	事件発生からの年数															
	0～4				5～9				10～14				15～19			
	Obs	Exp	SMR	95%CI	Obs	Exp	SMR	95%CI	Obs	Exp	SMR	95%CI	Obs	Exp	SMR	95%CI
全死因	6	8.1	0.74	0.27, 1.61	13	14.9	0.87	0.46, 1.49	20	19.7	1.02	0.62, 1.57	24	26.2	0.92	0.59, 1.36
悪性新生物	3	1.5	2.03	0.42, 5.94	1	3.2	0.31	0.01, 1.73	1	4.8	0.21	0.01, 1.16	7	6.5	1.08	0.43, 2.22
胃	0	0.5	0.00	0.00, 6.99	0	1.0	0.00	0.00, 3.53	0	1.4	0.00	0.00, 2.72	1	1.6	0.64	0.02, 3.57
直腸	0	0.1	0.00	0.00, 63.42	0	0.1	0.00	0.00, 25.35	0	0.2	0.00	0.00, 18.28	0	0.3	0.00	0.00, 13.59
肝	1	0.1	11.02	0.28, 61.40	0	0.2	0.00	0.00, 19.31	0	0.3	0.00	0.00, 12.90	2	0.4	4.50	0.55, 16.26
膵	0	0.0	0.00	0.00, 77.31	0	0.1	0.00	0.00, 27.96	0	0.2	0.00	0.00, 15.79	0	0.4	0.00	0.00, 9.69
肺	0	0.1	0.00	0.00, 46.95	0	0.2	0.00	0.00, 17.29	0	0.4	0.00	0.00, 9.14	1	0.7	1.53	0.04, 8.54
乳	1	0.1	12.31	0.31, 68.56	0	0.2	0.00	0.00, 17.97	0	0.3	0.00	0.00, 11.21	0	0.5	0.00	0.00, 8.43
子宮	0	0.2	0.00	0.00, 19.81	1	0.3	2.90	0.07, 16.18	0	0.4	0.00	0.00, 9.16	1	0.4	2.34	0.06, 13.03
白血病	0	0.1	0.00	0.00, 66.23	0	0.1	0.00	0.00, 35.36	0	0.1	0.00	0.00, 27.32	0	0.2	0.00	0.00, 21.46
糖尿病	0	0.1	0.00	0.00, 37.66	0	0.2	0.00	0.00, 15.85	0	0.3	0.00	0.00, 12.81	0	0.4	0.00	0.00, 9.22
高血圧	0	0.2	0.00	0.00, 15.68	0	0.5	0.00	0.00, 7.75	0	0.5	0.00	0.00, 7.64	0	0.5	0.00	0.00, 6.80
心疾患	0	1.1	0.00	0.00, 3.47	1	2.2	0.46	0.01, 2.55	6	3.4	1.77	0.65, 3.84	4	5.2	0.77	0.21, 1.98
脳血管疾患	1	2.0	0.50	0.01, 2.76	2	3.9	0.52	0.06, 1.87	4	4.7	0.85	0.23, 2.18	5	5.3	0.95	0.31, 2.21
肝疾患	0	0.2	0.00	0.00, 22.40	0	0.3	0.00	0.00, 12.54	2	0.4	5.11	0.62, 18.47	2	0.5	3.78	0.46, 13.64

	事件発生からの年数															
	20～24				25～29				30～34				35～39			
	Obs	Exp	SMR	95%CI	Obs	Exp	SMR	95%CI	Obs	Exp	SMR	95%CI	Obs	Exp	SMR	95%CI
全死因	34	29.1	1.17	0.81, 1.63	40	32.3	1.24	0.88, 1.68	40	35.6	1.12	0.80, 1.53	30	36.9	0.81	0.55, 1.16
悪性新生物	5	7.4	0.68	0.22, 1.58	10	8.8	1.13	0.54, 2.08	13	10.0	1.30	0.69, 2.22	6	9.8	0.62	0.23, 1.34
胃	2	1.5	1.36	0.16, 4.91	1	1.5	0.66	0.02, 3.66	0	1.5	0.00	0.00, 2.41	0	1.3	0.00	0.00, 2.77
直腸	0	0.3	0.00	0.00, 11.90	0	0.4	0.00	0.00, 10.52	1	0.4	2.54	0.06, 14.16	0	0.4	0.00	0.00, 9.85
肝	1	0.6	1.74	0.04, 9.70	0	0.8	0.00	0.00, 4.48	3	1.0	3.11	0.64, 9.10	1	0.9	1.11	0.03, 6.19
膵	0	0.5	0.00	0.00, 7.20	2	0.6	3.25	0.39, 11.75	1	0.8	1.30	0.03, 7.22	0	0.8	0.00	0.00, 4.46
肺	1	0.8	1.22	0.03, 6.79	1	1.1	0.94	0.02, 5.23	0	1.3	0.00	0.00, 2.87	2	1.3	1.54	0.19, 5.57
乳	0	0.5	0.00	0.00, 7.31	1	0.6	1.56	0.04, 8.70	1	0.7	1.36	0.03, 7.58	0	0.7	0.00	0.00, 5.04
子宮	0	0.4	0.00	0.00, 9.26	2	0.4	4.82	0.58, 17.41	1	0.4	2.31	0.06, 12.84	0	0.4	0.00	0.00, 9.61
白血病	0	0.2	0.00	0.00, 19.34	0	0.2	0.00	0.00, 18.59	0	0.2	0.00	0.00, 16.09	0	0.2	0.00	0.00, 17.28
糖尿病	1	0.4	2.46	0.06, 13.72	0	0.6	0.00	0.00, 6.17	0	0.5	0.00	0.00, 7.31	1	0.5	1.99	0.05, 11.08
高血圧	1	0.4	2.37	0.06, 13.22	0	0.4	0.00	0.00, 10.38	0	0.3	0.00	0.00, 12.28	0	0.3	0.00	0.00, 13.74
心疾患	11	6.3	1.74	0.87, 3.12	13	5.3	2.46	1.31, 4.20	6	6.1	0.99	0.36, 2.14	3	6.7	0.45	0.09, 1.32
脳血管疾患	5	4.9	1.02	0.33, 2.39	4	5.8	0.69	0.19, 1.76	6	5.7	1.06	0.39, 2.30	7	5.2	1.35	0.54, 2.79
肝疾患	1	0.6	1.79	0.05, 9.94	0	0.5	0.00	0.00, 7.87	1	0.4	2.28	0.06, 12.69	0	0.4	0.00	0.00, 8.88

とを示唆するものであり，この結果は先行研究と一致するものである．しかしながら，Yuchengの先行研究では，全がんの死亡リスクは一般集団と同じであることが報告されており，今後も引き続き追跡調査を継続し，検証を積み重ねる必要があるものと考えられる．

肺がんの死亡リスクをみると，男性の油症患者では追跡調査期間全体を通して有意に高い値を示した．いくつかの先行研究では，ダイオキシン曝露により肺がんの死亡リスクが高くなることが報告されている．しかしながら，Yuchengに関する先行研究では，肺がんの死亡リスクは一

般集団との違いはみられていない。今回の解析では，油症患者の個々の喫煙習慣については考慮していないものの，油症患者と一般集団との間で喫煙習慣を含めた教育文化的な習慣に大きな違いがあるとは考えにくいことや，喫煙との因果関係が指摘されている他のがんについては死亡リスクの増加がみられなかったことから，喫煙習慣の影響については少ないものと考えられる。

　肝がんおよび肝疾患の死亡リスクは，男女ともにそれぞれ高い傾向がみられており，過去の追跡調査の結果と同様の傾向であった。しかしながら，Yuchengの先行研究によると，肝がんの死亡リスクは一般集団との違いはみられないものの，肝疾患の死亡リスクでは有意に高いことが報告されている。これらの違いについては，肝がんと肝疾患での死亡診断上の誤分類が影響している可能性がある。また，日本は先進国の中でも肝がんの死亡率が高く，特に西日本における肝がんの死亡率は全国平均と比較すると高いことが報告されている。油症患者の多くは，九州地方や中国地方といった西日本に集中しており，こういった要因も肝がんによる死亡リスクの増加に影響している可能性があると考えられる。しかしながら，油症事件発生当初からの死亡リスクの動向をみると，近年は減少傾向がみられており，油症患者の死亡リスクを長期的にみた場合には，一般集団の死亡リスクに近づいている可能性が示唆された。

　本研究において，我々は油症患者の追跡調査情報を最新のものに更新し，油症患者の死亡リスクについて再評価を行った。その結果，男性の全がんおよび肺がんでは，一般人と比較すると有意に高い傾向がみられた。また，死亡リスクの長期的な傾向をみると，油症事件発生から年数が経過するに従って減少傾向がみられており，近年は一般集団の死亡リスクに近づいている可能性が示唆された。今後，引き続き追跡調査を継続するとともに，油症患者の死亡機序について詳細を明らかにすることが重要であると考えられる。

文　献

1) Onozuka D, Yoshimura T, Kaneko S, Furue M (2009) Mortality After Exposure to Polychlorinated Biphenyls and Polychlorinated Dibenzofurans : A 40-Year Follow-up Study of Yusho Patients. Am J Epidemiol 169 (1) : 86-95.

第7章 油症における酸化ストレス

清水和宏

　1968年のカネミ油症事件発生後40年以上経過し，初期に認められた激しい症状は現在ほとんど認められなくなっている。油症の原因物質であるカネミオイルにはPolychlorinated biphenyls (PCB), Polychlorinated quaterphenyls (PCQ)及びPolychlorinated dibenzofurans (PCDF)を含むダイオキシン類が混在していたが，近年血中ダイオキシン類の微量濃度測定が可能になったことにより血中PCB, PCQ濃度以外に油症患者認定の新たな認定基準として血中PCDF値が追加された。1975年の長崎油症研究班発足以来，長崎大学医学部皮膚科学教室は油症患者の検診と油症研究に連綿として従事してきたが，1996年，PCBはその代謝過程においてsuperoxide (O_2^-)を産生することがOakleyらによって報告された(1)。そこで我々は高PCB血症を示す油症患者はPCBより発生するO_2^-の影響を受けているとの仮説をたて，油症患者における酸化ストレス状態を検討すべく新たな研究をスタートさせた。脂質酸化ストレスのマーカーとしてすでに種々の酸化ストレスで高値が報告されていた8-Isoprostane (8IP)をマーカーとして選択し，油症患者と年齢をあわせた正常コントロールで比較検討したところ油症患者尿において有意に高値を示していることを世界で初めて発見した(2)(図7.1)。

　一方加藤らにより新しい酸化ストレスのマーカーとしてHexanoyl-Lysine (HEL)が1999年に報告された(3)。この脂質過酸化の初期段階を捉えるとされているHELを酸化ストレスマーカーとして選択し血中の値を測定することにより油症患者の初期酸化ストレスの状況を評価検討

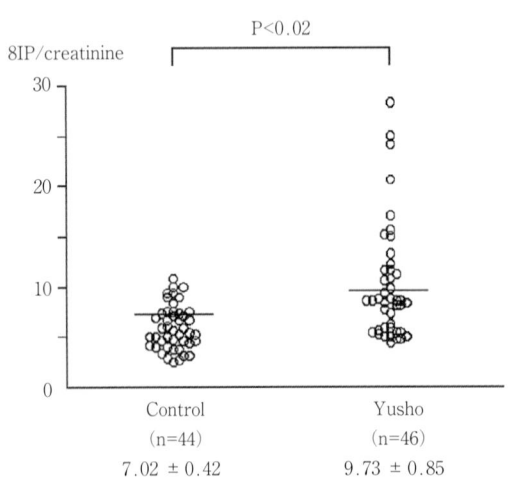

図7.1 文献2より抜粋，脂質酸化のマーカーである8IPは油症患者尿中で有意に高値を示していた。

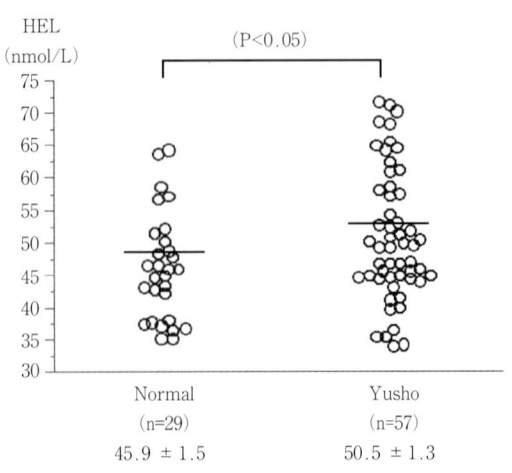

図7.2 初期酸化ストレスのマーカーであるHELは油症患者血中にて有意に高値を示していた。

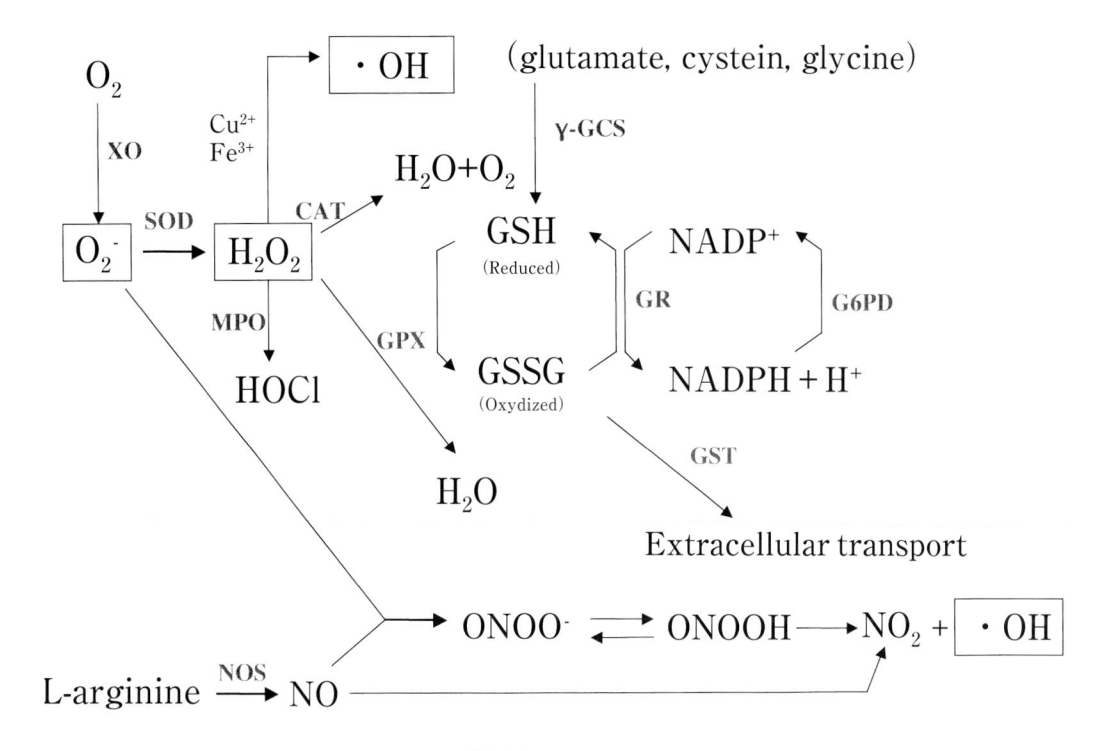

図7.3 活性酸素のメタボリックマップ

したところ正常人に比して有意な上昇を確認した（図7.2, unpublished data）。さらに患者尿を用いてHELの定量比較を検討したが尿では有意差を認めなかった。今回のHELの上昇という結果は尿中8IPに加え血中におけるHELという新しい酸化ストレスマーカーを認めたことになり，よりきめこまかな患者フォローに役立てられるものと期待される。

　以上より油症は酸化ストレス状態であることが証明されたわけであるが，次に我々は酸化ストレスに40年以上さらされている油症患者におけるO_2^-の抗酸化機構への影響を検討した。O_2^-はsuperoxide dismutase（SOD），glutathione peroxidase（GPX），catalase（CAT）によりH_2Oへと代謝される（図7.3）。これら代表的抗酸化酵素の比較検討を油症患者と正常コントロールの血清を用いて行った。GPX，CATにおいては異常を認めなかったが，SODのisoenzymeの中で恒常発現型であるCu, Zn-SODの有意な低下，誘導型であるMn-SODの有意な上昇を油症患者血清において確認した（4）（図7.4, 7.5）。このことは長期間のO_2^-曝露により血中SOD値が影響を受けたものと考えられた。すなわち恒常発現型のCu, Zn-SODはO_2^-消去のために消費され低下し，その低下のために誘導型のMn-SODが誘導をうけ上昇している可能性が考えられた。

　一方O_2^-は一酸化窒素（nitric oxide, NO）合成酵素の誘導をかけることが知られている（5）。代謝過程でO_2^-を出すPCBの血中濃度が高い油症認定患者においてもNOの合成が亢進している可能性を考え，NOの代謝産物であるnitriteの測定を血中にて施行した。その結果患者血中

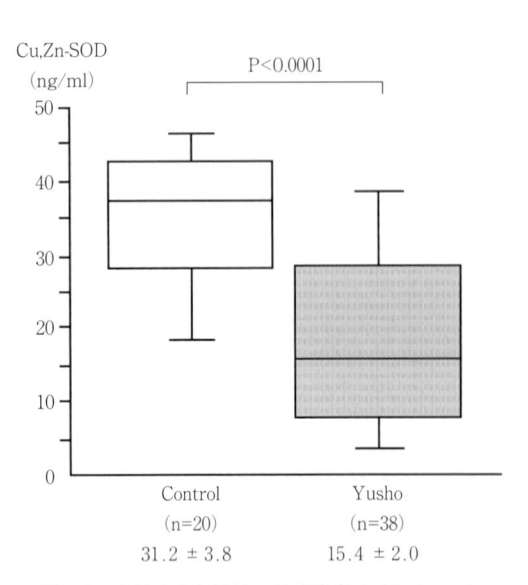

図7.4 文献4より抜粋，油症患者血中において恒常発現型 Cu, Zn-SOD は有意に低下していた。

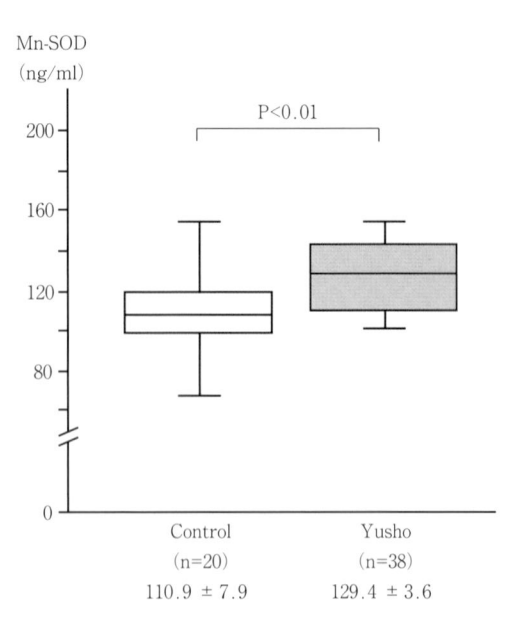

図7.5 文献4より抜粋，油症患者血中において誘導型 Mn-SOD は有意に高値を示していた。

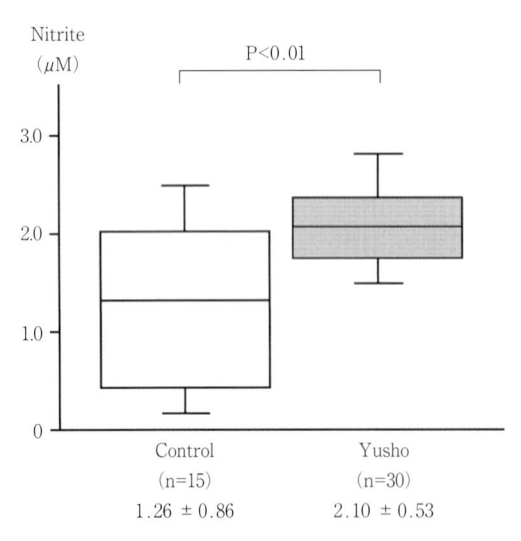

図7.6 文献6より抜粋，油症患者血中において NO 代謝産物（nitrite）は有意に高値を示していた。

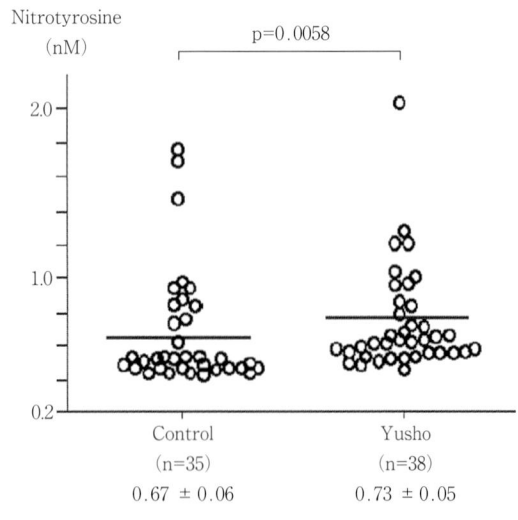

図7.7 文献7より抜粋，油症患者尿中において nitrotyrosine は有意に高値を示していた。

の nitrite は予想通り有意に上昇を示していた（6）（図7.6）。

　この事実は PCB より発生する O_2^- の影響を長期に受け続け，油症患者における NO の合成が亢進しているためと考えた。一方 O_2^- は NO と迅速に反応して peroxynitrite（$ONOO^-$）となり強い組織障害を示すと考えられている。我々は $ONOO^-$ の影響により生じる最終産物である

第7章　油症における酸化ストレス

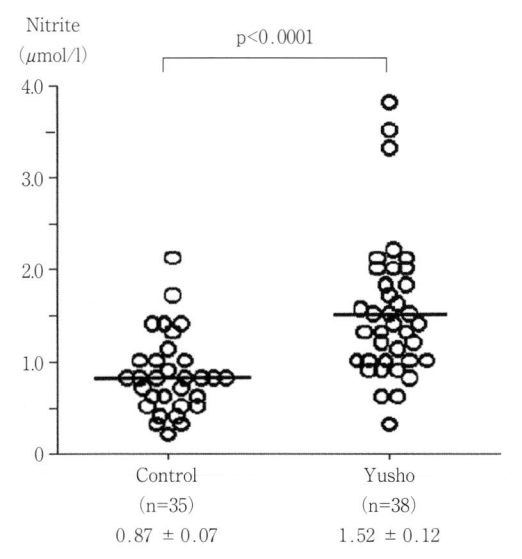

図7.8 文献7より抜粋．油症患者尿中において nitrite は有意に高値を示していた．

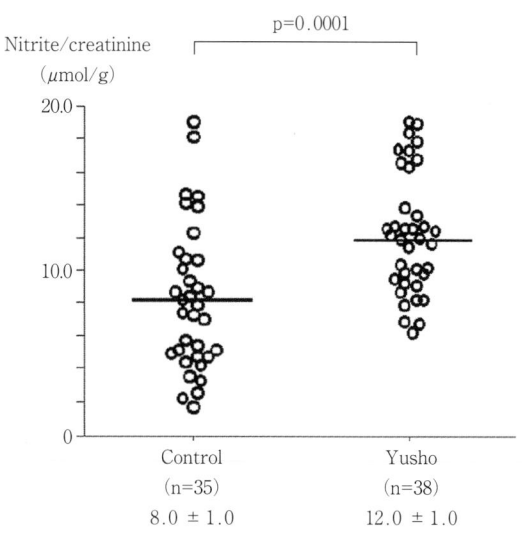

図7.9 文献7より抜粋．油症患者尿中において nitrite は creatinine で補正しても有意に高値を示していた．

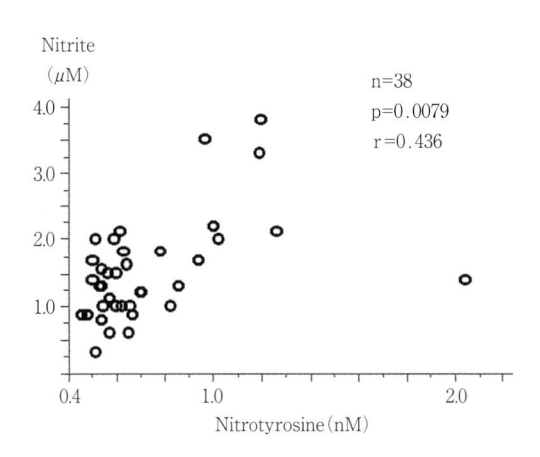

図7.10 文献7より抜粋．油症患者尿中において nitrite と nitrotyrosine は正の相関を示していた．

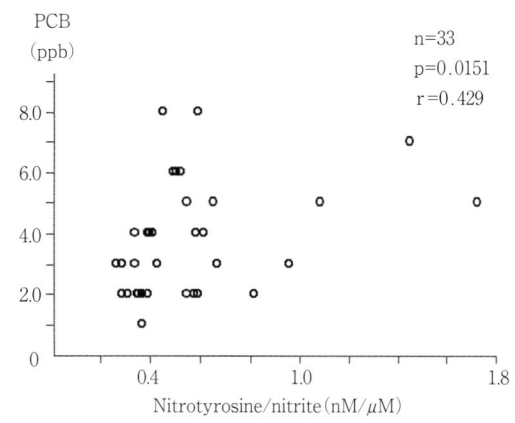

図7.11 文献7より抜粋．油症患者尿中において nitrite に対する nitrotyrosine の比率は PCB 濃度に正の相関を示していた．

nitrotyrosine の検討を油症患者において行ったところ患者尿中において有意な高値を認めた（図7.7）。また先に患者血中で高値が確認された nitrite は患者尿中においても有意な高値を示しており，（図7.8），この尿中 nitrite 値は尿クレアチニンで補正した値でも有意差を示していた（図7.9）。当然ながらこの尿中の nitrite と nitrotyrosine は正の相関を示しており（図7.10），さらに

尿中 nitrotyrosine/nitrite 比は PCB 濃度と正の相関を示すという極めて興味深い結果を得た（図7.11）。すなわち $O_2^- + NO \rightarrow ONOO^-$ の反応における O_2^- の供給が PCB による可能性が示唆されたことになる (7)。

　我々は人類史上初めての PCB, PCQ 及びダイオキシン類複合汚染による中毒被害者である油症患者が慢性酸化ストレス状態にあることを初めて確認し，患者は酸化ストレスの影響を長期間受け続け抗酸化機構の乱れを生じているという現状を報告した。現在漢方による臨床治験や高脂血症治療薬による臨床治験が行われているが，油症患者体内の汚染物質除去効果のある薬剤の開発や確認は未だなされていないのが現状である。油症治療の第一選択は PCB, PCQ 及びダイオキシン類の除去，排出促進であるが，それがむずかしい現状において次なる選択は，我々が見いだした「油症患者は，慢性的に酸化ストレスに曝されている」という状態を改善するための抗酸化剤や抗酸化酵素の治療利用と考えられる。すなわち，酸化ストレスに曝露されるが故に起こる疾病に対する予防的意味合いにおいてその投与は極めて意味のあるものと考えられ，今までに見いだした酸化ストレスのマーカーは治療効果判定の良い指標にもなりうるため極めて重要である。我々は今まで蓄えてきたデータや手技を携え油症患者の新しい治療薬の開発や診療に関わり，少しでも油症患者の治療，予後改善に役立てれば幸いである。

文　献

1) Oakley GG et al (1996) Oxidative DNA Damage Induced by Activation of Polychlorinated Biphenyls (PCBs): Implications for PCB-Induced Oxidative Stress in Breast Cancer. Chem. Res. Toxicol. 9: 1285-1292.
2) Shimizu K. et al (2007) Lipid peroxidation is enhanced in Yusho victims 35 years after accidental poisoning of polychlorinated biphenyls in Nagasaki, Japan. J Appl. Toxicol., 27: 195-197.
3) Kato Y et al (1999) Formation of Nε-(hexanoyl) lysine in protein exposed to lipid hydroperoxide. J Biol. Chem. 274 (29): 20406-20414.
4) Shimizu K et al (2003) Serum antioxidant levels in Yusho victims over 30 years after the accidental poisoning of polychlorinated biphenyls in Nagasaki, Japan. Toxicol. Ind. Health 19: 37-39.
5) Adcock IM et al (1994) Oxidative stress induces NFkappaB DNA binding and inducible NOS mRNA in human epithelial cells. Biochem. Biophy. Res. Co. 199: 1518-1524.
6) Shimizu K et al (2002) Serum concentration of nitric oxide in Yusho patients over 30 years after the accidental poisoning of polychlorinated biphenyls in Japan. Toxicol. Ind. Health 18: 45-47.
7) Shimizu K. et al (2008) Increased levels of urinary nitrite and nitrotyrosine in Yusho victims 40 years after accidental poisoning of polychlorinated biphenyls in Nagasaki, Japan. J Appl. Toxicol., 28: 1040-1044.

第8章 油症におけるクレアチンキナーゼ

吉村俊朗, 中野治郎, 沖田 実, 北村 喬

8.1 はじめに

　血清クレアチンキナーゼ (CK) は, 筋ジストロフィー症で高値を呈することが発見され, 現在, 筋疾患のマーカーとして臨床で用いられている。血清 CK が高値を示す疾患は, 筋の壊死を呈する筋疾患 (進行性筋ジストロフィー症, 多発筋炎・皮膚筋炎, アルコール性ミオパチー, 低カリウム血清ミオパチー, 悪性高熱, 凍傷, 虚血性筋障害等), 神経原性筋萎縮 (Kugelberg-Welander 病, Charcot-Marie-Tooth 病, 筋萎縮性側索硬化症), 中枢神経系疾患 (脳血管障害の急性期, 髄膜脳炎, てんかん発作時), 中毒 (アルコール中毒, 催眠薬中毒, クロフィブレート中毒, クロロキン中毒, ピンドロール), 心疾患 (心筋梗塞の急性期, 心筋炎, 心外膜炎), 内分泌疾患 (甲状腺機能低下症, 副甲状腺機能低下症, 偽性副甲状腺機能低下症, 末端肥大症, 糖尿病), 麻酔時など様々な疾患で上昇することが報告されている (1)。

　カネミ油症検診者の血清データの中で, CK の上昇が高頻度に認められるが, その頻度, 上昇の意義に関しては不明であった。そこで, 1995 年から 2008 年までカネミ油症検診者の血清 CK 上昇に関して検討した。また, 血清アルドラーゼ (fructose-1, 6-bisphosphate aldolase) は分子量約 15 万～16 万で, 骨格筋, 脳, 心筋, 大腸, 肝, 腎に多く存在する。Polychrolobiphenyl (PCB) は, 動物実験で肝のアルドラーゼの活性を抑制すると報告 (2, 3) されていることもあり, カネミ油症検診者の血清アルドラーゼ (ALD) 活性の低下にも注目し, CK, PCB, PCQ などとの関係を調査した。

8.2 血清 CK の経年変化

　長崎県の油症検診は, 五島地区 (玉之浦, 奈留) においては午前中の空腹時, 長崎地区では午後より行われている。図 8.1 に示すように, 1995 年には受診者の 21.4 ％に血清 CK 上昇が認められたが, 2008 年には 7.0 ％まで減少してきている。図 8.2 に血清 CK 異常率の経年変化とその回帰直線をしめしたが, 年ごとに検診者の CK 異常率は減少している ($r = -0.76$, $p < 0.001$)。表 8.1 には, 1995 年から 2008 年までの各年の男女合わせた長崎県カネミ油症検診者各個人の血液 PCB 濃度, 血液 PCQ 濃度の平均値, および男性の血液 PCB 濃度, PCQ 濃度, 女性の血液 PCB 濃度, PCQ 濃度の平均値を表した。この表をもとにして, 長崎県の油症検診者の 1995 年から 2008 年までの血液 PCB 濃度の平均値の散布図と回帰直線をしめした ($r = -0.82$, $p < 0.001$) (図 8.3 (A))。年々 PCB 濃度は減少してきている。同様に, 図 8.3 (B) には血液 PCQ 濃度の平均値の散布図と回帰直線を示した。血液 PCQ 濃度は, PCB と異なり年々の減少は認められていない。また, 血清 CK の異常率と血液 PCB 濃度の相関を求め, 図 8.4 に男女合

第 2 部　臨　床

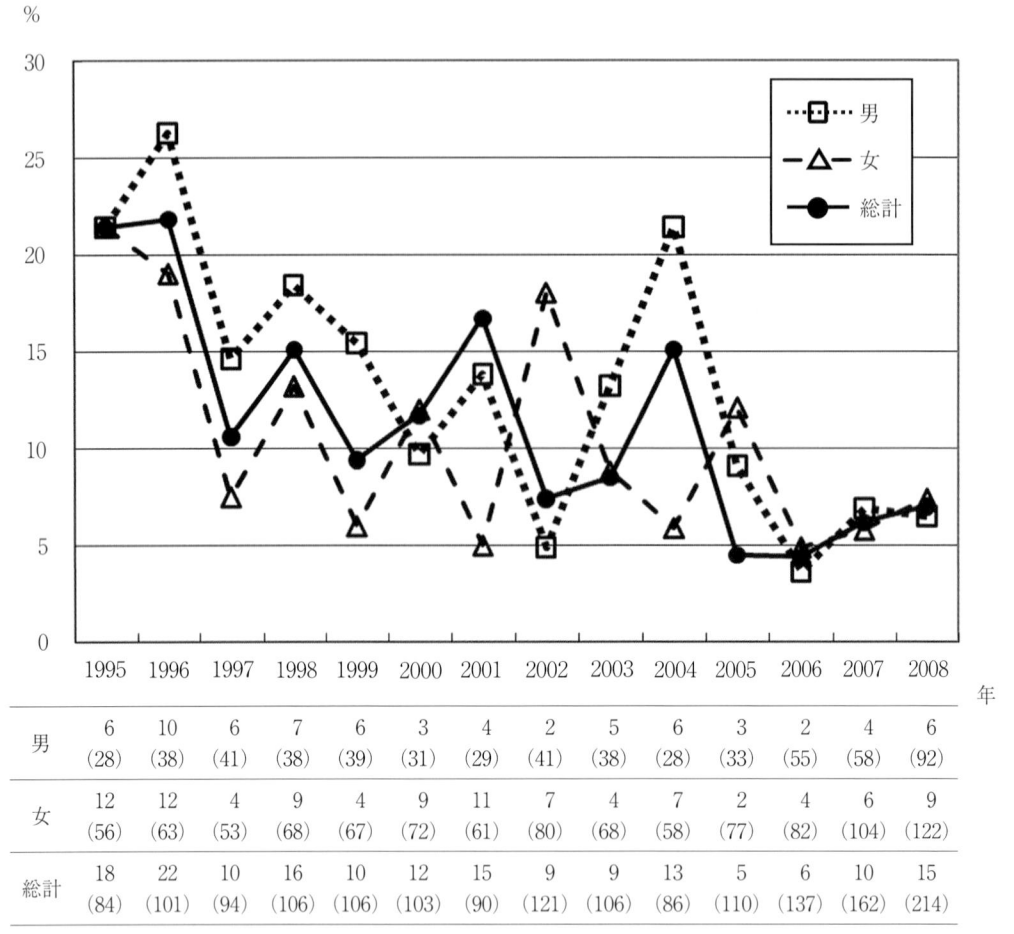

	1995	1996	1997	1998	1999	2000	2001	2002	2003	2004	2005	2006	2007	2008
男	6 (28)	10 (38)	6 (41)	7 (38)	6 (39)	3 (31)	4 (29)	2 (41)	5 (38)	6 (28)	3 (33)	2 (55)	4 (58)	6 (92)
女	12 (56)	12 (63)	4 (53)	9 (68)	4 (67)	9 (72)	11 (61)	7 (80)	4 (68)	7 (58)	2 (77)	4 (82)	6 (104)	9 (122)
総計	18 (84)	22 (101)	10 (94)	16 (106)	10 (106)	12 (103)	15 (90)	9 (121)	9 (106)	13 (86)	5 (110)	6 (137)	10 (162)	15 (214)

括弧内の数字は受診者総数で，数字は血清 CK が異常値を呈した人数

図 8.1　CK 異常率の経年変化

r=-0.76　p＜0.001

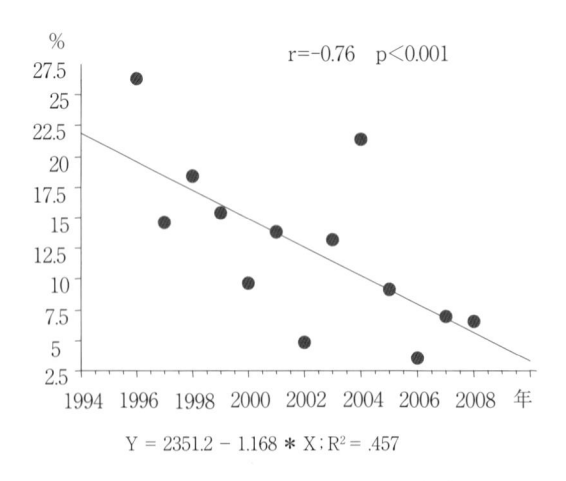

$Y = 2351.2 - 1.168 * X; R^2 = .457$

図 8.2　CK 異常率の経年変化と回帰直線

第 8 章　油症におけるクレアチンキナーゼ

表 8.1　血液 PCB 濃度と血液 PCQ 濃度

年	1995	1996	1997	1998	1999	2000	2001	2002	2003	2004	2005	2006	2007	2008	平均±標準偏差
PCB 総	3.69	3.80	3.41	4.00	3.43	2.99	3.96	3.40	3.43	2.91	2.77	2.02	2.59	2.03	3.17 ± 0.65
PCB 男	4.24	4.62	4.14	4.47	4.17	3.71	4.62	3.88	3.63	3.48	3.38	2.18	2.45	2.22	3.66 ± 0.84
PCB 女	3.41	3.27	2.81	3.74	2.97	2.68	3.63	3.12	3.31	2.62	2.51	1.92	2.69	1.89	2.90 ± 0.57
PCQ 総	0.09	0.28	0.40	0.33	0.43	0.39	0.46	0.34	0.82	0.38	0.21	0.24	0.44	0.26	0.36 ± 0.17
PCQ 男	0.03	0.24	0.32	0.27	0.36	0.31	0.36	0.25	0.70	0.28	0.15	0.19	0.25	0.18	0.28 ± 0.15
PCQ 女	1.06	0.30	0.46	0.37	0.48	0.42	0.51	0.40	0.88	0.42	0.23	0.27	0.59	0.31	0.48 ± 0.23

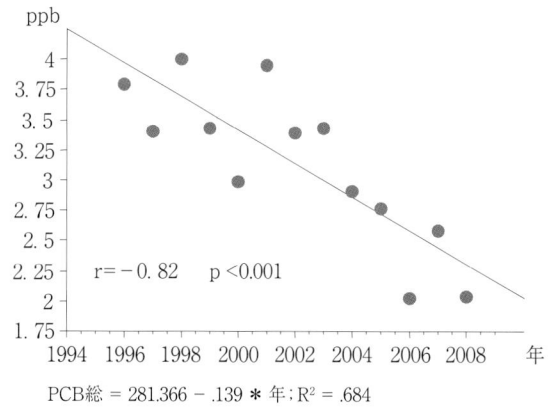

PCB総 = 281.366 − .139 ∗ 年；R^2 = .684

図 8.3(A)　血液 PCB 濃度の経年変化

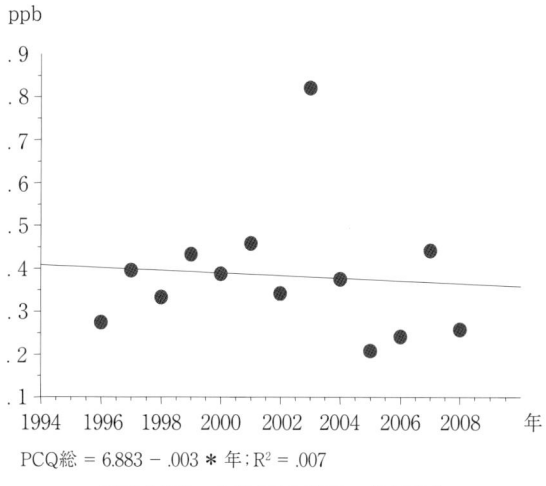

PCQ総 = 6.883 − .003 ∗ 年；R^2 = .007

図 8.3(B)　血液 PCQ 濃度の経年変化

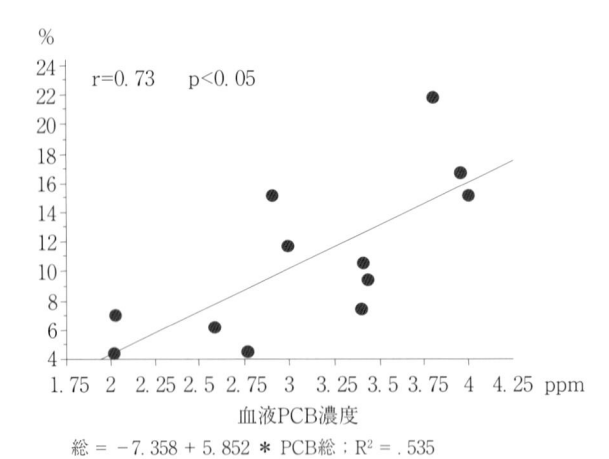

図8.4 CK異常率と血液PCB濃度の相関

わせた血清CK異常率とその年度の血液PCB濃度の平均値の散布図と回帰直線を表している。この相関係数は0.73（$p<0.05$）で血清CKの異常率と血液PCB濃度との間に強い相関を認めた。同様に，男性のみのCK異常率と男性検診者のPCB濃度との相関係数は0.69（$p<0.05$），女性のみのCK異常率とPCB濃度の相関係数は0.57（$p<0.05$）で，血清CKの異常率と血液PCB濃度に有意な相関を認めた。血液PCQ濃度とCK異常率との相関を求めたが，男女合わせたCK異常率，男女別々の異常率いずれも相関を認めなかった。

以上のことから，カネミ油症検診者の血清CK上昇には，血液PCBが関与していることが示唆される。

8.3 血清アルドラーゼ（ALD）

ALDは六炭糖であるフルクトース1,6ビスリン酸（FDP）を開環縮合させる反応に関与したり，肝臓においてフルクトース1-リン酸（F1P）を可逆的に触媒する酵素である。糖代謝において重要な役割を演じている分子量約15〜16万の酵素でA, B, Cの3種類のアイソザイムからなる（4）。全ての細胞に存在しているが，特に筋肉，肝臓，脳に多く存在する。それぞれ筋型であるA型，肝臓型であるB型，脳型であるC型に分かれる（5）。A型（筋型）はFDPに対して高い親和性を持ち，解糖系からエネルギー産生を行っている。B型（肝型）はFDPとF1P共に同等に親和性を持ち，等しく触媒する。FDPとF1Pを共に基質にすることは糖の新生に有益である。C型（脳型）はA型とB型の中間的な性質で脳・脊髄などの神経細胞に多く含まれる。通常，血清ALD活性測定は，FDPを基質としてUV法で測定されている。従って，筋組織に多いA型の酵素活性測定に適した条件で血清ALD活性が測定されている（6）。年齢による血清ALDの差は，成人においては，20〜39歳，40〜59歳，60〜70歳の3群間の平均値と標準偏差に男女ともに有意差を認めていない（7）。そして，ALDは解糖系と糖新生系のいずれにおいても関与する酵素である。

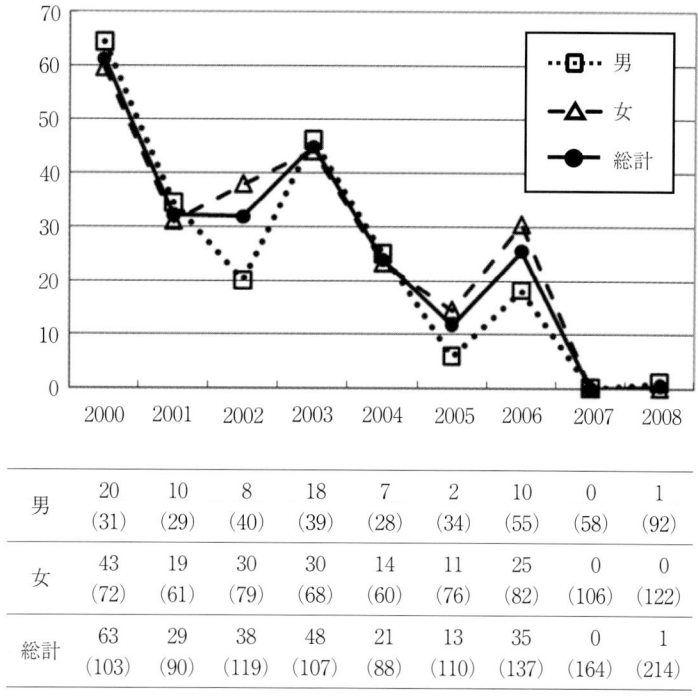

第8章 油症におけるクレアチンキナーゼ

	2000	2001	2002	2003	2004	2005	2006	2007	2008
男	20 (31)	10 (29)	8 (40)	18 (39)	7 (28)	2 (34)	10 (55)	0 (58)	1 (92)
女	43 (72)	19 (61)	30 (79)	30 (68)	14 (60)	11 (76)	25 (82)	0 (106)	0 (122)
総計	63 (103)	29 (90)	38 (119)	48 (107)	21 (88)	13 (110)	35 (137)	0 (164)	1 (214)

数値は血清 ALD 値が異常を呈した人数で，括弧内の数字は受診者総数

図 8.5 血清 ALD の異常率と経年変化

PCB 126 は FDP と F1P を基質とした ALD 活性を阻害する (2, 3)。従来，臨床では血清 ALD は，進行性筋ジストロフィー症，多発筋炎などの筋疾患，甲状腺機能低下症に伴う筋疾患，肝疾患 (1)，白血病などの悪性腫瘍の際，高値を呈する疾患として注目されてきた (8)。血清 ALD が低下する疾患は，発生頻度が極めて少なく，遺伝性果糖不耐症 (9)，Tay-Sacks 病などがあり，また，エストロゲンの投与で血清 ALD は低下する (10)。そこで，長崎県カネミ油症検診者を対象に血清 ALD を測定し，血清 CK，血液 PCB，PCQ，PCDF 濃度との関係について検討した。

8.3.1 血清 ALD 値が正常値以下に低下した率の経年変化

PCB 126 が ALD 活性を抑制したと報告 (2, 3) されているので，血清 ALD 活性が正常値以下に低下した群を異常群として検討した。男女ともに合わせた血清 ALD 異常率は，測定を開始した 2000 年は 61.2 % に異常が認められたが，2008 年には 0.5 % に減少した（図 8.5）。

8.3.2 血清 ALD と血清 CK，および血液 PCB 濃度との関係 (11)
(1) 検討方法
長崎県のカネミ油症検診者の血液を 2000 年から 2006 年の期間，調査し，個々人の血清 ALD

第 2 部 臨　　床

表 8.2　血清 ADL 値に基づく分類（7 年分）

	人数	性別 男性	性別 女性	地区別 長崎	地区別 玉之浦	地区別 奈留
正常群	28 名（30.1%）	8 名	20 名	16 名	9 名	3 名
一時低下群（低頻度）	24 名（25.8%）	5 名	19 名	7 名	13 名	4 名
一時低下群（高頻度）	38 名（40.9%）	15 名	23 名	6 名	16 名	16 名
低下群	3 名（3.2%）	2 名	1 名	0 名	3 名	0 名
合計	93 名（100.0%）	30 名	63 名	29 名	41 名	23 名

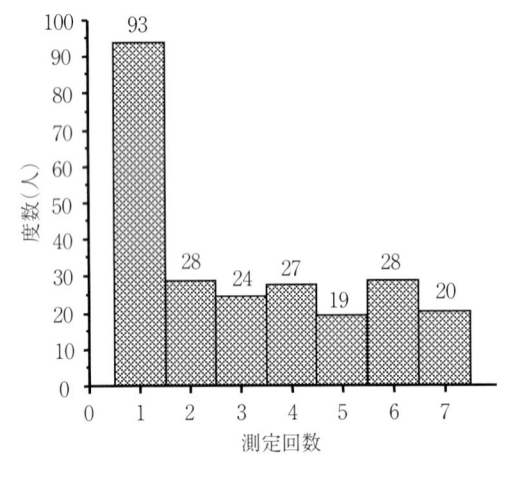

図 8.6　血清 ALD 測定回数の分布（2000～2006 年）

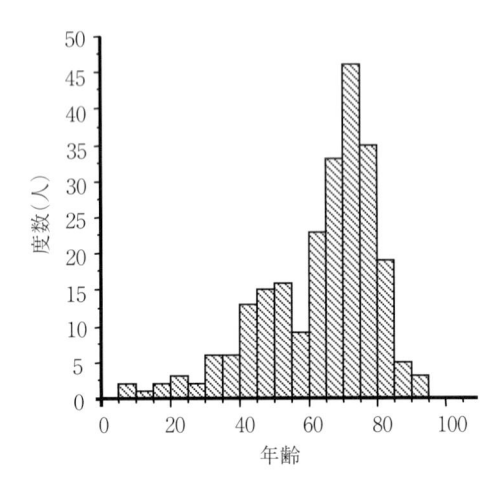

図 8.7　年齢の分布（2000～2006 年）

の経過と変動，ならびに血清 CK との関連性，血液 PCB，PCQ，PCDF 濃度との関係を検討した。血清 ALD を 4 回以上測定した 93 名（男性 30 名，女性 63 名）を分析対象とした。そして，血清 ALD に基づき以下の 4 群に分類し，各群の血清 CK，血液 PCB，PCQ，PCDFs 濃度，TEQ を比較検討した。血清 ALD の正常範囲は 1.9～4.7 U/l である。

　　正常群：毎回正常範囲（1.9～4.7 U/l）であった検診者。
　　一時低下群（低頻度）：1 回のみ，低値であった検診者。
　　一時低下群（高頻度）：少なくとも 2 回以上，低値であった検診者。
　　低下群：毎回の検診で低値であった検診者。

　血清 ALD の値により 4 群に分類した結果，表 8.2 のような人数であった。2000 年から 2006 年までの 7 年間，血清 ALD の測定状況をみると，1 回のみ受診は 93 名（38.9 %），2 回が 28 名（11.7 %），3 回 24 名（10.0 %），4 回 27 名（11.3 %），5 回 19 名（7.9 %），6 回 28 名（11.7 %），7 回 20 名（8.3 %）で，7 年間で平均 3 回の受診状況であった（図 8.6）。対象となった検診者の年齢分布を図 8.7 に示す。受診年齢は 70 から 75 歳が最も多かった。

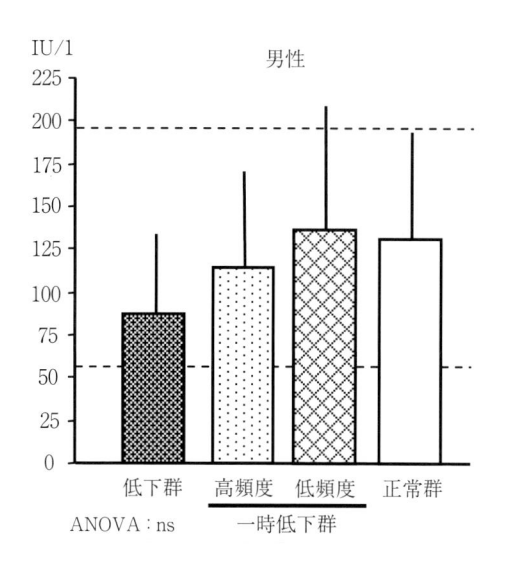

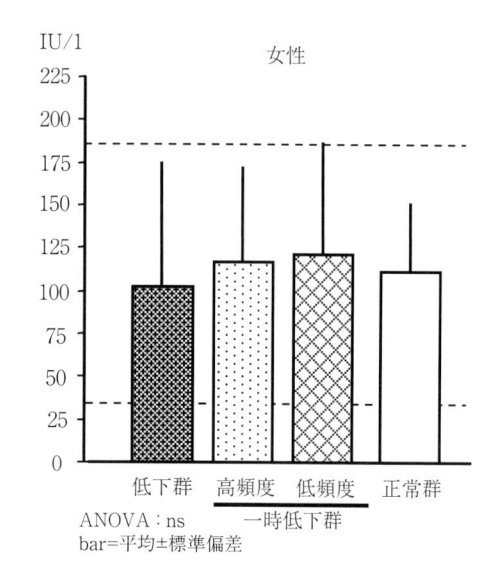

図8.8 各群の血清CK（血清ALDによる分類）

グラフ中にCK値の正常範囲を点線で示している。

表8.3 血清CK上昇群の血清ALD値

	男性	女性
CK値	275.0 ± 59.4 (n=34)	247.3 ± 109.5 (n=59)
ALD値	3.1 ± 1.4 (n=34)	2.8 ± 1.2 (n=59)

(2) 血清ALDと血清CKの関係

　血清ALDの変化に伴う各群の血清CK変動の有無を検討し（図8.8），血清CK上昇と血清ALD低下の相関も検討した。その結果は血清CKに有意差もなく，血清CK上昇と血清ALD低下の相関も明らかにできなかった（11）。また，血清CK上昇群の血清ALDの平均値を求めた。その血清ALDは，正常値の範囲内であった（表8.3）。血清CK上昇群の血清ALDのヒストグラムを図8.9（A）(B) に示した。男性の1例のみに血清CKと血清ALDが共に上昇していた。多発筋炎や筋ジストロフィー症など筋の壊死を認める疾患では血清CKと血清ALDが共に上昇するが，カネミ油症検診者にみられる血清CK上昇の機序は筋の壊死によるものではないと推測した。

(3) 血清ALDの変化と血液PCB，PCQ濃度の関係

　血清ALDが常に低下している群および高頻度に低下している群の2群は，血清ALDに異常のない正常群に比較し，血液PCBs濃度は有意に高値を示した。血液PCQ濃度には各群間で有

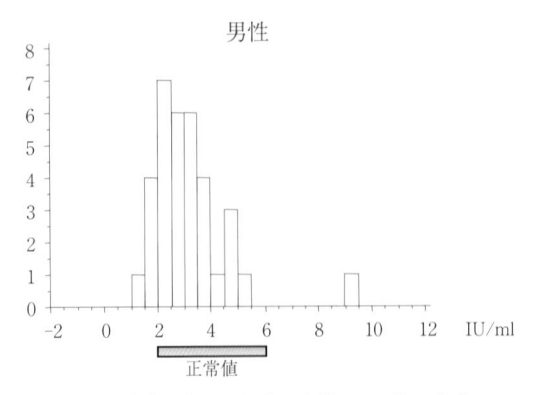

図 8.9(A) 高 CK 血症の血清 ALD 値の分布 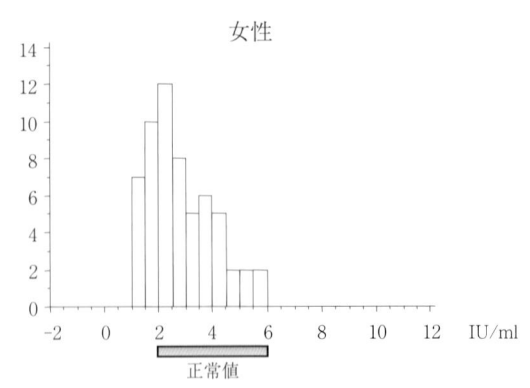   **図 8.9(B)** 高 CK 血症の血清 ALD 値の分布

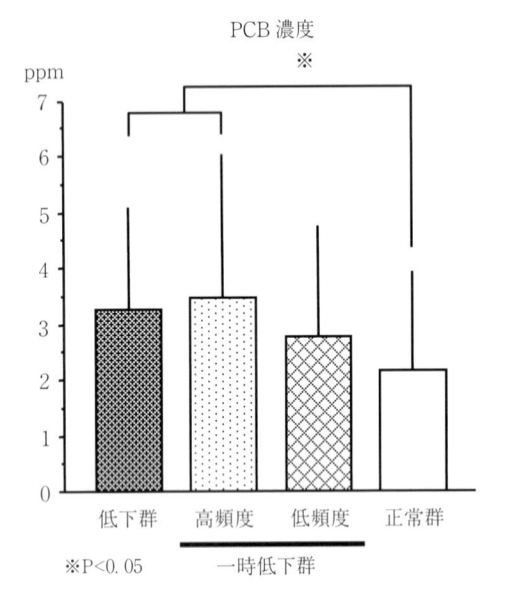

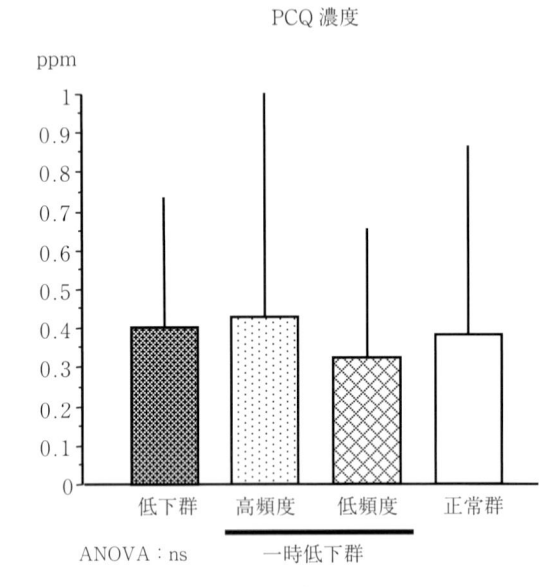

図 8.10 各群の血中 PCBs, PCQ 濃度（血清 ALD による分類）

意な差を認めなかった（図 8.10）。

(4) 血清 ALD 値の変化と血液 PCDF 濃度，TEQ の関係

血清 ALD が常に低下している群および高頻度，低頻度低下しているいずれの群も，血清 ALD に異常のない正常群に比較し，血液 PCDFs 濃度，TEQ 共に高い値を示したが，統計学的に有意差を認めなかった（図 8.11）。

(5) 地域別での血清 ALD 値，血清 CK 値，PCB，PCQ，PCDFs 濃度，TEQ の比較（12）

2000 年から 2005 年までのデータを使用し，地域別でも血清 ALD の比較を行った。統計学的処理としては，一元分散分析，PLSD の Fisher 法を適用し，危険率 5％未満で，これら各群の血清 CK，血液 PCB，PCQ，PCDFs 濃度および TEQ を比較検討した。対象となった検診者数は，

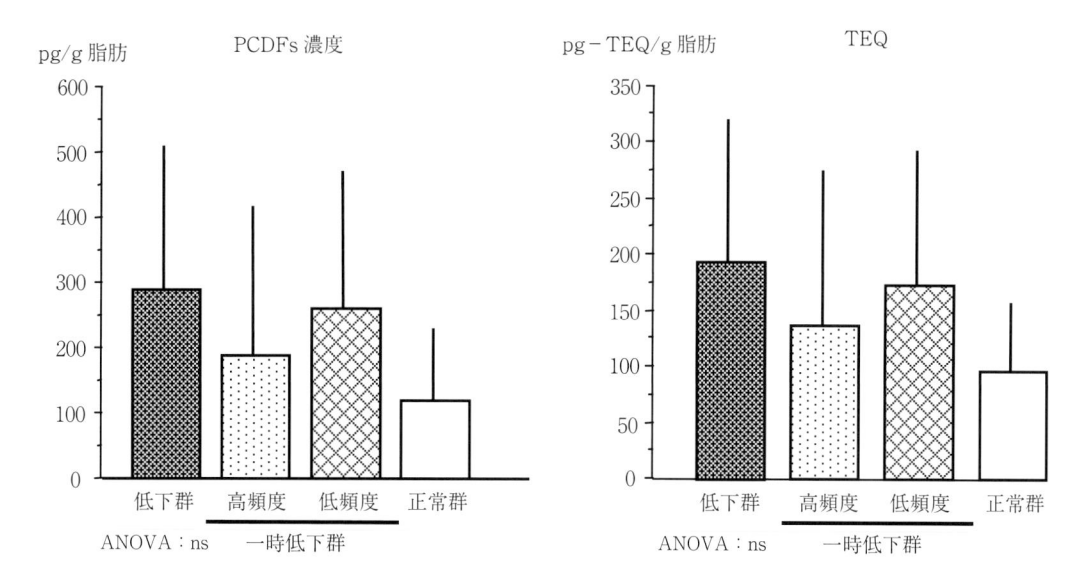

図 8.11　各群の血中 PCDFs 濃度・TEQ（血清 ALD による分類）

長崎地区（34 名, 延べ 115 名），
玉之浦地区（58 名, 延べ 217 名），
奈留地区（41 名, 延べ 111 名）であった。

長崎地区と比較し，玉之浦地区，及び奈留地区の血清 ALD の値は有意に低下していた（図 8.12）。一方，血清 CK 値を検討すると，男性では玉之浦地区，奈留地区で長崎地区に比べ有意に高値を示したが，女性では差がなかった。（図 8.13）。血液 PCB の濃度に関しては，玉之浦地区が最も高く，奈留地区がこれに次ぎ長崎地区が有意に低かった（図 8.14（A））。PCQ の濃度も同様だが，統計的な有意差は玉之浦地区と長崎地区でのみ認められた（図 8.14（B））。また，PCDFs 濃度および，TEQ に関して同様に検討すると，玉之浦地区が長崎地区に比較して有意に高かった（図 8.15（A）（B））。まとめると，玉之浦地区および奈留地区での血清 CK 値は，長崎地区に比べ有意に高値を示している。加えて，血液 PCB，PCQ，PCDFs 濃度および TEQ の値は，玉之浦地区で有意に高かった。

(6) 血清 ALD の低下に対する因子の検索

2000 年から 2006 年のカネミ油症検診者の中で血清 ALD を 1 回以上測定した 230 名を対象とし，7 年間で測定された血清 ALD の中央値をデータとして採用した。そして，血清 ALD の低下に対する因子を見いだす目的に，血清 ALD（中央値）と血液 PCB 濃度，血液 PCQ 濃度，血清 CK, T. Chol, LDH, Hct, BUN, ChE, GOT, GPT の相関，ならびにそれぞれの寄与率を重回帰分析を用いて検討した。その結果，採用された因子としては，血液 PCB 濃度と GPT が採用された（図 8.16, 表 8.4）。血液 PCB 濃度と血清 ALD は負の相関関係があり（r = −0.16, p < 0.05），血清 GPT は正の相関を示した（r = 0.48, p < 0.0001）。以上の結果から，血清 ALD は，肝機能の GPT が高いと血清 ALD も上昇し，血液 PCB 濃度が高いと血清 ALD 値は低下す

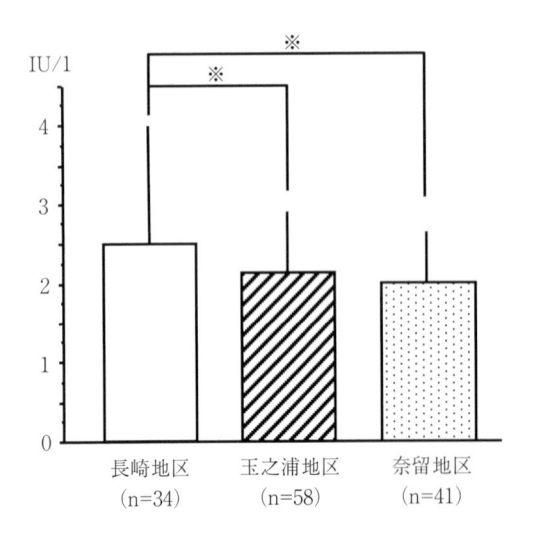

図 8.12 地区別の血清 ALD 値

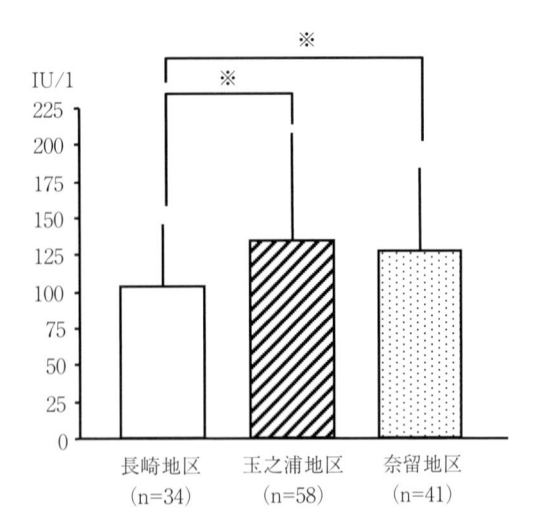

A：カネミ油症検診者，B：健常人，平均±標準偏差
※ P < 0.05

図 8.13 地区別の血清 CK 値（男性）

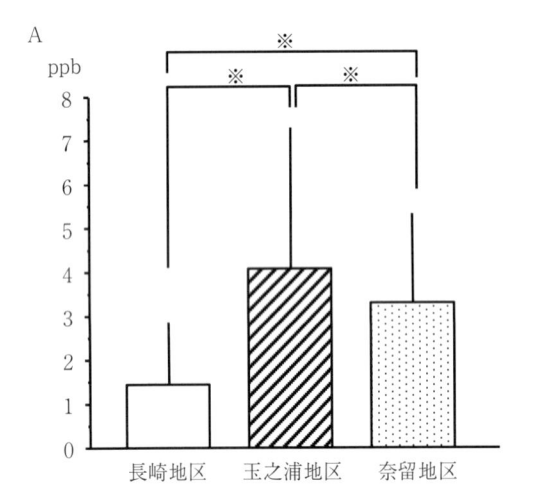

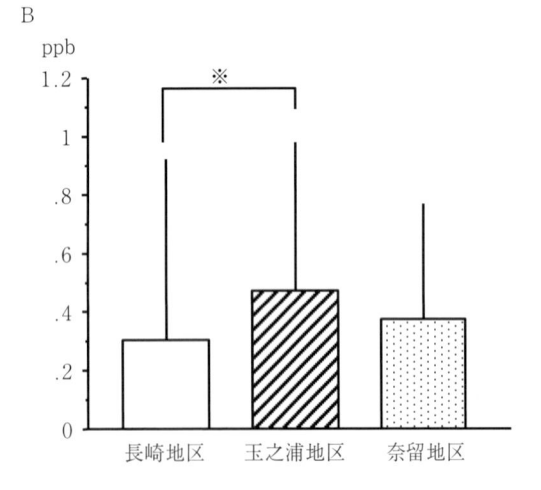

平均±標準偏差，※ P < 0.05

図 8.14 地区別の血中 PCB, PCQ 濃度

A：血中 PCB 濃度，B：血中 PCQ 濃度，bar = 平均±標準偏差
※ P < 0.05

(7) まとめ

　検診の度に血清 ALD が低値を呈する群は，正常群と比較して，血液 PCB 濃度が高値を示した。また，地区別に検討した場合も，血清 ALD が低下している地区の血液 PCB 濃度は高値を示した。そして，重回帰分析の結果，血清 ALD の低下には PCB 濃度が関与している。しかし，

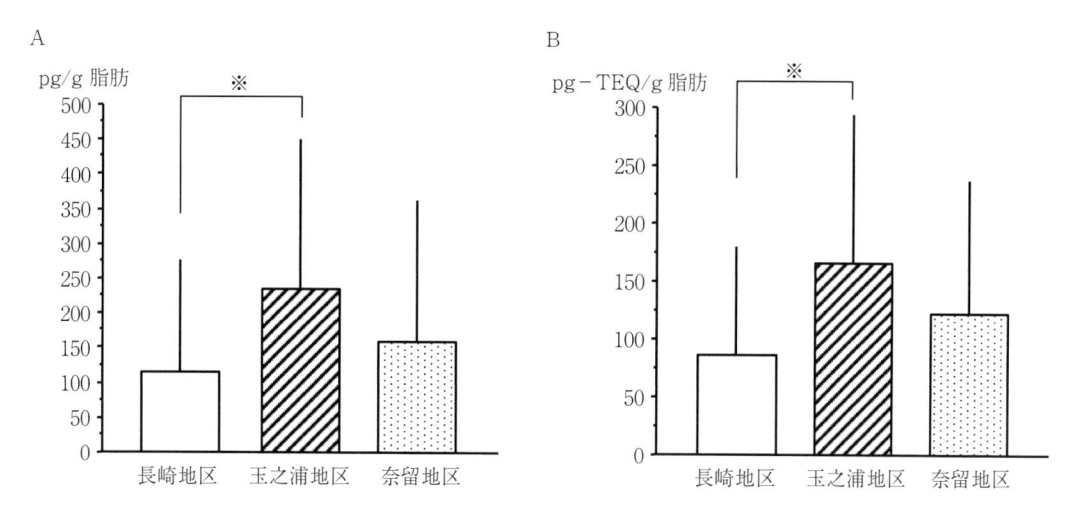

A：血中 PCDFs 濃度，B：血中 TEQ 濃度，bar = 平均 ± 標準偏差
※ P < 0.05

図 8.15 地区別の血中 PCDFs, TEQ 濃度

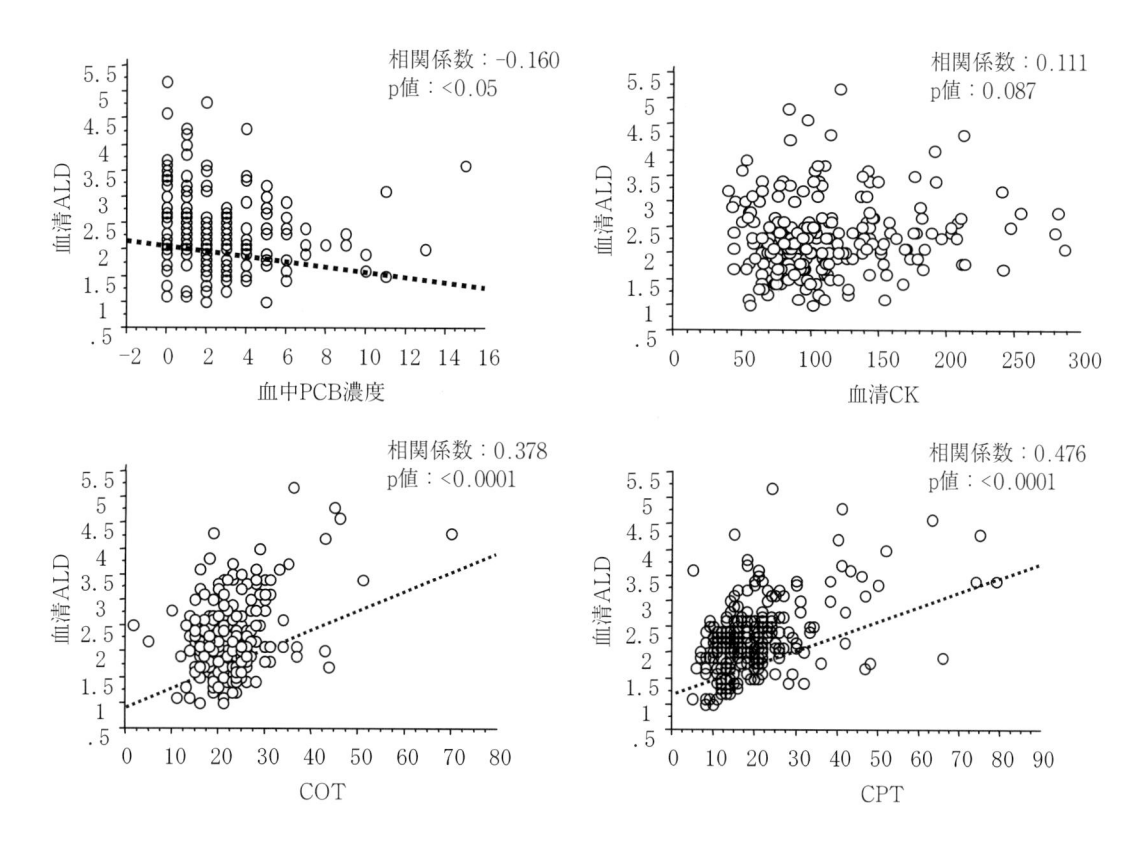

図 8.16 血清 ALD と血中 PCB 濃度，血清 CK, GOT, GPT の相関

表 8.4 採用された因子

	回帰係数	標準誤差	標準回帰係数	t 値	p 値
切片	1.839	0.096	1.839	19.226	< 0.0001
GPT	0.030	0.004	0.497	8.425	< 0.0001
PCB	-0.043	0.017	-0.150	-2.535	0.0120

相関係数 = 0.527, R^2 = 0.277, 自由度調整 R^2 = 0.270, RMS 残差 = 0.611

血液 PCQ, PCDFs 濃度と TEQ の関与は明らかにできなかった。

カネミ油症検診者では，発症初期には，全身倦怠感，食欲不振，微熱感，頭重感などの症状が報告されている (13)。ALD は解糖系と糖新生系のいずれにおいても関与する酵素であることもあり，ALD 活性の低下が，発症初期に認められた様々な愁訴を説明する原因の一つになり得る可能性がありそうである。

8.4 カネミ油症検診者の血清 CK 上昇の要因

8.4.1 血清 CK 上昇と運動量との関係 (14)

1992 年から 1996 年までの長崎県のカネミ油症検診受診者（1992 年 120 名, 1993 年 135 名, 1994 年 134 名, 1995 年 91 名, 1996 年 109 名）の血清 CK の値と，脱水の指標として血液ヘマトクリット値 (Hct)，血清尿素窒素 (BUN) の値，さらに血液 PCB 濃度を求めた。また，検診の日の仕事の状況を聴取し，その程度を肉体労働なし：0，軽労働：1，中労働：2，重労働：3 にランク付けした。各年度の血清 CK の有効サンプルは，1992 年 115 名，1993 年 134 名，1994 年 137 名，1995 年 95 名，1996 年 109 名で，これらのサンプルのうち血清 CK の上昇を認めたものは 1992 年 26 名（22.6 %），1993 年度 19 名（14.2 %），1994 年度 27 名（19.7 %），1995 年度 17 名（17.8 %），1996 年 21 名（19.3 %）であった。1993, 1994, 1995 年の 3 年間の有効延べサンプル (n = 263) について相関分析を行うと，血清 CK は Hct, BUN, PCB 濃度，運動量と有意な相関関係が認められた。また，BUN と PCB 濃度の間にも有意な相関関係が認められた。(表 8.5)。そこで，血清 CK を目的変数，Hct, BUN, PCB 濃度，運動量の 4 変数を説明変数とした重回帰分析を行い，血清 CK 上昇に直接的な影響を及ぼす因子を検討した。重回帰分析では，表 8.5 に示す分散分析表のように有意な結果が得られた。次に，各説明変数の標準偏回帰係数を算出すると，Hct：-0.19, BUN：0.14, PCB 濃度：0.15, 運動量：0.25 で，運動量が最も直接的な因子で，次いで PCB, BUN 濃度の順であった。また，Hct は負の直接的な因子であった（図 8.17）。これらの分析から，PCB の血液濃度が高い検診者で受診当日の運動量が多く，Hct 値が低く，血清尿素窒素値が高い検診者に血清 CK の値が高くなることが示唆された。

BUN の上昇は，検診時期が真夏の暑い時期であり，労働もしくは運動による発汗，脱水に伴うものと推測した。しかし，BUN の上昇と腎機能との関係などは今後の課題として残った。血清 Hct の低下の原因は，検討されていない。血清 CK は 95 % 以上が筋組織に由来し，筋組織障害の指標として知られている。そして過度の運動負荷により正常人でも血清 CK の上昇が報告さ

表8.5 ピアソンの相関係数

	CK	Hct	BUN	PCB	運動量
CK					
Hct	−0.17**				
BUN	0.21**	−0.04			
PCB	0.18**	0.03	0.23**		
運動量	0.25**	0.09	0.10	0.01	

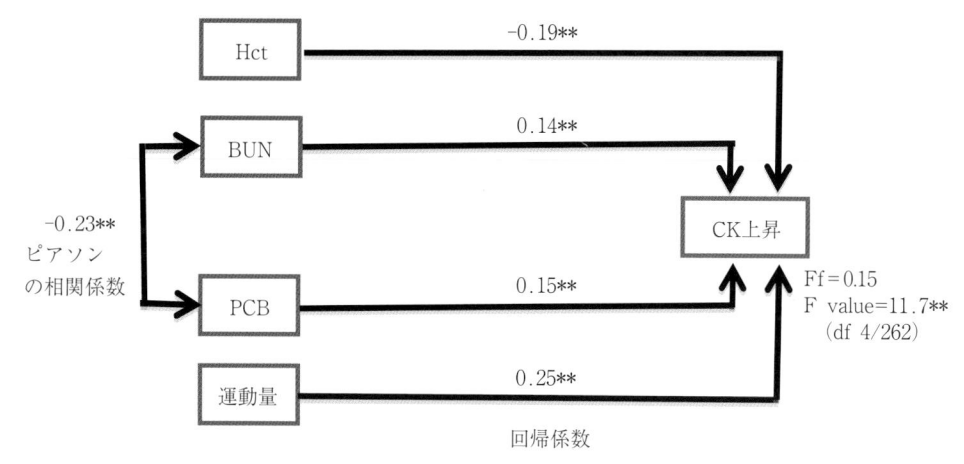

** : P < 0.01

図8.17 重回帰分析の結果

れているが (15, 16, 17), 筋細胞膜の透過性の亢進で上昇することもある (18)。

8.4.2 甲状腺ホルモンとの関係

(1) 長崎県カネミ油症検診者の甲状腺ホルモン (freeT4 と TSH)

血液 PCB 濃度の上昇は,甲状腺機能低下症もしくは,甲状腺ホルモンの低下を来すことが報告されている (19, 20)。ラットにおける研究では freeT4 の低下が報告されているが (20), TSH や T3 の値は変化を認めていない (21)。また,人の新生児において血清 TSH の高値, freeT4 の低値などが報告されている (22)。これら甲状腺ホルモンの低下は,肝における UDP-glucuronosyltransferase が誘導されることによると考えられている (20)。また,甲状腺機能低下症は血清 CK 上昇の要因となり得るため,1995年から1997年の検診者を対象に血清 freeT4 と TSH を測定し,血液 PCB・PCQ 濃度との関連性を検討した。その結果を図8.18に示す (図8.18 (A) には3年間の freeT4 の値のヒストグラム,図8.18 (B) には TSH の値のヒストグラムを示す)。甲状腺ホルモンと血液 PCBs 濃度の関係を明らかにするために,カネミ油症検診者の血液 PCB 濃度,PCQ 濃度と freeT4,TSH の相関を求めた。血液 PCBs と freeT4 (図8.19 (A)),TSH (図8.20 (A)) とには相関を認めず (それぞれ r = −0.051 と r = −0.015),PCQ は

第 2 部　臨　床

図 8.18(A)　free T4 のヒストグラム

図 8.18(B)　TSH のヒストグラム

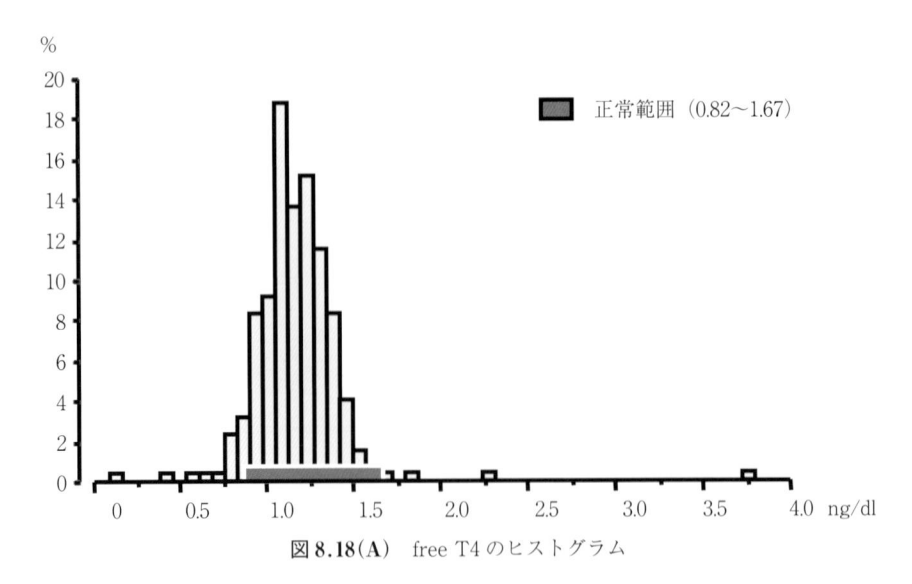

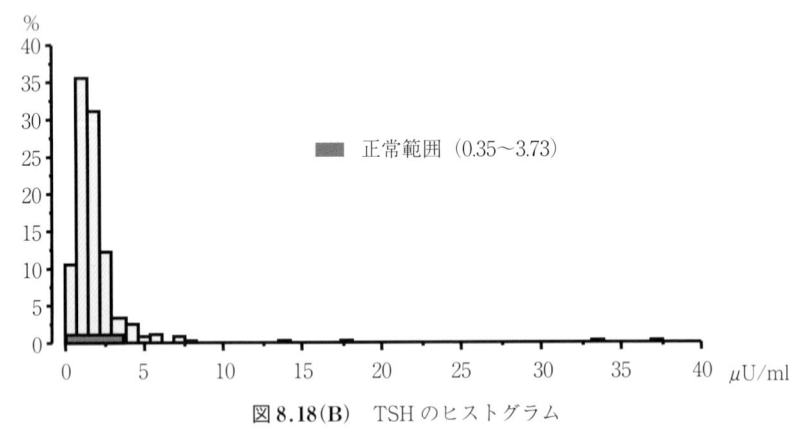

freeT4 と負の相関（r = -0.215, p < 0.01）を，TSH とは正の相関（r = 0.623, p < 0.0001）を認めた（図 8.19（B），図 8.20（B））。血清 CK 上昇の因子として甲状腺機能低下が関与していることも考え，freeT4，TSH それぞれが血清 CK と相関があるかどうかも検討した。その結果 freeT4 と血清 CK の相関（r = -0.83, p = 0.206）を認めず，TSH と CK の相関（r = -0.28, p = 0.6776）も認めず，血清 CK の上昇の原因として，甲状腺ホルモンが関与している可能性は低いと判断した。甲状腺ホルモンへの関与は PCB よりむしろ PCQ が強いと判断したが，臨床症状を呈するような影響ではない。

(2)　長崎県カネミ油症検診者の血清総コレステロールの経年変化

甲状腺機能低下が生じた場合，血清総コレステロール（T. Chol）は上昇する。甲状腺ホルモンの測定は 1995 年から 3 年間施行した。それ以前を推測するために，1982 年から 2000 年まで長崎県のカネミ油症検診者の T. Chol 値の年次推移と（図 8.21），血液 PCB 濃度，血液 PCQ 濃度の年次推移を求めた（図 8.22（A）(B)）。もし，PCB が甲状腺機能低下を惹起するなら，統計

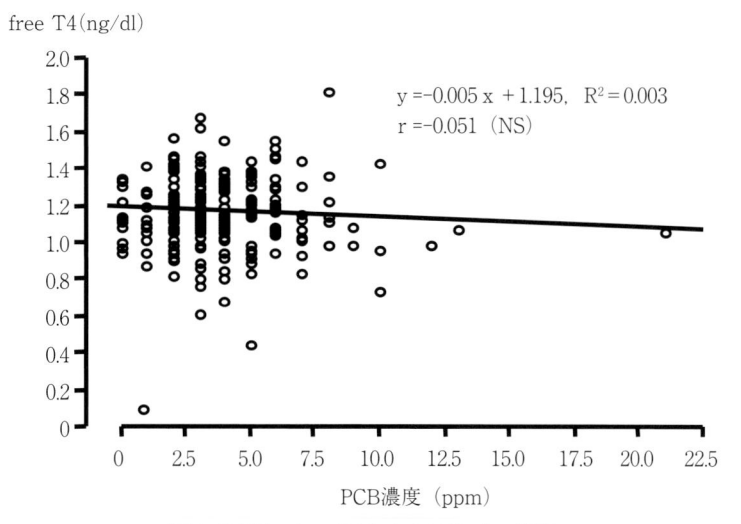

図 8.19(A) free T4 と血中 PCB との関係

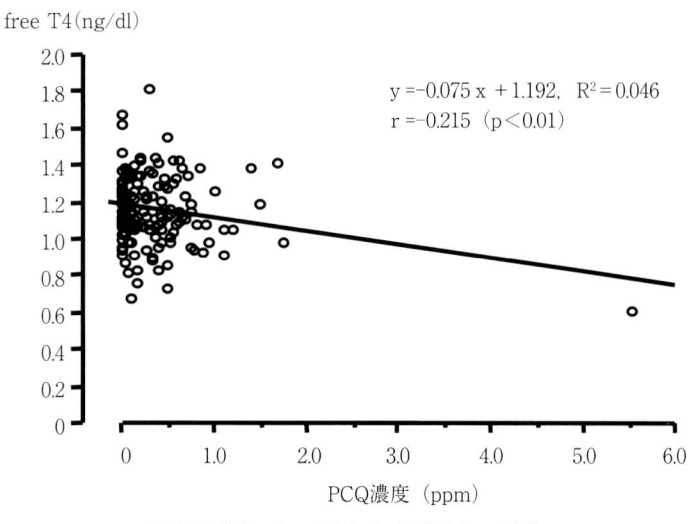

図 8.19(B) free T4 と血中 PCQ との関係

的に見た場合，T. Chol の上昇が捉えられるとの仮説でデータを求めた。その結果，血液 PCB はわずかではあるが減少しているにもかかわらず（PCB の血液濃度の年次変化は半減期が 61.6 年と長い）。T. Chol は若干上昇してきているが統計的に差を認めなかった。毎年ほぼ同一の母集団なので，加齢に伴い T. Chol が上昇したものと推測し，臨床的に問題となるような甲状腺ホルモンの異常はないと判断した。1995 年，1996 年度検診受診者において，甲状腺機能低下症が 2 名，甲状腺機能亢進症 1 名が見いだされたが，血液 PCB 濃度と甲状腺ホルモンの関係は全くなく，また臨床的にも問題なかった。また，この 3 名については T. Chol の値の変動を 1982 年から分析したが T. Chol に変動はなく，また PCB の変動もなかった。

TSH (μU/ml)

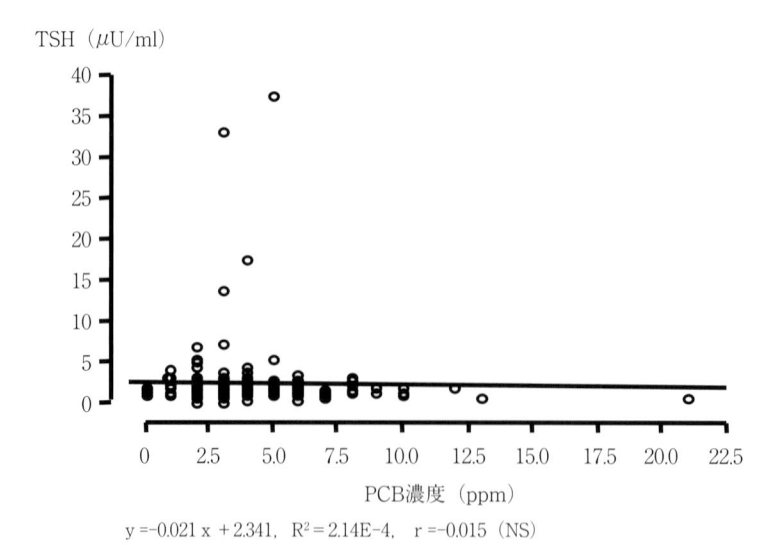

$y = -0.021 x + 2.341$, $R^2 = 2.14\text{E}{-}4$, $r = -0.015$ (NS)

図 8.20(A) TSH と血中 PCB との関係

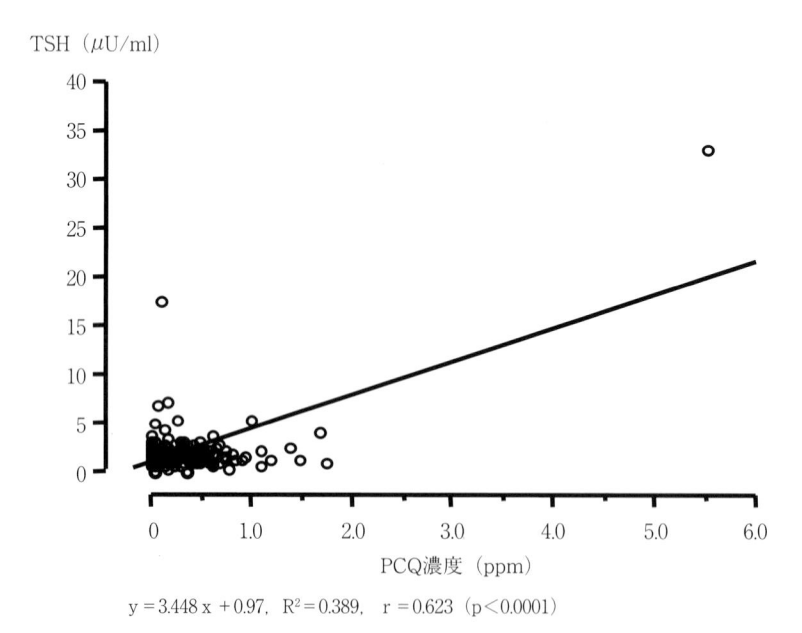

TSH (μU/ml)

$y = 3.448 x + 0.97$, $R^2 = 0.389$, $r = 0.623$ ($p < 0.0001$)

図 8.20(B) TSH と血中 PCQ との関係

8.4.3 動物実験

これまで，血清 CK の上昇には PCB の血液濃度，運動量，低い Hct 値，尿素窒素の上昇が関与していて，筋の壊死再生よりも筋細胞膜の透過性の変化が影響していると考えられるので，動物実験を試みた (23, 24)。

(1) 方法

実験動物には 4 週齢の Sprague-Dawley 系雄ラット 9 匹を用い，PCB 投与群 (n = 4) と対照群 (n = 5) に分けた。PCB 投与群に対しては，濃度 42 % の PCB42（東京化成工業）をサラダ

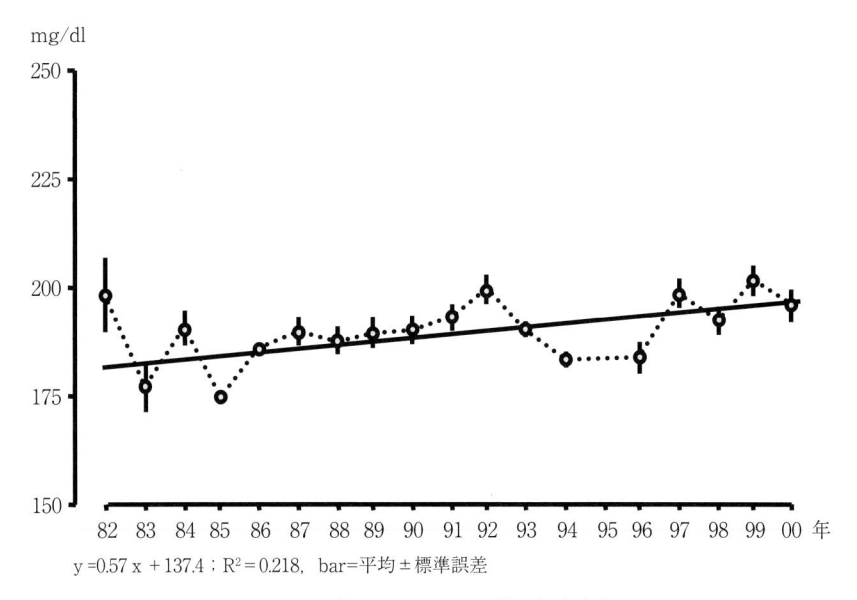

図8.21 総コレステロール値の経年変化

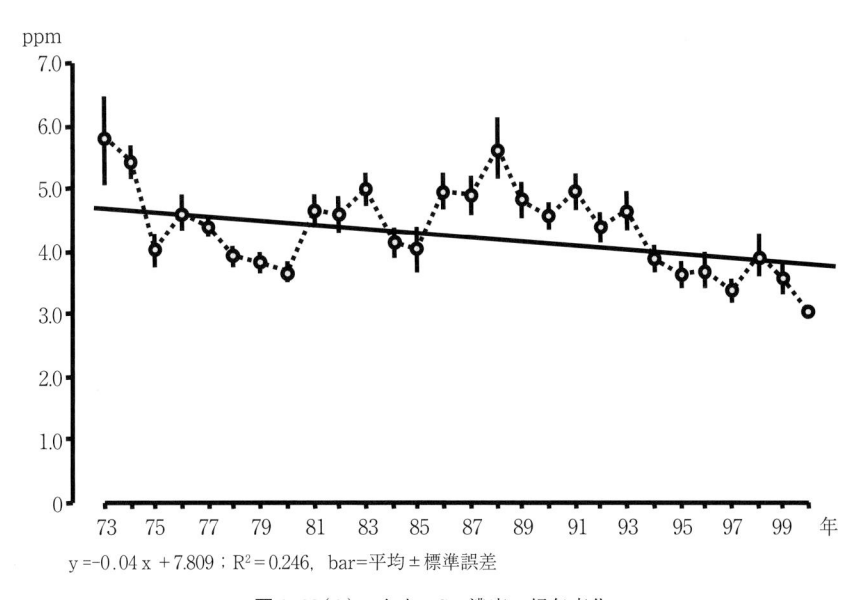

$y = 0.57 x + 137.4 ; R^2 = 0.218$, bar=平均±標準誤差

図8.22(A) 血中PCB濃度の経年変化

$y = -0.04 x + 7.809 ; R^2 = 0.246$, bar=平均±標準誤差

油に100 mg/mlの分量で溶解し，ラット用ゾンデ針を用いて1回あたり0.15 mlの量を1週間に5回の頻度で経口投与した．また，投与量は2週毎に0.15mlずつ増やし，延べ8週間投与した．その結果，ラット1匹あたりのPCBの総投与量は450mgとなった．一方，対照群には同量のサラダ油を8週間経口投与した．一側の長趾伸筋とヒラメ筋を生検し，凍結切片作製後，H&E染色し，筋線維直径を計測した．また，他側の長趾伸筋とヒラメ筋は3％グルタールアルデヒドに固定した後，徐々に30％グリセリンに浸漬し，液体窒素で急速凍結した後，JFD7000

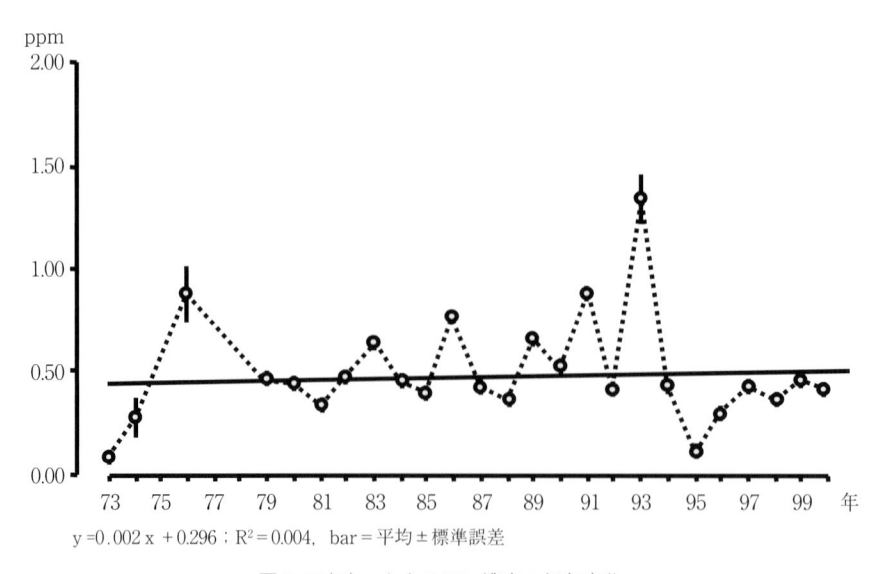

図 8.22 (B) 血中 PCQs 濃度の経年変化

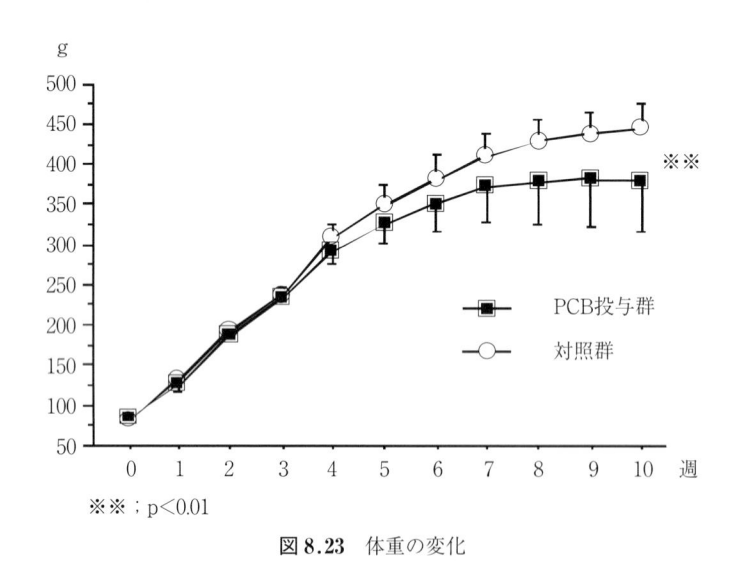

$y = 0.002x + 0.296$；$R^2 = 0.004$，bar = 平均 ± 標準誤差

図 8.23 体重の変化

※※；$p < 0.01$

(JEOL) を用いて凍結割断，電子顕微鏡にて検鏡・写真撮影した．そして筋細胞膜の Caveola と Orthogonal array の密度及び Particle の密度を計測し，一部は digitonin に浸漬し細胞膜内のコレステロール量を観察した．

(2) 結果

実験期間中のラットの体重は 2 群とも有意に増加したが，その変化には 2 群間で有意差が認められた．そして，実験終了時の体重は PCB 投与群 378.5 ± 61.7g，対照群 445.0 ± 30.6g で有意差を認めた（図 8.23）．

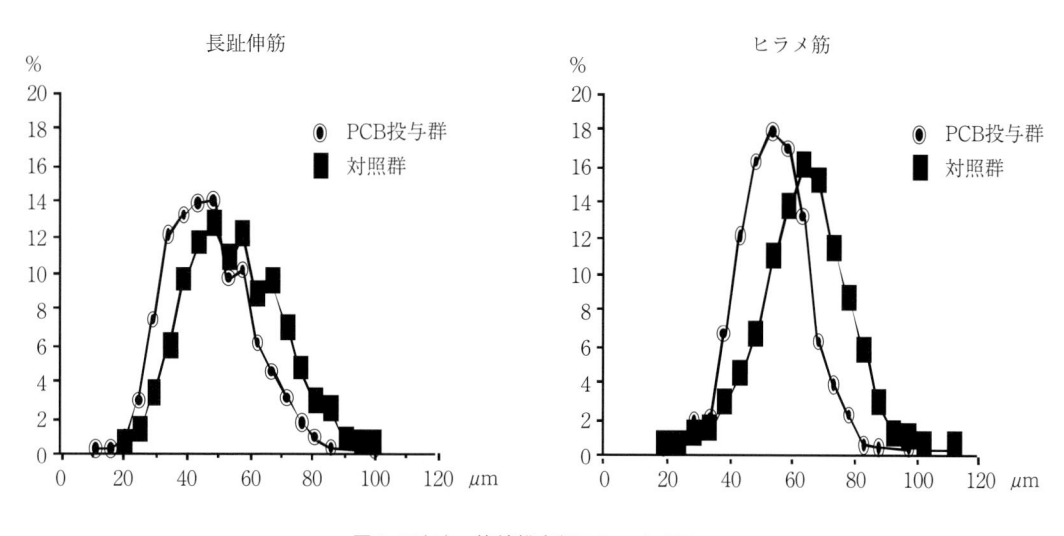

図 8.24(A)　筋線維直径のヒストグラム

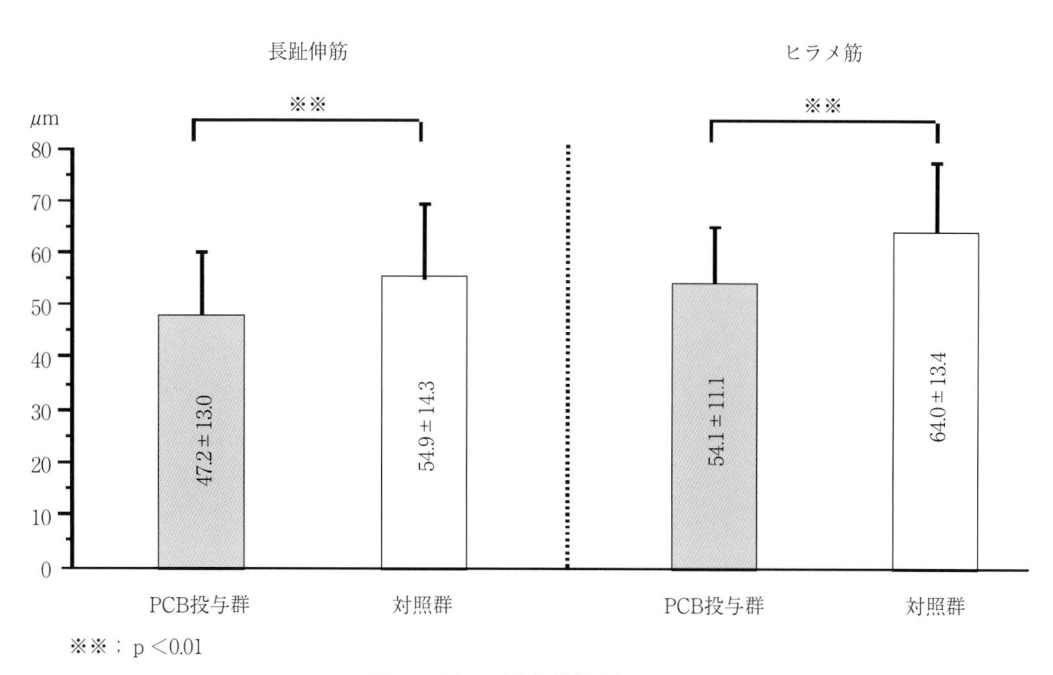

図 8.24(B)　平均筋線維直径の比較

※※ : p＜0.01

　長趾伸筋の平均筋線維直径は PCB 投与群 47.2 ± 13.0μm，対照群 54.9 ± 14.3μm で 2 群間に有意差を認めた。また，ヒラメ筋においても平均筋線維直径は PCB 投与群 54.1 ± 11.1μm，対照群 64.0 ± 13.4μm で 2 群間に有意差を認め，両筋とも PCB 投与群の筋線維直径は減少していた。(図 8.24 (A)(B))。なお，長趾伸筋，ヒラメ筋の H&E 所見では変性，壊死も認めな

かった。

　PCB 投与により Type II 線維を主とする長趾伸筋，Type I 線維を主とするヒラメ筋ともに明らかな筋線維直径は減少し筋組織への影響も推測された。カネミ油症検診者において血液 PCB 濃度高値が血清 CK の上昇しやすい状態に関与している可能性があり，その原因として筋細胞膜の変化によるものを考え，ラットに PCB を投与し筋細胞膜の形態変化を freeze fracture 法で観察した。その結果，Caveola 密度（図 8.25（A）），Intramembranous Particle 密度に変化を認めず（表 8.6），長趾伸筋，ヒラメ筋ともに Orthogonal array 密度が増加している可能性が示唆された（図 8.25（B））。Caveola は pinocytotic vesicle もしくは T 管の開口部（25, 26），筋細胞膜の reserver として作用していると考えられ，caveolin 3 の分子がこの形成に関係している（27, 28）。Intramembranous Particle は glycoprotein で，Na^+-K^+ATPase，Na^+チャネルもしくは protein kinase と考えられている（29）。Orthogonal array は虚血のアストロサイト（30, 31）や高ケトン血症（32）の筋細胞膜で増加する。その働きは未だ不明だが，膜内での物質輸送とくに水の輸送，水チャネルであるアクアポリン 4 との関連が報告されている（33）。PCB 投与により筋細胞膜の水のチャネルの変化，もしくは間接的に水チャネルを増加させる筋細胞膜の変化が生じて，血清 CK が上昇することも推定された。コレステロールに特異的に結合する Digitonin を用いて，筋細胞膜コレステロールの分析が可能である（34, 35, 36, 37, 38）。そこで，PCB 投与ラットの筋細胞膜を Digitonin で処理して筋細胞膜内のコレステロールの含有量を観察したが，PCB 投与群とコントロール群の間に差を見いだせなかった。

8.5　その他

　長崎県油症検診で，測定された血液 PCB 濃度と血液 PCQ 濃度を性別に分け各年の平均値を求めた。表 8.1 に示すように血液 PCB 濃度は男：3.7 ± 0.8，女：2.9 ± 0.6 で有意に男性が高く（$p < 0.0001$），血液 PCQ 濃度は男：0.28 ± 0.15，女：0.48 ± 0.22 で有意に女性が高かった（$p < 0.01$）。男女ともに摂取したカネミ油は同じものと推定できるので，血液 PCB と血液 PCQ は男女共に同じ血液濃度を呈するか，共に男女どちらかが高いと推定するが，ここでの結果は，血液 PCB 濃度は男性が高く，血液 PCQ 濃度は女性が高かった。この差は，PCB と PCQ の代謝に性差があることを示唆する。

8.6　まとめ

　カネミ油症検診者で認められる血清 CK の上昇には，カネミ油から摂取した PCBs が筋細胞膜に影響し筋細胞膜の透過性に変化を与えていると推定する。血清 CK の上昇の原因は，運動量が多いこと，脱水が強いこと，血液ヘマトクリット値が低いことが影響していた。また，脱水が血清 CK 上昇の因子であり，freeze fracture で水チャネルと推定されている orthogonal array が筋細胞膜で増えているのは興味深い。血清 ALD の低下も PCB の影響が示唆された。甲状腺ホルモンへの影響はむしろ PCQ の影響が強く甲状腺機能低下に作用していた。血液 PCB と PCQ の濃度は男女に差があり，これらの人体内での代謝に性差があると考えられた。

第8章 油症におけるクレアチンキナーゼ

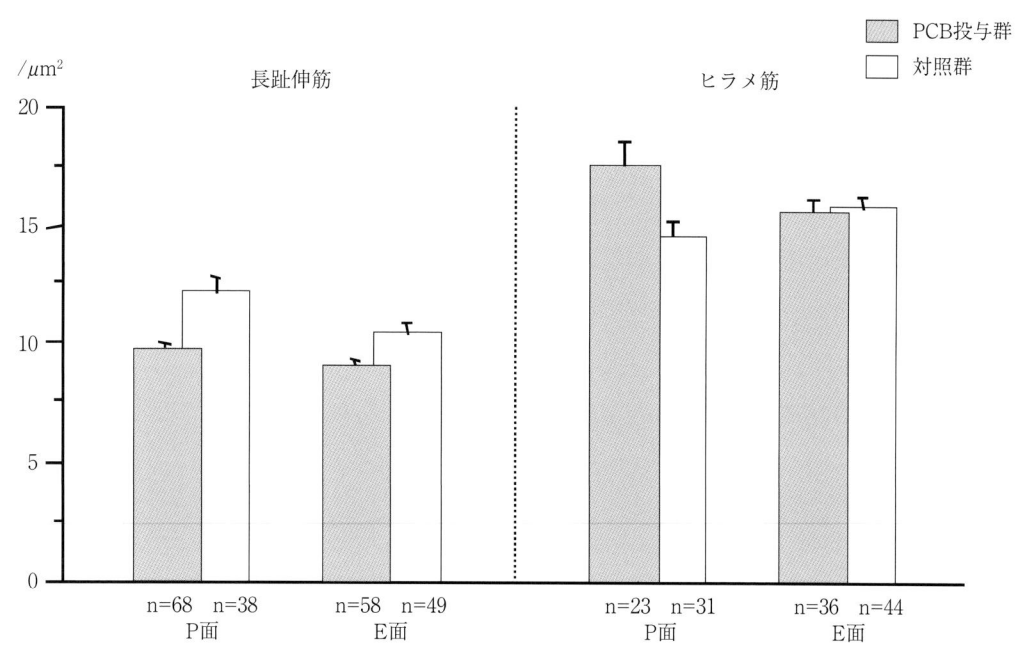

図 8.25(A) Caveolar Density

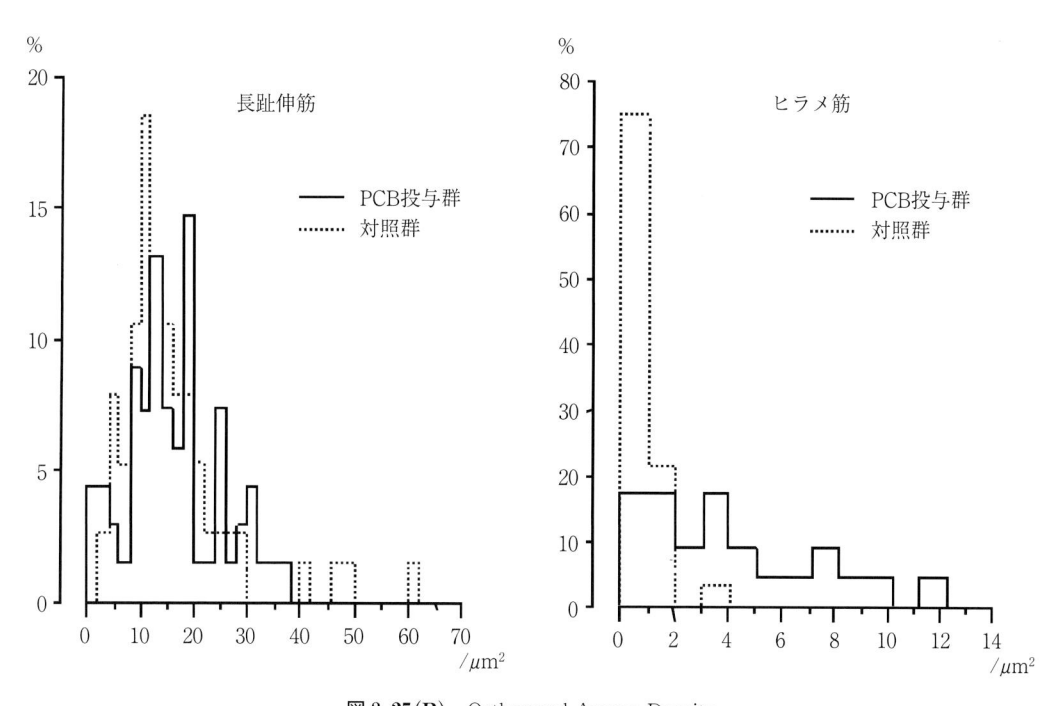

図 8.25(B) Orthogonal Arrays Density

表 8.6　Particle Density

	E 面		P 面	
	PCB 投与群	対照群	PCB 投与群	対照群
長趾伸筋 ($/\mu m^2$)	907 ± 348 (n=53)	920 ± 344 (n=41)	2358 ± 640 (n=59)	2421 ± 323 (n=27)
ヒラメ筋 ($/\mu m^2$)	886 ± 289 (n=34)	871 ± 255 (n=29)	2780 ± 401 (n=18)	2423 ± 748 (n=30)

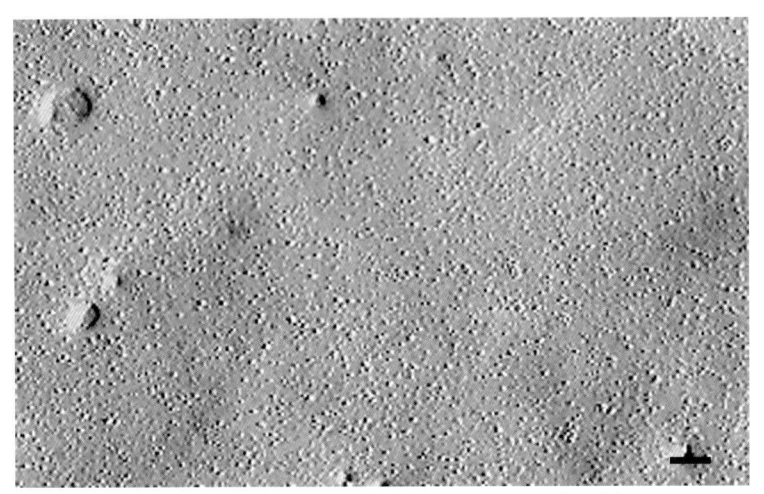

A:PCB投与群　　　　　　　　　　　　　　Bar=0.1 μm

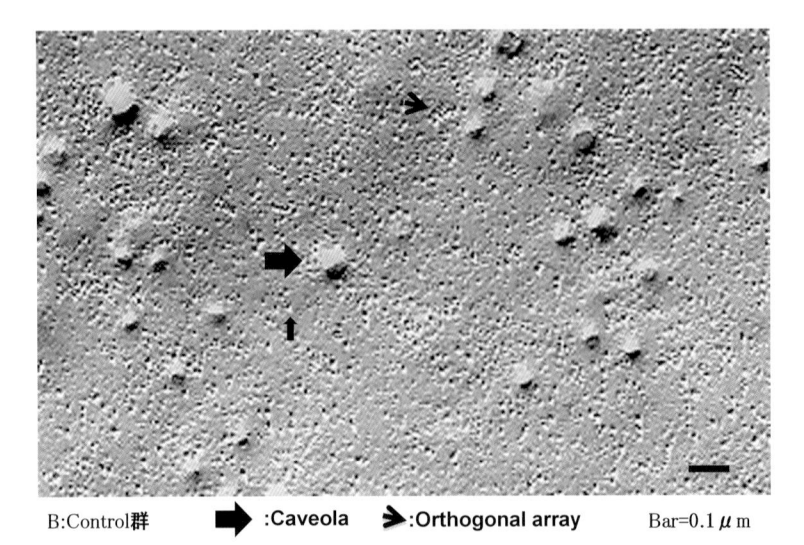

B:Control群　　▶:Caveola　　➤:Orthogonal array　　Bar=0.1 μm
　　　　　　　↑:Intramembranous particle

図 8.26　Freeze fracure P 面

第8章　油症におけるクレアチンキナーゼ

文　献

1) 庄司進一（1995）日本臨牀 広範囲血液・尿化学検査免疫学的検査—その数値をどう読むか— 上 銘外喜夫編：Ⅱ．生化学的検査　B．酵素関係（アイソザイムを含む）クレアチンキナーゼ（CK） 第4版．pp262-265，日本臨牀社，大阪．
2) Ishii Y, Kato H, Hamamura M, Ishida T, Ariyoshi N and Oguri K (1997) Significant suppression of rat liver aldolase B by a toxic coplanar polychlorinated biphenyl, 3, 3', 4, 4', 5-pentachlorobiphenyl. Toxicology116 : 193-199.
3) Kato H, Ishii Y, Hatsumura M, Ishida T, Ariyoshi N and Oguri K (1997) Significant suppression of aldolase B, carbonic anhydroase Ⅲ and alcohol dehydrogenase in liver cytosol of rats treated with highly toxic coplanar PCB. JPN. Toxicol. Environ. Health 43 : 20.
4) Salvatore F, Izzo P, Paolella G (1986) Aldolase gene and protein families ; structure, expression and pathophysiology, in Horizons in Biochemistry and Biophysics, vol. 8, ed by Blasi F, pp.611-665, John Wiley & Sons, New York.
5) Asaka M and Alpert E (1983) Subunit-specific radioimmunoassay for aldolase A, B, and C subuints : clinical significance. Ann N Y Acad Sci. 417 : 359-367.
6) 菅野剛史（1988）アルドラーゼ．内科 61(6)：1015-1016．
7) 椎名晋一，保崎清人，LinSoon Poh（1985）正常値・異常値 酵素(3) アルドラーゼ．綜合臨牀 34 （増刊）：1838-1841．
8) Sibley JA and Fleisher GA (1954) The clinical significance of serum aldolase. Staff Meet. Mayo Clin. 29 : 591-604.
9) Chambers RA and Pratt RT (1956) Idiosyncrasy to fructose. Lancet 2 : 340.
10) 渡邊　修，納　光宏（1991）Ⅴ．酵素　3．アルドラーゼ．綜合臨牀 40：278-282．
11) 吉村俊朗，沖田　実，中野治郎，白石裕一，岩永　洋，友利幸之介，岡本眞須美（2003）カネミ油 症検診者に見られる血清クレアチンキナーゼとアルドラーゼの異常．福岡医誌 94：97-102．
12) 吉村俊朗，中野治郎，片岡英樹（2007）カネミ油症検診者の見られる血清クレアチンキナーゼと血 清アルドラーゼ．福岡医誌 98(5)：143-148．
13) 奥村　恂（2000）内科的症状と所見．小栗一太，赤峰昭文，古江増隆（編）：油症研究—30年の 歩み—初版．pp. 165-181，九州大学出版会，福岡．
14) 吉村俊朗，沖田　実，東登志夫，上山裕文，伊藤　聖（1997）カネミ油症検診者におけるクレアチ ンキナーゼ上昇の意義．福岡医誌 88：216-219．
15) Aizawa H, Morita K, Minami H, Sasaki N, Tobise K (1995) Exertional rhabdomyolysis as a result of strenuous military training. J Neurol Sci 132 (2) : 239-240.
16) Schneider CM, Dennehy CA, Rodearmel SJ, Hayward JR (1995) Effects of physical activity on creatine phosphokinase and the isoenzyme creatine kinase-MB. Ann Emerg Med 25 (4) : 520-524.
17) Sorichter S, Koller A, Haid C, Wicke K, Judmaier W, Werner P, Raas E (1995) Light concentric exercise and heavy eccentric muscle loading : effects on CK, MRI and markers of inflammation. Int J Sports Med16 (5) : 288-292.
18) Kuipers H (1994) Exercise-induced muscle damage. Int J Sports Med. 15 (2) : 132-135.
19) Stone R (1995) Environmental toxicants under scrutiny at Baltimore meeting [news]. Science. 267 (5205) : 1770-1771.
20) Liu J, Liu Y, Barter RA, Klaassen CD (1995) Alteration of thyroid homeostasis by UDP-glucuronosyltransferase inducers in rats : a dose-response study. J. Pharmacology & Experimental Therapeutics. 273 (2) : 977-985.
21) Seo BW, Li MH, Hansen LG, Moore RW, Peterson RE, Schantz SL (1995) Effects of gestational and lactational exposure to coplanar polychlorinated biphenyl (PCB) congeners or 2,3,7,8-tetrachlorodibenzo-p-dioxin (TCDD) on thyroid hormone concentrations in weanling rats. Toxicol Lett 78 (3) : 253-262.

22) Koopman-Esseboom C, Morse DC, Weisglas-Kuperus N, Lutkeschipholt IJ, Van der Paauw CG, Tuinstra LG, Brouwer A, Sauer PJ (1994) Effects of dioxins and polychlorinated biphenyls on thyroid hormone status of pregnant women and their infants. Pediatr Res. 36 (4): 468-473.

23) 吉村俊朗, 沖田 実, 川副巧成, 中野治郎, 中尾洋子 (1999) カネミ油症検診者における血清クレアチンキナーゼ上昇の要因に関する検討. 福岡医誌 90：246-250.

24) 吉村俊朗, 沖田 実, 福田 卓, 藤本武士, 中野治郎, 中尾洋子 (2001) カネミ油症検診者における血清 CK 上昇の意義——ラット筋細胞膜の freeze fracture 法による変化——. 福岡医誌 92：123-234.

25) Rayns DG, Simpson FO, Bertaud WS (1968) Surface features of striated muscle. II. Guinea-pig skeletal muscle. J Cell Sci. 3 (4): 475-482.

26) Franzini-Armstrong C, Landmesser L, Pilar G (1975) Size and shape of transverse tubule openings in frog twitch muscle fibers. J Cell Biol. 64 (2): 493-497.

27) Rothberg KG, Heuser JE, Donzell WC, Ying YS, Glenney JR and Anderson RG (1992) Caveolin, a protein component of caveolae membrane coats. Cell 68: 673-682.

28) Shibuya S, Wakayama Y, Inoue M, Oniki H, Kominami E (2002) Changes in the distribution and density of caveolin 3 molecules at the plasma membrane of mdx mouse skeletal muscles: a fracture-label electron microscopic study. Neurosci Lett. 325 (3): 171-174.

29) Peter JB (1970) A (Na$^+$+ K$^+$) ATPase of sarcolemma from skeletal muscle. Biochem. Biophys. Res. Commun 40: 1362-1367.

30) Gotow T (1984): Cytochemical characteristics of astrocytic plasma membranes specialized with numerous orthogonal arrays. J Neurocyt 13: 431-448.

31) Landis DM and Reese TS (1981) Membrane structure in mammalian astrocytes: a review of freeze-fracture studies on adult, developing, reactive and cultured astrocytes. J Experi Biol 95: 345-438.

32) Lo WK and Harding CV (1984) Square array and their role in ridge formation in human lens fibers. J Ultrastruc Res 86: 228-245.

33) Tourette ME and Zupnik JS (1973) Freeze-fractured Acholeplasma laidlawii membranes: nature of particles observed. Science 179: 84-86.

34) Elias PM, Goerke J, Friend DS, Brown BE (1978) Freeze-fracture identification of sterol-digitonin complexes in cell and liposome membranes. J Cell Biol. 78 (2): 577-596.

35) Fischbeck KH, Bonilla E, Schotland DL (1982) Freeze-fracture analysis of plasma membrane cholesterol in fast- and slow-twitch muscles. J Ultrastruct Res. 81 (1): 117-123.

36) Williamson JR (1969) Ultrastructural localization and distribution of free cholesterol (3-beta-hydroxysterols) in tissues. J Ultrastruct Res. 27 (2): 118-133.

37) Okrös I (1968) Digitonin reaction in electron microscopy. Histochemie. 13 (1): 91-96.

38) Elias PM, Friend DS, Goerke J (1979) Membrane sterol heterogeneity. Freeze-fracture detection with saponins and filipin. J Histochem Cytochem. 27 (9): 1247-1260.

謝辞 この研究は長崎県生活衛生課および長崎県環境保健研究センターの多大な御尽力, 御協力によるものです. 深謝いたします.

第9章　油症における皮膚症状
——特に血中ダイオキシン類濃度との関連性について——

内　博史，三苫千景，古江増隆

9.1　はじめに

　油症では全身倦怠感，食欲不振，体重減少，頭重感といった全身症状や，著明な瞼板腺の分泌亢進，眼瞼の浮腫，結膜の充血，視力の低下といった眼症状に引き続いて多彩な皮膚症状を発症した。油症発症初期の報告では81.7％（113/138例）に痤瘡様皮疹が認められた。これは帽針頭大から豌豆大の蒼白色・麦藁色の囊腫で，頬部，頬骨部，耳介，耳後部，外耳道，肩甲部，腹部，鼠蹊，外陰部などに認められた。乳輪，陰茎，陰囊では脂腺部に一致した囊腫を形成した。また小児では均一な形態の黒色面皰が頬部に限局して発生する傾向が見られた。毛孔の著明化は70.1％に認められた。これは毛孔一致性の常色ないし黒味をおびた微細な点状小丘疹で，腋窩，鼠蹊，肘窩，膝膕などの関節窩部に多く認められた。小児ではしばしば皮膚の乾燥を伴った。爪，顔面，角膜輪部，結膜，口唇，歯肉，頬粘膜などの色素沈着も見られ，趾爪では71.7％，指爪では65.3％に認められた。痤瘡様皮疹が鼻背にはほとんど認められなかったのに対し，色素沈着はしばしば鼻尖にも認められた。また油症妊婦から出生した新生児に全身のび漫性色素沈着を認めるものがあった。その他，掌蹠，関節窩部の発汗過多，掌蹠の過角化，爪の変形が認められた（1〜3）。油症の特徴的な皮膚症状はこの40年間で徐々に軽快し，2007年度の検診では何らかの皮膚症状が認められる患者は約30％であった（4）。しかし現在でも痤瘡様皮疹，囊腫に感染を繰り返す患者は存在し，特に鼠蹊，臀部，腋窩では，慢性膿皮症の臨床形を呈することもある（図9.1）。一方，全身倦怠感，頭痛・頭重，四肢のしびれ感，咳嗽，喀痰，腹痛などはいまだに50〜80％の患者に認められる（5）。汚染されたカネミライスオイルにpolychlorinated dibenzofuran（PCDF）が含まれていたことはすでに1975年には明らかにされていたが（6），患者血中のダイオキシン類濃度のスクリーニングは困難な状況であった。近年の技術改良により，少ない血液量で再現性のあるダイオキシン類測定が可能となり，2001年度から油症検診で血中ダイオキシン類濃度の測定が開始され，2,3,4,7,8-penta-CDFが油症の病像形成に最も強く関与していることが確認された。本章では特に油症の皮膚症状について，血中PCB/ダイオキシン類濃度との相関について概説する。

9.2　2001年以前

　1970年の疫学調査では，カネミライスオイルの共同購入記録から汚染油の摂取量が推定できた146名について，汚染油の摂取量と油症の重症度との相関が検討された。1969年の油症重症度分類基準において第1度，第2度のものを軽症，第3度，第4度のものを重症としたとき，汚

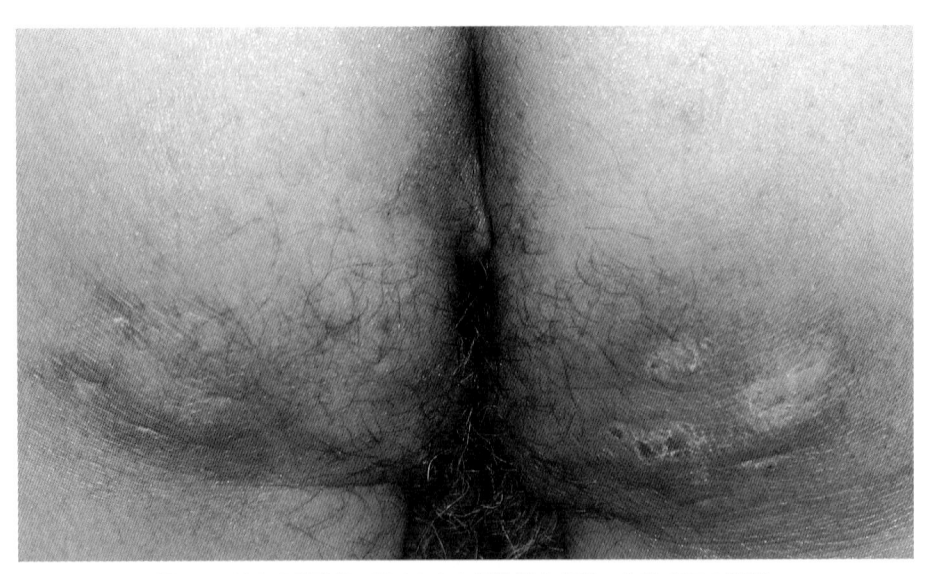

図 9.1 油症患者臀部に認められた慢性膿皮症様の皮疹（2008 年時）

染油摂取量が 720 ml 未満の群では異常なし 10 例，軽症 39 例，重症 31 例であったが，720 ml 以上 1,440 ml 未満の群では異常なし 0 例，軽症 14 例，重症 31 例，1,440 ml 以上の群では異常なし 0 例，軽症 3 例，重症 18 例と，摂取量が多いほど重症者の割合が多くなっていた。当時の油症重症度分類では第 1 度はマイボーム腺よりのチーズ様眼脂の排泄，爪の色素沈着，第 2 度は面皰，第 3 度は痤瘡様皮疹，外陰部脂腺に一致した囊腫，頸部，項部，前胸部の毛孔の著明化，第 4 度は全身の毛孔の著明化，広汎に分布する痤瘡様皮疹とされていたため，この解析結果から汚染油の摂取量が多いほど，皮膚症状が重症化したと考えられる (7)。のちに 35 世帯 141 名の油症患者について，汚染油の摂取量が性別，年齢，家庭での食事の頻度などを考慮に入れてさらに詳細な検討が行われ，汚染油の総摂取量と臨床症状の重症度に有意な正の相関があること，1 日あたりの汚染油の摂取量と油症発症までの期間に有意な負の相関があることが明らかになった (8)。1973 年から一部の認定者に血中 polychlorinated biphenyl（PCB）濃度の測定が開始された。1973 年から 1976 年に 137 名の PCB 濃度が測定された。推定された汚染油摂取量と患者血中の PCB 濃度に有意な正の相関があることが明らかになり，血中 PCB 濃度と臨床症状との相関が推察された (9)。1988 年度の油症検診受診者の中で，血中 PCB 濃度の測定歴がある 259 名について，PCB 濃度と皮膚症状との相関が検討された。検診票の皮膚所見で−，±を「無し」，＋，＋＋，＋＋＋を「有り」と二値化し，PCB 濃度を 2.7 ppb 未満，2.7 ppb 以上 4.1 ppb 未満，4.1 ppb 以上 6.1 ppb 未満，6.1 ppb 以上の 4 群に分けたところ，血中 PCB 濃度と顔面および躯幹の黒色面皰に有意な相関を認めた。顔面の黒色面皰では PCB 濃度 2.7 ppb 未満群に較べ，6.1 以上群ではオッズ比が 4.04，躯幹の黒色面皰では PCB 濃度 2.7 ppb 未満群に較べ，6.1 以上群ではオッズ比が 9.54 であった。ただしこの検討では血中 PCB 濃度の測定時期は一定ではない (10)。

9.3 2001年以後

2002年に279人の認定者から採血を行い,血中ダイオキシン類濃度と皮膚症状との相関を分散分析により検討した。全PCDF濃度と現在の化膿傾向,過去の痤瘡様皮疹,過去の色素沈着,耳介の黒色面皰,陰部・躯幹の痤瘡様皮疹,顔面の瘢痕形成,爪の変形に有意な相関があった。また全PCB濃度と顔面・躯幹・他部位の黒色面皰,顔面・躯幹の痤瘡瘢痕に有意な相関があった(11)。また油症の診断基準に従い皮膚症状を重症度別に分類すると,症状の見られない重症度0に属する患者の血中総ダイオキシン類濃度および2,3,4,7,8-penta-CDF濃度が126.7 ± 139.0 (pg-TEQ/g lipids)および179.4 ± 241.1 (pg/g lipids)なのに対し,重症度IからIVの患者ではそれぞれ202.3 ± 227.5 (pg-TEQ/g lipids),304.5 ± 382.4 (pg/g lipids)で,それぞれ有意差 (p = 0.04, 0.03)を認めた。同様に血中PCB濃度は重症度0で2.24 ± 1.40 ppb,重症度IからIVで3.36 ± 2.27 ppbであり,有意差 (p = 0.001)を認めた(11)。

2001年から2003年に359人の認定者から採血を行い,ダイオキシン類の測定を行い皮膚症状(問診項目から最近の化膿傾向,最近の囊腫形成,過去の痤瘡様皮疹,過去の色素沈着,診察項目から黒色面皰,痤瘡様皮疹,瘢痕形成,色素沈着,爪の変形)との相関を分散分析により検討した。皮膚症状を症状無し,軽症,重症の3群に分けた。血中総PCDF濃度と,最近の皮疹の化膿傾向,最近の囊腫の再発,過去の痤瘡様皮疹,過去の色素沈着,躯幹・他部位の黒色面皰,陰部・臀部の痤瘡様皮疹,躯幹の瘢痕形成,爪の変形と有意な相関があった(5)。

2001年から2004年に501人の認定者から採血を行い,ダイオキシン類,PCB類,polychlorinated quaterphenyl (PCQ)濃度と皮膚症状(問診項目から最近の化膿傾向,最近の囊腫形成,過去の痤瘡様皮疹,過去の色素沈着,診察項目から黒色面皰,痤瘡様皮疹,瘢痕形成,色素沈着,爪の変形)との相関をロジスティック回帰分析により検討した。血中2,3,4,7,8-penta-CDF濃度は50 pg/g lipids以上と50 pg/g lipids未満に,血中PCB濃度は2.0 ppb以上と2.0 ppb未満に,血中PCQ濃度は0.10 ppb以上と0.10 ppb未満のそれぞれ2群に分け,問診項目は「有り」,「無し」,診察項目は「-,±」と「+,++,+++」のそれぞれ2群に分けた。血中2,3,4,7,8-penta-CDF濃度と,顔面の黒色面皰,過去の色素沈着,躯幹・他部位の痤瘡様皮疹,過去の痤瘡様皮疹に有意な相関があった。血中PCB濃度と,過去の色素沈着,過去の痤瘡様皮疹,趾爪の色素沈着と有意な相関があった。血中PCQ濃度と,趾爪の色素沈着,他部位の痤瘡様皮疹に有意な相関があった(12)。

9.4 その他のダイオキシン類中毒事件

1979年に油症と同様,PCB/ダイオキシン類により汚染した食用油を摂取することでYucheng(台湾油症)が発生した。発症初期にYucheng患者122名の皮膚症状を検討した報告によると,1969年の油症重症度分類に基づいてYuchengの皮膚症状を分類すると,第1度が20.5%,第2度53.3%,第3度11.5%,第4度9.0%となったが,血中PCB濃度との相関は認めなかった(13)。台中県で1981年までに確認されたYucheng患者829人中,358人について皮膚・粘膜所見の精査が行われた。眼症状のみをI°度,I°に加え粘膜の色素沈着を認めるものをI度,Iに加

え面皰と毛孔の著明化を認めるものをⅡ度，Ⅱに加え限局性の痤瘡様皮疹と嚢腫を認めるものをⅢ度，Ⅲに加え広汎に痤瘡様皮疹と毛孔の著明化を認め，しばしば二次感染を伴うものをⅣ度とした重症度分類では，I°度6.7％，Ⅰ度36.7％，Ⅱ度18.2％，Ⅲ度27.2％，Ⅳ度11.2％となった。約半数の患者について血中PCB濃度を測定したところI°度116.7±36.0 ppb，Ⅰ度72.4±72.7 ppb，Ⅱ度73.3±72.3 ppb，Ⅲ度71.4±30.2 ppb，Ⅳ度77.8±29.7 ppbとなり，各群間に有意差を認めなかった(14)。食用油の汚染源が油症では四塩素化体を主成分とするカネクロール400だったのに対し，Yuchengでは五塩素化体を主成分とするカネクロール500，あるいはカネクロール400と500の混合物であったと考えられている(15)。そのため油症患者から検出されるPCDFのなかで最も濃度が高い異性体が2,3,4,7,8-penta-CDFであるのに対し，Yuchengでは1,2,3,4,7,8-hexa-CDFやocta-CDFの濃度が2,3,4,7,8-CDFより高いが(16)，これらの異性体とYuchengの皮膚症状との相関についてはこれまで報告がない。

1976年7月にイタリアのSevesoで2,4,5-trichlorophenolを製造していた工場の爆発事故が起きた。副生成物である2,3,7,8-tetrachlorinated-p-dioxin（TCDD）が環境に放出され多数の中毒者が発生した。土壌のTCDD濃度によって汚染地域がzone A, zone B, zone Rに分けられた。zone Aが最も高濃度に汚染された地域（580.4～15.5μg/m^2），zone Bはより低濃度に汚染された地域（3.0μg/m^2），zone Rはzone A, zone Bの周辺地域（0～0.5μg/m^2），さらにその周辺の汚染が認められなかった地域がreference zoneとされた。事故発生早期の報告では，それぞれの地域に居住していた15歳未満の小児のスクリーニングで，zone Aの19.6％（42/214人），zone Bの0.5％（8/1,468人），zone Rの0.7％（63/8,680人），reference zoneの0.1％（46/48,263人）に塩素痤瘡が認められた(17)。zone Aではzone B, Rに比べ有意に多くの塩素痤瘡患者が発生していたが，zone B, zone R間では有意差は認められなかった。またそれぞれの症例を重症度により分類すると土壌のTCDD濃度が高いほど，塩素痤瘡の重症度が有意に高いことが明らかにされた(17)。Seveso事件では193名が塩素痤瘡を発症し，そのうち170名が15歳以下の小児だったが，その後の1983年から1984年に行われたフォローアップ調査で，塩素痤瘡が持続していたものはわずか1名であった(18)。Seveso事件発生20年後に，事件当時塩素痤瘡を発症した101名を，同じ地域に居住していて塩素痤瘡を発症しなかった211名と比較した報告では，現在の血中TCDD濃度と塩素痤瘡の既往に相関があった。さらに事故当時8歳未満だった群，髪の色が明るい群で，血中TCDD濃度と塩素痤瘡の既往に有意な相関があった(19)。

1979年にアメリカのコンデンサー製造工場の労働者の健康調査が行われた。対象は326名（男性168名，女性158名），使用されたPCBは1970年以前ではArochlor1242, 1254であり，1970年以降はArochlor1016, 1221であった。皮膚症状の有症率は，紅斑39.3％，灼熱感24.8％，塩素痤瘡5.0％，色素沈着2.5％，過角化3.7％，指爪の変色2.5％であった。ガスクロマトグラフィで保持時間がDDTの代謝物であるp,p'-DDEより短いPCBの同族体をlower PCB homologue，長いものをhigher PCB homologueとすると，血中のhigher PCB homologue濃度と皮膚所見の有症率に正の相関が認められた。その他，倦怠感16.3％，関節痛12.0％，体重減

少 7.4 %, 腹痛 6.1 %, 眼脂過多 2 %, マイボーム腺の拡大 1 % などの症状がみられたが, PCB 濃度との有意な相関は見られなかった (20)。1971 年から 1972 年にオーストリアの除草剤製造工場で, 2,4,5-trichlorophenol および 2,4,5-trichlorophenoxyacetic acid 製造中に生成した TCDD によって 159 人の塩素痤瘡患者が発生した。その中の 9 名について 1990 年に血中 TCDD 濃度が測定された。発症当時, 3 名は顔面, 躯幹, 前腕, 外陰部など広汎に塩素痤瘡が認められ, 6 名は顔面のみに認められた。広汎に塩素痤瘡が認められた群の血中 TCDD 濃度は 193～632 ppt, 中間値は 498 ppt, 顔面のみに認められた群では 98～659 ppt, 中間値 305 ppt で, 重症群で TCDD 濃度が高い傾向にあった (21, 22)。1953 年にドイツの化学工場で 2,4,5-trichlorophenol 製造中に起きた事故では 247 名の労働者が TCDD に汚染した。33 年後に血中 TCDD 濃度を測定したところ塩素痤瘡を発症した 16 名の中間値は 15 ppt, 発症しなかった 12 名の中間値は 5.8 ppt と塩素痤瘡発症群で高い傾向があった (23)。中国の pentachlorophenol 製造工場において, 工場労働者のうち塩素痤瘡を発症した 7 名, 発症しなかった 9 名の血中ダイオキシン類濃度を比較した検討では, 発症者が 1,168 pg-TEQ/g lipids から 22,308 pg-TEQ/g lipids だったのに対し, 非発症者からプールした血液では 424 から 662 pg-TEQ/g lipids であった (24)。

9.5 考　察

油症では皮膚症状の複数の項目で PCDF, PCB 濃度との相関が認められた。また他の TCDD による中毒事故でも, 塩素痤瘡と血中 TCDD 濃度との相関を認めた報告があった。一方, Yucheng では皮膚症状と血中 PCB 濃度に相関を認めなかった。解析方法がそれぞれ異なるため直接の比較は困難であるが, PCB, ダイオキシン類による皮膚症状の発生機構を明らかにするにあたり, 量－反応関係が成立するか否かは極めて重要と考えられ, Yucheng の各皮膚症候と PCB/ダイオキシン類の各異性体との相関の有無はさらに詳細に検討される必要がある。

塩素痤瘡と血中ダイオキシン類濃度との相関は, 油症の他, Seveso 事件など TCDD による事故でも認められたが, 色素沈着との相関は油症以外では報告がない。油症と Yucheng 以外のダイオキシン類中毒事件では, 塩素痤瘡発生部位の色素沈着はしばしば認められるが, 油症および Yucheng でみられた爪や粘膜の色素沈着はまれである。また新生児にみられた瀰漫性の色素沈着も油症・Yucheng 以外には報告がない。油症と Yucheng は経口による中毒であるのに対し, 他のダイオキシン類中毒事件ではほとんどが経皮, 経気道的な中毒であること, 油症と Yucheng は PCB, ダイオキシン類, PCQ による複合汚染であるのに対し, 他はほとんどが単一のダイオキシン類による中毒であることなどが, この差異の原因である可能性がある。1982 年に PCDD, PCDF の混入したオリーブオイルを摂食したことが原因となった中毒事件がスペインで起きた。この事件では一家 8 人全員に塩素痤瘡がみられ, 発症後数ヵ月して長女から出生した新生児にも塩素痤瘡がみられたが, 色素沈着の記載はない。この事件では経口による中毒にもかかわらず色素沈着が明らかでないことから, 油症および Yucheng で色素沈着が高率に認められた理由に人種的な背景の違いも関与しているのかもしれない (25, 26)。油症発症初期の皮膚所見の有症率が痤瘡様皮疹 82 %, 爪甲の色素沈着 70 %, 粘膜の色素沈着 35 % であるのに対し, Yucheng 発症初期の皮膚所見有症率は痤瘡様皮疹 42 %, 爪甲の色素沈着 86 %, 粘膜の色素沈

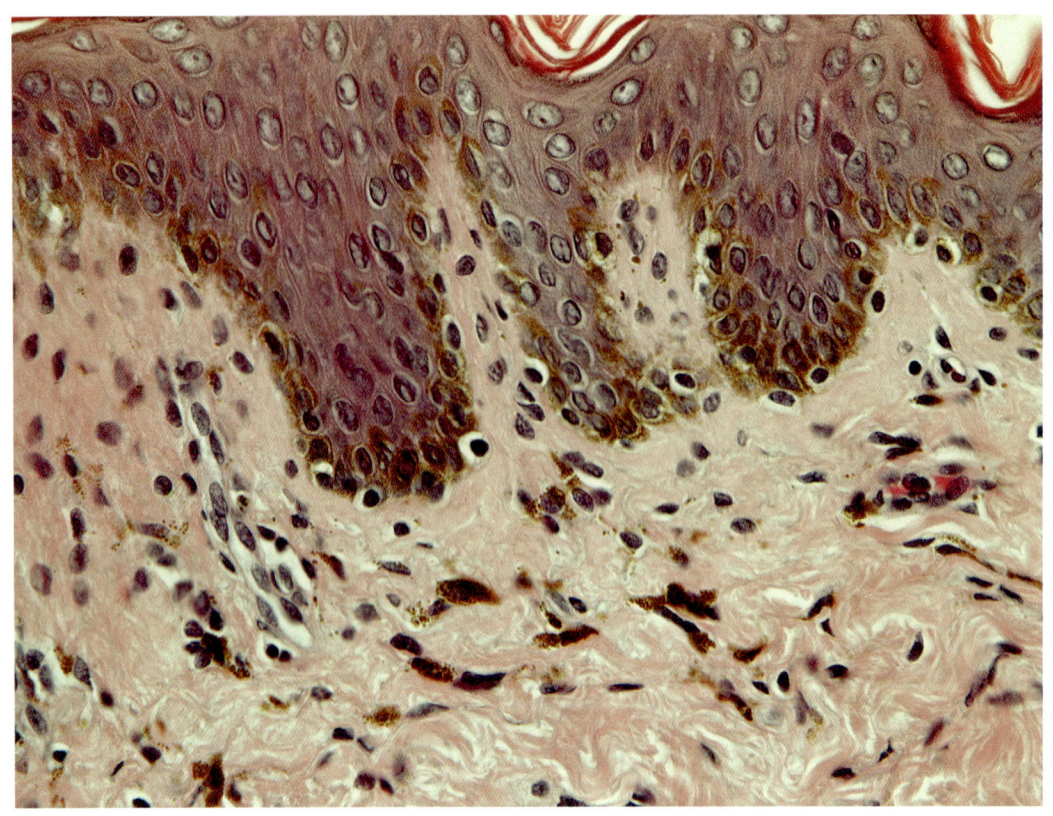

図 9.2 皮膚色素沈着部の皮膚病理所見（1986 年，鼠蹊より採取）。表皮基底層のメラニン色素の増加と真皮浅層の組織学的色素失調を認める（× 400）。

着 90 % と，油症に較べ Yucheng ではさらに色素沈着の有症率が高い（27）。この油症と Yucheng の皮膚症状有症率の違いに，汚染油に含まれる異性体の違いが関与している可能性があると考えられるが，詳細は今後の検討による。ダイオキシン類による色素沈着発症のメカニズムは不明である。ダイオキシン類の毒性を仲介する aryl hydrocarbon receptor（AhR）のリガンドの一つである malassezin は，ヒト培養メラノサイトにアポトーシスを誘導することが報告された（28）。実際，油症患者の色素沈着が見られた部位の皮膚には，表皮基底層のメラニン色素の増加に加えて，真皮に組織学的色素失調が認められる（図9.2）。また油症患者の歯肉の色素沈着を外科的に掻爬して除去しても，同部位に色素沈着が再発したという報告もある（29）。これらのことから，油症などに見られた色素沈着の原因の少なくとも一部は AhR を介したメラノサイトのアポトーシスである可能性は考えられる。また TCDD を投与されたラットの下垂体および視床下部において，ACTH の前駆体である proopiomelanocortin 遺伝子の発現が増強すること，下垂体前葉細胞の in vitro での培養系に TCDD を添加すると，ACTH の産生が増加することが報告されており（30～32），メラノサイトからのメラニン産生亢進により色素沈着がみられた可能性も考えられるが，油症患者を含めてダイオキシン中毒患者で血中 ACTH の上昇や，明

らかな下垂体−副腎機能不全は報告されていない。

　塩素痤瘡の発症および重症度と血中ダイオキシン類濃度に相関が認められること，これまでに造痤瘡性が報告されている化合物（PCBs, PCDDs, PCDFs, polybrominated biphenyls, polychlorinated naphthalenes, 3,4,3′,4′-tetrachloroazoxybenzene など）が AhR の活性化を誘導すること（33），活性化 AhR を表皮のみに強制発現させたトランスジェニックマウスでは，表皮の過角化と肥厚，毛包の開大と囊腫様構造といった塩素痤瘡に類似する皮膚症状を呈すること（34）から，塩素痤瘡の発症にも AhR を介したシグナル経路が関与していると考えられる。AhR はリガンドと結合すると細胞質から核内へ移行し，cytochrome P450 1A1（CYP1A1），CYP1A2, CYP1B1, glutathione S-transferases（GSTs）などの薬物代謝酵素の転写を活性化する。ダイオキシン類による中毒症状は種差が極めて大きく，塩素痤瘡様の皮膚症状を生じるのはヒトを含む霊長類の他はウサギ（耳介），ヘアレスマウス（hr/hr）のみで，ダイオキシン感受性が極めて高いモルモットでも皮膚症状は認められない。マウスでは DBA/2 マウスに比べ，C57BL/6 マウスはダイオキシン類に対して LD50 で 20 倍の感受性があり，この差違はマウス AhR の遺伝子多型により，系統によって AhR とダイオキシン類の親和性に大きな差があることに起因する（35）。ヒトでは塩素痤瘡と血中ダイオキシン類濃度の間に相関を認める一方，極めて血中ダイオキシン類濃度が高いにもかかわらず皮膚症状をほとんど発症しない患者がいることも知られている。ヒト AhR にも多くの遺伝子多型が報告されている。現在までに，AhR とダイオキシン類との親和性を変える変異は見つかっていないが，アフリカ系集団に稀に認められる Val 570 Ile, Arg 554 Lys を同時に持つ変異では AhR が TCDD に結合するが CYP1A1 が誘導されないことが報告された（36）。Yucheng 患者での検討では，高濃度に汚染された群での塩素痤瘡の発症リスクは，AhR の変異（Arg 554 Lys）とは関連はなかったが，CYP1A1A の変異（Thr 6235 Cys）あるいは GSTM1 の欠失により増加することが示された（37）。油症ではこれまで遺伝子レベルでの検討は行われていないが，今後の治療法の開発のためにも検討すべき課題と考えられる。塩素痤瘡は極めて治療抵抗性であり，一般に尋常性痤瘡で有効である抗生物質，漢方薬，副腎皮質ステロイドは無効である。比較的軽症例ではレチノイドの有効性が報告されていることから（38〜40），油症患者の痤瘡様皮疹に対してレチノイド様活性を持つアダパレンの臨床試験が開始され効果が期待される。

文　献

1) 五島應安，樋口健太郎（1969）油症（塩化ビフェニール中毒症）の皮膚科学的症候論．福岡医誌 60：409-431.
2) 生井　浩，杉健児，宇賀茂三（1969）油症患者の眼症状および油症患者結膜の電子顕微鏡組織学的所見．福岡医誌 60：432-439.
3) 滝　一郎，久永幸生，天ヶ瀬慶彦（1969）油症妊婦とその児に関する調査報告．福岡医誌 60：471-474.
4) 三苫千景，内　博史，中山樹一郎，旭　正一，古江増隆（2009）2005〜2007 年度の福岡県年次検診における皮膚症状．福岡医誌 100：118-123.
5) Imamura T, Kanagawa Y, Matsumoto S, et al (2007) Relationship between clinical features and blood levels of pentachlorodienzofuran in patients with Yusho. Environ Toxicol 22：124-131.

6) Nagayama J, Masuda Y, Kuratsune M (1975) Chlorinated dibenzofurans in Kanechlors and riceoils used by patients with Yusho. 福岡医誌 66：593-599.
7) 吉村健清 (1971) 油症における重症度の解析ならびに摂取油量調査. 福岡医誌 62：104-108.
8) Hayabuchi H, Yoshimura T, Kuratsune M (1979) Consumption of toxic rice oil by 'Yusho' patients and its relation to the clinical response and latent period. Food Cosmet Toxicol 17：455-461.
9) Hayabuchi H, Ikeda M, Yoshimura T, Masuda Y (1981) Relationship between the consumption of toxic rice oil and the long-term concentration of polychlorinated biphenyls in the blood of Yusho patients. Food Cosmet Toxicol 19：53-55.
10) 廣田良夫, 廣畑富雄, 片岡恭一郎, 篠原志郎, 高橋克巳 (1991) 油症患者の血中 PCB 濃度と自他覚症状の関連── 全国油症患者追跡検診結果の比較研究 ── 福岡医誌 82：335-341.
11) Uenotsuchi T, Nakayama J, Asahi M, et al (2005) Dermatological manifestation in Yusho: correlation between skin symptoms and blood levels of dioxins, such as polychlorinated dibenzofurans (PCDFs) and polychlorinated biphenyls (PCBs). J Dermatol Sci suppl 1：S73-80.
12) Kanagawa Y, Matsumoto S, Koike S, et al (2008) Association of clinical findings in Yusho patients with serum concentrations of polychlorinated biphenyls, polychlorinated quarterphenyls and 2,3,4,7, 8-pentachlorodibenzofuran more than 30 years after the poisoning event. Environ Health 7：47.
13) Wong CK, Chen CJ, Cheng PC, Chen PH (1982) Mucocutaneous manifestations of polychlorinated biphenyls (PCB) poisoning: a study of 122 cases in Taiwan. Br J Dermatol 107：317-323.
14) Lu YC, Wu YC (1985) Clinical findings and immunological abnormalities in Yu-cheng patients. Environ Health Perspect 59：17-29.
15) Chen PH, Gaw JM, Wong CK, Chen CJ (1980) Levels and gaschromatographic patterns of polychlorinated biphenyls in the blood of patients after PCB poisoning in Taiwan. Bull Environ Contam Toxicol 25 325-329.
16) Hsu JF, Guo YL, Yang SY, Liao PC (2005) Congener profiles of PCBs and PCDD/Fs in Yucheng victims fifteen years after exposure to toxic rice-bran oils and their implications for epidemiologic studies. Chemosphere 61：1231-1243.
17) Caramaschi F, Del Corno G, Favaretti C, et al (1981) Chloracne following environmental contamination by TCDD in Seveso, Italy. Int J Epidermiol 10：135-143.
18) Assennato G, Cervino D, Emmett EA, Longo G, Merlo F (1989) Follow-up of subjects who developed chloracne following TCDD exposure at Seveso. Am J Ind Med 16：119-125.
19) Baccarelli A, Pesatori AC, Consonni D, et al (2005) Health status sand plasma dioxin levels in chloracne cases 20 years after the Seveso, Italy accident. Br J Dermatol 152：459-65.
20) Fischbein A, Wolff MS, Lilis R, Thornton J, Selikoff IJ (1979) Clinical findings among PCB-exposed capacitor manufacturing workers. Ann NY Acad Sci 320：703-715.
21) Neuberger M, Landvoigt W, Derntl F (1991) Blood levels of 2,3,7,8-tetrachlorodibenzo-p-dioxin in chemical workers after chloracne and in comparison groups. Int Arch Occup Environ Health 63：325-327.
22) Neuberger M, Rappe C, Bergek S, et al (1999) Persistent health effects of dioxin contamination in herbicide production. Environ Res 81：206-214.
23) Zober A, Messerer P, Huber P (1990) Thirty-four-year mortality floow-up of BASF employees exposed to 2,3,7,8-TCDD after the 1953 accident. Int Arch Occup Environ Health 62：139-157.
24) Coenraads PJ, Olie K, Tang NJ (1999) Blood lipid concentrations of dioxins and dibenzofurans causing chloracne. Br J Dermatol 141：694-697.
25) Rodriguez-Pichardo A, Camacho F (1990) Chloracne as a consequence of a family accident with chlorinated dioxins. J Am Acad Dermatol 22：1121.
26) Smith AG, Hansson M, Rodriguez-Pichardo A, et al (2008) Polychlorinated dibenzo-*p*-dioxins and the human immune system: 4. Studies on two Spanish families with increased body burdens of highly chlorinated PCDDs. Environ Int 34：330-344.

27) Lee YY, Wong PN, Lu YC, et al (1980) An outbreak of PCB poisoning. J Dermatol 7: 435-441.
28) Krämer HJ, Podobinska M, Bartsch A, et al (2005) Malassezin, a novel agonist of the aryl hydrocarbon receptor from the yeast Malassezia furfur, induces apoptosis in primary human melanocytes. Chembiochem 6: 860-865.
29) 福山 宏, 阿南ゆみこ, 赤峰昭文, 他 (1979) 油症患者における口腔病変の推移. 福岡医誌 70: 187-198.
30) Huang P, Ceccatelli S, Håkansson H, et al (2002) Constitutive and TCDD-induced expression of Ah receptor-responsive genes in the pituitary. Neurotoxicology 23: 783-793.
31) Fetissov SO, Huang P, Zhang Q, et al (2004) Expression of hypothalamic neuropeptides after acute TCDD treatment and distribution of Ah receptor repressor. Regul Pept 119: 113-124.
32) Bestervelt LL, Pitt JA, Piper WN (1998) Evidence for Ah receptor mediation of increased ACTH concentrations in primary cultures of rat anterior pituitary cells exposed to TCDD. Toxicol Sci 46: 294-299.
33) Van den Berg M, Birnbaum LS, Denison M, et al (2005) The 2005 world health organization reevaluation of human and mammalian toxic equivalency factors for dioxins and dioxin-like compounds. Toxicol Sci 93: 223-241.
34) Tauchi M, Negishi T, Katsuoka F, et al (2005) Constitutive expression of aryl hydrocarbon receptor in keratinocytes causes inflammatory skin lesions. Mol Cell Biol 25: 9360-9368.
35) Ema M, Ohe N, Suzuki M, et al (1994) Dioxin binding activities of polymorphic forms of mouse and human arylhydrocarbon receptors. J Biol Chem 269: 27337-27343.
36) Wong JM, Okey AB, Harper PA (2001) Human aryl hydrocarbon receptor polymorphisms that result in loss of CYP1A1 induction. Biochem Biophys Res Commun 288: 990-996.
37) Tsai PC, Huang W, Lee YC, et al (2006) Genetic polymorphisms in CYP1A1 and GSTM1 predispose humans to PCBs/PCDFs-induced skin lesions. Chemosphere 63: 1410-1418.
38) Plewig G (1970) Lokalbehandlung der chloracne (Halowaxacne) mit vitamin A-Säure. Hautarzt 10: 465-470.
39) 利谷昭治, 北村公一 (1971) 油症 (塩化ビフェニール中毒症) の臨床的観察 ── 特に皮膚所見のその後の経過. 福岡医誌 62: 132-138.
40) Geusau A, Abraham K, Geissler K, et al (2001) Severe 2,3,7,8-tetrachlorodibenzo-p-dioxin (TCDD) intoxication clinical and laboratory effects. Environ Health Perspect 109: 865-869.

9.6 年次検診で観察した油症皮膚病変の最近10年間の推移

中山樹一郎

　油症発症時の粉瘤, 痤瘡様皮疹, 皮膚粘膜・爪の色素沈着の推移について年次検診を通して感じた印象を記すと, 最近10年間の傾向としては大多数がなだらかな皮膚症状の消退を示し, 無病変の状態になってきた患者も多いが, 一部に依然として顔面・体幹を中心に上記病変を高度に呈している. なぜ一部の患者にそういった病変が続いているのか不明であるが, この10年間で油症の診断根拠となる主因子がダイオキシンに劇的に変わり, 油症発症時のその血中濃度がどういったものであったのかが問題であろう. しかし, 当時その鋭敏な測定技術もなく今となっては不明といわざるをえない. 油症では毒性の強い中毒物質が皮膚を通して排泄されたと考えられるが, いまだに高度な皮膚病変を示す患者では, 中毒物質が高濃度体内に入ったということはもちろんであろうが, 何らかの機序でその物質がわずかな量でもそれに対する過敏な皮膚反応がお

こっている可能性もあると想像される。油症皮膚病変の検診時にあきらめともつかないような表情で皮膚病変の診察を受ける患者を診るたびに今後のさらなる油症研究の重要性を痛感させられる。

第 3 部

基礎研究

第1章　ダイオキシンの後世代影響とその機構

山田英之，石井祐次，石田卓巳

1.1　はじめに

　ダイオキシン曝露患者から出生した児には，性比の偏りや知能発育の遅延が危惧されている（1〜4）［油症における状況は，第2部第4章参照］。動物実験においても，性比の変動（5）を含む種々の後世代影響（6）が報告されている。これらは，消耗症をはじめとする一般的毒性よりもかなり低用量のダイオキシンで出現することから（7, 8），問題が大きい。しかし，これらの機構は十分に理解されているとは言えず，従って，その対策についても考案されるに至っていない。

　ダイオキシンの生殖や発生に及ぼす影響は，その機構として性ステロイドホルモン作用の失調に注目した研究が多い。すなわち，動物実験を中心とする研究では，①エストロゲン受容体の発現低下（9, 10）；②エストロゲン受容体依存的情報伝達の変動（11, 12）；あるいは③ステロイドホルモン不活性化の亢進（13）等が報告されている。しかし，これらの研究は思春期前あるいはそれ以降の動物を用いたものが多く，胎児期や新生児での状況は必ずしも十分には解析されていなかった。そこで当研究室では，最強毒性のダイオキシンである 2,3,7,8-tetrachlorodibenzo-p-dioxin（TCDD）を用い，これを妊娠 Wistar ラットに投与後，胎児や出生児での状況を観察した。その結果，TCDD は周産期特異的にステロイドホルモン合成を抑制し，これによって出生後のある種の障害をインプリントすることを明らかにした。また，ステロイドホルモン合成系抑制の機構についてもかなりの知見が得られた。本章では，これらの成績を紹介する。

1.2　TCDD のステロイドホルモン合成への影響

　妊娠15日目（GD15）の Wistar ラットに TCDD を 1 μg/kg の投与量で経口投与し，GD20 の胎児での状況を観察した。その結果，胎児精巣および卵巣のステロイドホルモン合成系タンパク質の多くは，その mRNA レベルが顕著に低下することが見いだされた（図1.1）（14〜16）。抑制されるものの中には，ステロイドホルモン合成の律速段階（コレステロールのミトコンドリア外膜から内膜への輸送）に関与する steroidogenic acute-regulatory protein（StAR）や性ステロイド合成に必須な cytochrome P450 17（CYP17）等が含まれていた。StAR や CYP17 ではタンパク質レベルでの低下も確認している。これらの変動は，他のステロイドホルモン生産臓器である副腎では全く認められず（14），生殖組織に特異的であった。TCDD の投与量に関する検討から，上記障害は 0.1 μg/kg では認められず，1 μg/kg 程度の用量が必要であった。また，投与時期については，GD8 の母ラット処理によっても（TCDD 1 μg/kg），同様の障害が認められている（14）。一方，児に障害が発生する時期については，TCDD 処理母（処理日：GD15）から出生

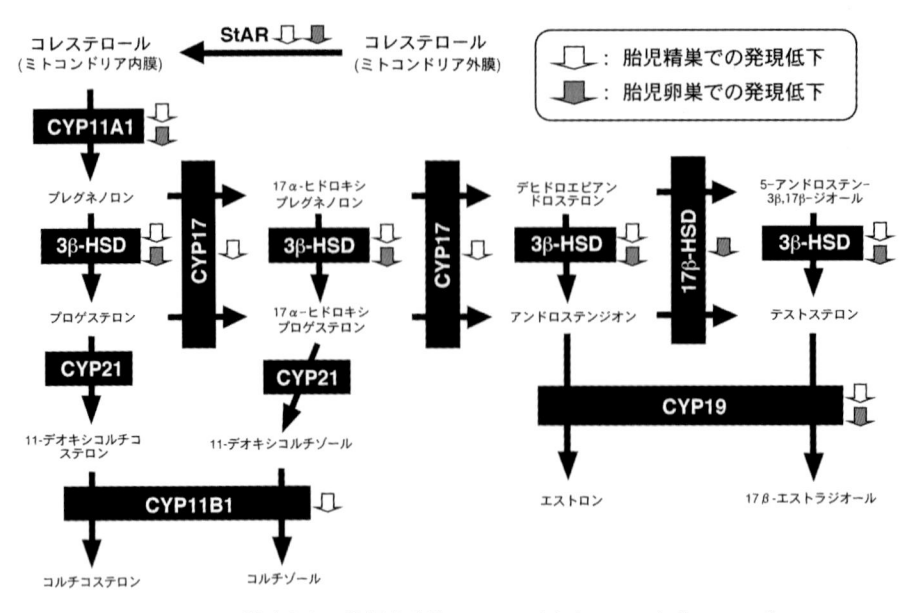

図1.1 TCDDによって障害される胎児生殖腺のステロイドホルモン合成ステップ
略記：StAR: steroidogenic acute-regulatory protein, CYP: cytochrome P450, HSD, hydroxysteroid dehydrogenase

して1週間後の新生児では，精巣のStAR等の低下は認められない（14, 15）。最近の研究から，出生後1日くらいまでしか発現低下が継続しないことが判明している（未発表データ）。成熟雄ラットにTCDDを投与しても，胎児と同様な障害は生起しない（14）。これらのことから，TCDDによるステロイドホルモン合成系の低下は，周産期の一時期と生殖組織に特異的であることが判明している。我々は，組織中のステロイドホルモン水準までは分析していない。しかし，TCDD曝露母の胎児の精巣ホモジネートは，CYP17活性（プロゲステロン17-水酸化）が明らかに弱く（14, 15），ステロイドホルモン合成系の低下が，ホルモンレベル低下に直結していることはまず間違いない。TCDD母体曝露による胎児ステロイドホルモン合成系低下には動物種差があり，マウスでは認められないか，または感受性が低いと思われる。これは，C57BLおよびDBA系統の妊娠マウスにラットに対する投与量の20倍を与えても（GD14, 20 μg/kg, 経口投与），胎児精巣StAR（GD18）の発現が変動しない事実に基づく（17）。

1.3 胎児ステロイド合成系低下の機構

薬物未処理母ラット（GD20）の胎児の精巣を組織培養し，これにTCDDを添加しても，StARやCYP17等の発現抑制は認められない（14～16）。もし，TCDDが胎児精巣に直接に作用するのであれば，上記の結果は前述のin vivoでの結果と矛盾する。従って，TCDDによるラット胎児生殖腺のステロイドホルモン合成系の障害は，生殖腺に対する直接作用では説明できない。抹消組織のステロイドホルモン合成が，脳下垂体ホルモンによって制御されることはよく知られている。生殖腺でのステロイドホルモン合成には，黄体形成ホルモン（luteinizing hormone,

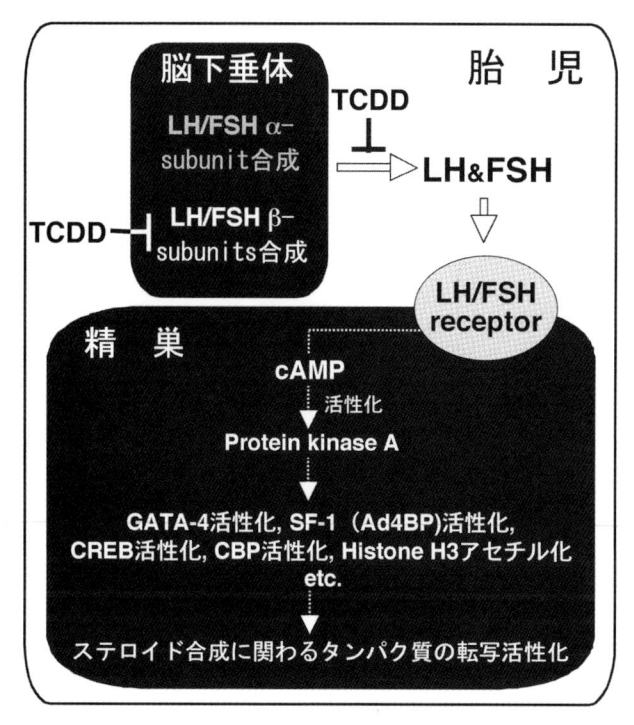

図1.2 TCDDによる胎児ステロイドホルモン合成系の障害の機構
Protein kinase A による転写因子の活性化などの詳細については文献（18）参照。
略記：GATA-4：GATA-binding protein 4, SF-1 (Ad4BP)：steroidogenic factor-1, CREB：cAMP response element-binding protein, CBP：CREB-binding protein

LH）や卵胞刺激ホルモン（follicle-stimulating hormone, FSH）が中心的な役割を演じる。そこで，TCDD曝露母の胎児の脳下垂体ホルモンを分析したところ，LHとFSHのβ-サブユニットmRNAが有意に低レベルであることが明らかとなった（14, 16）。α-サブユニット（LHとFSHとで共通）やプロラクチンのmRNAには低下が認められず（16），TCDD依存的な抑制はLH/FSHのβ-サブユニットに特異的である。脳下垂体でのmRNA水準変動と符合して，胎児血中のLHやFSHのホルモンレベルもTCDD母体曝露によって有意に低下した（14, 16）。ステロイド合成系の発現低下は，生殖腺のLH/FSH受容体が減少しても起こり得る。しかし，これらの受容体はTCDD処理母の胎児において正常レベルであった（14, 16）。これらの実験結果を総合すると，TCDDは脳下垂体のLH/FSH合成を抑制し，これが起点となって生殖腺ステロイド合成系の発現が抑制されるものと考えられた（図1.2）。TCDDの曝露（GD15）を受けた胎児にLH様ホルモンであるウマ絨毛性ゴナドトロピン（equine chorionic gonadotropin, eCG）を直接注入すると（GD17），GD20胎児における精巣や卵巣のステロイドホルモン合成系タンパク質の発現が正常水準に復帰した（14～16）。この事実は，上記の推定をよく支持する。

LHやFSHの生合成には，視床下部の性腺刺激ホルモン放出ホルモン（gonadotropin-releasing hormone, GnRH）が上位の制御因子として働いている。しかし，ラット胎児の視床下部GnRHレベルは，TCDDの母体曝露によっても変動せず（14），少なくともこれの量的変動ではLH/FSH発現抑制を説明できない。LHβ遺伝子の転写促進には，steroidogenic factor 1（SF-1），early growth response protein 1（Egr-1）あるいはstimulating protein 1（SP-1）等の種々の転写因子も関与する（19～22）。一方，筆者らの検討では，TCDD曝露胎児の精巣において，SF-1レベルが低下することを観察している（14）。もし同様の変化が脳下垂体においても生起すれば，LHβ発現抑制を説明する機構の一つであろう。一般に，ダイオキシン類は，転写因子である芳香族炭化水素受容体（aryl hydrocarbon receptor, AhR）を活性化することによって，多くの毒性を惹起すると信じられている（23, 24）。これと関連して，ラットLHβ遺伝子の5′-上流域にはAhR結合エレメントのコア配列が存在する（-GCGTG-, -580 bp）。推論に過ぎないが，活性化AhRがこの領域と相互作用してLHβ遺伝子発現を抑制する可能性は否定できない。これらの可能性も含めて，TCDDがLHやFSHのβ-サブユニット遺伝子転写を抑制する機構は，まだ今後の研究課題である。

　TCDDによるラットLHやFSHの発現抑制が胎児期に特異的である理由もよく分かっていない。一つには，TCDDの脳移行性の年齢差で説明ができる可能性が考えられる。すなわち，胎児は血液－脳関門の未成熟のため，TCDDの脳移行性が高く，このために脳下垂体ホルモン障害が生起するとの推定である。これの検証のための一環として，我々は^{14}C-TCDDを用い，体内分布を成獣と胎児間で比較した。雌雄の成熟Wistarラット（7週齢）に10 μg/kgの用量で経口投与し，5日後に脳残存率（投与量に対する%/組織）を調べた結果，両性ともに投与量の約0.01～0.02 %が検出された。一方，妊娠ラット（GD15）に投与したのち，胎児（GD20）移行量を基準として脳残存率を算出すると，約3 %であり，予想通り，胎児での脳移行率は成獣よりも遥かに高いことが判明した。ただ，胎児（GD20）へは母体を経由しての移行であるため，絶対量としては多くない（0.0001～0.0002 %：母親への投与量に対する%/組織）。結局，胎児と成獣では，脳組織g当たりのTCDD移行量は，0.3～0.4 ng TCDD/g組織であり，ほぼ同じ水準となった。従って，TCDDの脳内含量の違いが脳下垂体ゴナドトロピン障害の胎児特異性を規定するとは考え難い。また，成獣での不応答性がTCDD濃度の不足に起因するのなら，脳室内に十分量のTCDDを直接注入することによって胎児と同様のLH/FSH合成低下が起きるはずである。しかし，この実験を実施しても，LH/FSHの低下は観察されなかった（16）。この成績は上記の推論をよく支持する。

1.4　ゴナドトロピン障害と性行動抑制のインプリンティング

　生殖組織の成熟や性特異的な種々の形質，例えば交尾能力の獲得には周産期児の脳や末梢組織が必要量のテストステロン曝露を受けるか（雄），またはこの刺激の欠如（雌）が必要と考えられている（25, 26）。テストステロンはこれ自体が分化，発達に必要であると共に，脳や末梢組織でより強力な男性ホルモンであるジヒドロテストステロンや女性ホルモンの17β-エストラジオールに変換され，これらも成熟や形質獲得において必須の役割を演じる（27, 28）。17β-エス

トラジオールはこれに高親和性の血清タンパク質が存在するため (29), 末梢で生産されたものを脳へ供給することができない. 従って, 雄への性分化のためには, 精巣で生産された前駆物質テストステロンが脳等の必要組織へ供給され, そこで17β-エストラジオールに変換されて利用される. このように, 胎児精巣でのテストステロン合成は, 雄への分化, 発達に不可欠な要素である. 脳の性分化は, '臨界期 (critical period)' と呼ばれる時期に必要量のテストステロン曝露を受ける必要があると考えられており, この時期はラットでは, 受精後18～27日目あたりと言われている (25, 26).

このような背景から, TCDDによる胎児後期のLH/FSH抑制とこれに起因する生殖腺ステロイド合成の抑制は, 性特異的な組織発達や形質獲得の障害に直結すると予想される. 当教室では, この可能性の検証を目的として性行動と組織発達を指標とした検討を行った. TCDD処理母ラット (GD15, 1 μg/kg, 経口投与) から出生した雄児は, 1回目のマウント (発情雌への馬乗り行動) までに要する時間 (潜在性) が対照と比べて有意に遅延した (16). また, マウントと性器挿入回数は有意に減少した. 関連する成績は, 他の研究グループからも報告されている (30～33). これらの障害のほとんどは, TCDD曝露 (GD15) 後の胎児 (GD17) にeCGを直接注入することによって, 対照水準へ復帰する (16). 前述の通り, 雌への分化には, 性ステロイド刺激の欠如が必要と基本的には考えられている. しかし, 雌への分化においても, 雄に必要な濃度よりも低レベルの性ステロイドの刺激が必要との説がある (34). これと符合して, 雌に特徴的な性行動であるロードシス (のけぞり行動) はTCDD母体曝露によって障害されるが, これは胎児期のeCG処置によって回復する, ないしその傾向が観察された (16). これらの結果は, TCDDによる臨界期のLH/FSH障害が性ステロイド合成不全を通して性分化を障害し, これによって性特異的形質の獲得・発現の失調が規定されてしまうことを強く示唆する. さらに, 我々の研究成果によれば, TCDDの母体曝露は, 出生雄児の成長 (体重) や前立腺の発育を抑制するが, これらも胎児期のeCG処置によって回復した (16). 雌児においても, TCDD母体曝露による卵巣などの発育抑制は, 胎児期のeCG補給で正常へ復帰した (16). 従って, TCDDによる臨界期のゴナドトロピン障害は, 生殖組織などの発育にも悪影響を及ぼすことが必至と考えられる.

1.5 おわりに

この数年来の当研究室での検討により, TCDDはステロイドホルモン合成を生殖腺および周産期特異的に抑制し, 出生後の種々の障害をインプリントすることが実証された. また, ステロイドホルモン合成系の抑制は, 脳下垂体でのLHやFSH合成抑制に起因することも明らかにすることができた. 我々の研究では, 妊娠ラットへのTCDD投与量が1 μg/kgであり, これはWHO等から推奨されているヒト一日許容摂取量 (1～4 pg/kg/day) より遥かに多い. しかし, げっ歯類でのダイオキシン類の体内半減期はヒトより短いこと等から, げっ歯類に障害を惹起するにはヒトに対する用量の100倍以上を要すると推定されている (8). このような差異もあって, ダイオキシン類の生体への影響は '摂取量' ではなく, 吸収効率, 半減期などをも考慮した '体内負荷 (body burden)' を基準に評価するのが望ましいと考えられている (8). 動物実験デー

タを基に，性行動に障害をもたらすに要するヒト体内負荷は，9.5 pg/kg と推定されている(8)．この値は上記の一日許容摂取量と比較して，そう大きな数字ではなく，ダイオキシンによる次世代への影響には今後も注意深く対処することが必要と思われる．我々の研究から，次世代の障害が脳下垂体ホルモン低下を起点とすることが明らかとなったので，これを基盤として，障害消去法の研究を展開することも今後の重要な課題と考えられる．

文　献

1) Mocarelli P, Brambilla P, Gerthoux PM, et al. (1996) Change in sex ratio with exposure to dioxin. Lancet 348, 409.
2) Mocarelli P, Gerthoux PM, Ferrari E, et al. (2000) Paternal concentrations of dioxin and sex ratio of offsprings. Lancet 355, 1858-1863.
3) Moshammer H. and Neuberger M. (2000) Sex ratio in the children of the Austrian chloracne cohort. Lancet 356, 1271-1272.
4) Lai TJ, Guo YL, Guo NW, et al. (2001) Effect of prenatal exposure to polychlorinated biphenyls on cognitive development in children : a longitudinal study in Taiwan. Brit. J. Psychiat. 178, s49-52.
5) Ikeda M, Tamura M, Yamashita J, et al. (2005) Repeated in utero and lactoational 2,3,7,8-tetrachlorodibenzo-p-dioxin exposure affects male gonads in offspring, leading to sex ratio changes in F2 progeny. Toxicol Appl Pharmacol 206, 351-355.
6) 石田卓巳, 益崎泰宏, 山田英之 (2003) ダイオキシン類の生殖毒性と後世代への影響並びにその機構. 福岡医誌 94, 183-195.
7) Peterson RE, Theobald HM. and Kimmel GL. (1993) Developmental and reproductive toxicities of dioxins and related compounds : cross-species comparisons. Crit Rev Toxicol 23, 283-335.
8) Larsen JC. (2006) Risk assessments of polychlorinated dibenzo-p-dioxins, polychlorinated dibenzofurans, and dioxin-like polychlorinated biphenyls in food. Mol. Nut. Food Res. 50, 885-896.
9) Tian Y, Ke S, Thomas T, et al. (1998) Transcriptional suppression of estrogen receptor gene expression by 2,3,7,8-tetrachlorodibenzo-p-dioxin (TCDD). J. Steroid Biochem. Mol. Biol. 67, 17-24.
10) Ohtake F, Baba A, Takada I, et al. (2007) Dioxin receptor is a ligand-dependent E3 ubiquitin ligase. Nature 446, 562-566.
11) Chaffin CL, Peterson RE, Hutz RJ. (1996) In utero and lactational exposure of female Holtzman rats to 2,3,7,8-tetrachlorodibenzo-p-dioxin : modulation of the estrogen signal. Biol Reproduct 55, 62-67.
12) Ohtake F, Takeyama K, Matsumoto T, et al. (2003) Modulation of oestrogen receptor signaling by association with the activated dioxin receptor. Nature 423, 545-550.
13) Badawi AF, Cavalieri EL. and Rogan EG. (2000) Effect of chlorinated hydrocarbons on expression of cytochrome P450 1A1, 1A2 and 1B1 and 2-and 4-hydroxylation of 17beta-estradiol in female Sprague-Dawley rats. Carcinogenesis 21, 1593-1599.
14) Mutoh J, Taketoh J, Okamura K, et al. (2006) Fetal pituitary gonadotropin as an initial target of dioxin in its impairment of cholesterol transportation and steroidogenesis in rats. Endocrinology 147, 927-936.
15) Taketoh J, Mutoh J, Takeda T, et al. (2007) Suppression of fetal testicular cytochrome P450 17 by maternal exposure to 2,3,7,8-tetrachlorodibenzo-p-dioxin : a mechanism involving an initial effect on gonadotropin synthesis in the pituitary. Life Sci 80, 1259-1267.
16) Takeda T, Matsumoto Y, Koga T, et al. (2009) Maternal exposure to dioxin disrupts gonadotropin production in fetal rats and imprints defects in sexual behavior. J Pharmacol Exp Ther 329, 1091-1099.
17) 武藤純平, 石田卓巳, 石井祐次, 他 (2007) ダイオキシン類母体曝露がマウス胎児精巣の性ステロイドホルモン生合成系発現に及ぼす影響. 福岡医誌 98, 203-207.

18) 廣井久彦, Strauss JF, 武谷雄二 (2005) StAR protein (steroidogenic acute regulatory protein) の転写調節機構の解析. 日本内分泌学会誌, 10, 29-36.
19) Ingraham HA, Lala DS, Ikeda Y, et al. (1994) The nuclear receptor steroidogenic factor 1 acts at multiple levels of the reproductive axis. Gene Dev 8, 2302-2312.
20) Lee SL, Sadovsky Y, Swirnoff AH, et al. (1996) Luteinizing hormone deficiency and female infertility in mice lacking the transcription factor NGFI-A (Egr-1). Science 273, 1219-1221.
21) Topilko P, Schneider-Maunoury S, Levi G, et al. (1997) Multiple pituitary and ovarian defects in Krox-24 (NGFI-A, Egr-1)-targeted mice. Mol Endocrinol 12, 107-122.
22) Kaiser UB, Sabbagh E, Chen MT, et al. (1998) Sp1 binds to the rat luteininzing hormone β (LHβ) gene promoter and mediates gonadotropin-releasing hormone-stimulated expression of the LHβ subunit gene. J Biol Chem 273, 12943-12951.
23) Poland A. and Knutson JC. (1982) 2,3,7,8-Tetrachlorodibenzo-p-dioxin and related halogenated aromatic hydrocarbons: examination of the mechanism of toxicity. Ann Rev Pharmacol Toxicol 22, 517-554.
24) Mimura J. and Fujii-Kuriyama Y. (2003) Functional role of AhR in the expression of toxic effects by TCDD. Biochim Biophys Acta 1619, 263-268.
25) MacLusky NJ. and Naftolin F. (1981) Sexual differentiation of the central nervous system. Science 211, 1294-1302.
26) Arnold AP. and Gorski RA. (1984) Gonadal steroid induction of structural sex differences in the central nervous system. Ann Rev Neurosci 7, 413-442.
27) Negri-Cesi P, Colciago A, Celotti F, et al. (2004) Sexual differentiation of the brain: role of testosterone and its active metabolites. J. Endocrinol. Invest. 27 (6 Suppl), 120-127.
28) Carlson RL. (2007) Physiology and Behavior, 9th ed., Pearson Education, Boston, USA.
29) Bakker J. and Baum MJ. (2008) Role for estradiol in female-typical brain and behavioral sexual differentiation. Front Neuroendocrinol 29, 1-16.
30) Mably TA, Moore RW, Goy RW, et al. (1992) *In utero* and lactational exposure to 2,3,7,8-tetrachlorodibenzo-*p*-dioxin. Toxicol Appl Pharmacol 114, 108-117.
31) Bjerke D, Brown TJ, Maclusky NJ, et al. (1994) Partial demasclinization and feminization of sex behavior in male rat by *in utero* and lactational exposure to 2,3,7,8-tetrachlorodibenzo-*p*-dioxin is not associated with alterations in estrogen receptor binding or volumes of sexually differentiated brain nuclei. Toxicol Appl Pharmacol 127, 258-267.
32) Gray Jr. LE, Kelce WR, Monosson E, et al. (1995) Exposure to TCDD during development permanently alters reproductive function in male Long Evans rats and hamsters: reduced ejaculated and epididymal sperm numbers and sex accessory gland weights in offspring with normal androgenic status. Toxicol Appl Pharmacol 131, 108-118.
33) Faqi AS, Dalsenter PR, Merker HJ, et al. (1998) Reproductive toxicity and tissue concentrations of low doses of 2,3,7,8-tetrachlorodibenzo-*p*-dioxin in male offspring rats exposed throughout pregnancy and lactation. Toxicol Appl Pharmacol 150, 383-392.
34) Döhler KD, Hancke H, Srivastava SS, et al. (1984) Participation of estrogens in female sexual differentiation of the brain: neuroanatomocal, neuroendocrine and behavioral evidence. Prog. Brain Res 61, 99-117.

第2章　ダイオキシン毒性を軽減する物質の探索
—— 食用食物成分を中心として ——

石田卓巳，石井祐次，山田英之

2.1　緒　　論

　カネミ油症事件の発生からほぼ40年が経過した現在，発生初期の油症患者に観察された所見の多くは軽快し，消失している。しかし，油症患者の血中ダイオキシン類濃度は未だ健常人に比べ高く（1, 2），倦怠感など種々の症状に悩まされている患者も多い。また，近年のダイオキシン類対策特別処置法による排出規制に伴い，ダイオキシン類による環境汚染の状況は改善される傾向にあるが（平成19年度ダイオキシン類に関わる環境調査結果，環境省，平成20年12月発表資料参照），ゴミの焼却などに伴う非意図的な発生やそれに伴う環境中への拡散は未だ問題視されている。従って，ダイオキシン中毒の発症機構の解明，並びにそれに対する有効な予防法や治療法の開発は，社会的な急務となっている。

　ダイオキシン類による中毒症状のほとんどは，細胞の可溶性画分に存在する芳香族炭化水素受容体（aryl hydrocarbon receptor；AhR）を起点として惹起されると考えられている（図2.1）。この概念は，1990年代に作成されたAhR欠損マウスを用いた毒性試験の結果からも支持されている（3, 4）。多くの研究者はこれが中心的な毒性発現機構であることを承認すると思われ，これについてまとめられた総説も多い（5〜7）。一方，ダイオキシン類による毒性の発現には，酸化的ストレスの関与も示唆されている（図2.1）。ダイオキシン類の曝露に伴い，脂質過酸化の増加（8），細胞内SH基の減少（9），細胞膜流動性の減少（10），およびDNA鎖切断（11）が引き起こされる。また，油症患者は，健常人に比べ尿中8-isoprostane（12），および血中Total Antioxidant Power値（13）の上昇が認められており，長期間に亘って酸化的ストレスに曝されていることが予想されている。

　油症治療研究班では，これまでに油症患者の症状緩和を目的とした取り組みとして，ダイオキシン類の排泄促進を目指した検討が行われてきた。その内容については，「油症研究——30年の歩み——」に詳しい（14）。加えて，最近ではコレスチラミン（15）や発酵玄米健康補助食品（16）などを用いた検討が行われ，一定の有効性を期待させる結果も得られている。患者の症状緩和に向けたさらなる取り組みとして，中毒症状の改善を目的とした対処法の開発は必須である。このような背景のもと，当研究室では，食用食物成分に注目し，ダイオキシン中毒症状に対して有効な成分の探索とその評価を行ってきた。本章では，その結果についてまとめると共に，その有効性と問題点について考察する。

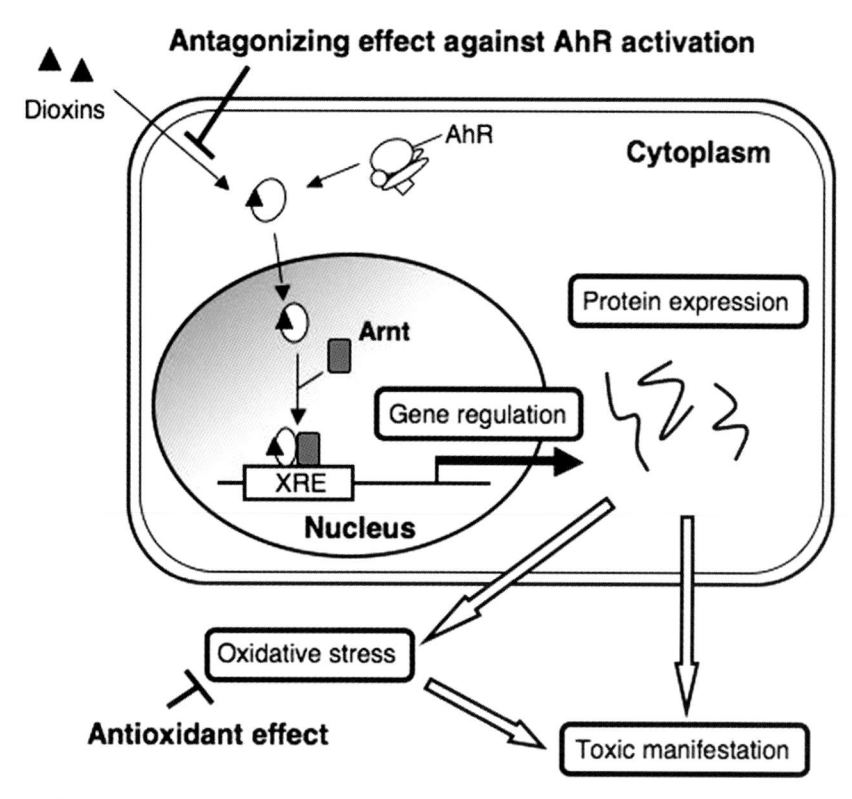

図 2.1 Postulated mechanisms of dioxin toxicity. AhR : aryl hydrocarbon receptor, Arnt : AhR nuclear translocator, XRE : xenobiotic responsive element.

2.2 食用食物成分によるダイオキシン毒性の軽減

2.2.1 Curcumin, quercetin, および piperine によるダイオキシン毒性の軽減

油症患者に象徴されるように，ダイオキシン類による中毒症状は長期化する．従って，有効な予防薬や治療薬の条件として，AhR の活性化や酸化的ストレスに対して有効であることに加え，長期間の摂取が患者にとって耐えうるものでなければならない．このような条件を考えた場合，通常の食事より摂取可能な食用食物成分は，最も適したものの一つであると考えられる．そこで，我々の研究室では，ダイオキシン毒性軽減を促す候補として，curcumin, quercetin, piperine, および resveratrol（次項参照）を選択し，その有効性を検証した．図 2.2 に構造式を示す．

Curcumin はポリフェノールの一種であるクルクミノイドに分類される．本物質は生薬であるウコンの有効成分の一つであり，カレーのスパイスにも含まれていることから，一般人がかなりの頻度で摂取する物質と考えられる．Quercetin はフラボノイドの一種であり，タマネギやリンゴなどに多く含まれている．Piperine は，黒コショウの辛味成分であり，アルカロイドに分類されるものの一つである．これらの成分は，いずれも 2,3,7,8-tetrachlorodibenzo-p-dioxin（TCDD, 図 2.2）による AhR の活性化に対して antagonist 様作用を示す (17). また，抗酸化的

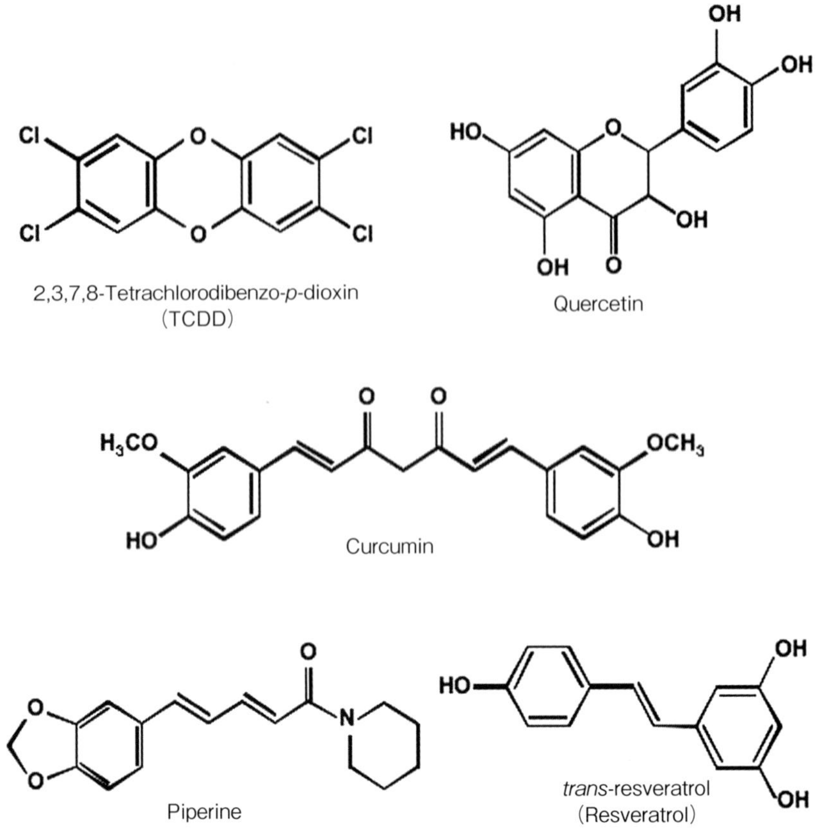

図 2.2　Chemical structures of TCDD and candidate compounds which attenuate dioxin toxicity.

ストレス作用も有していることから（18〜20），ダイオキシン毒性に対する有効性が期待された。そこで，ダイオキシン感受性のC57BL/6JマウスをCRISPR用い，TCDDによる急性毒性に対する影響を観察した。その結果，curcumin，もしくはquercetinを投与した場合，TCDDによる体重増加抑制が有意に軽減された（表2.1）。また，piperineの場合，有意差は認められなかったものの，TCDDによる体重増加抑制が軽減される傾向を示した。これら食物成分による体重増加抑制軽減効果は，いずれも観察初期では認められず，20日目以降に認められた。従って，食用食物成分による毒性軽減効果の発現には，長期間の摂取が必要である可能性が示された。一方，TCDD誘発性の臓器重量変化に対する食用食物成分の効果は，quercetinによる肝肥大の軽減を除いて認められなかった。さらに，食物成分による毒性軽減機構を解析するため，AhR活性化の指標であるethoxyresorufin O-deethylase（EROD）活性，および酸化的ストレスの指標であるthiobarbituric acid-reactive substance（TBARS）値を測定した。その結果，TCDDによるEROD活性の上昇がquercetinによって増強されたことを除いて，影響は認められなかった。

表2.1 Effects of components in edible plants on dioxin toxicity *in vivo*.

Component	Wasting syndrome	Hepatomegaly	Atrophy		Steatosis[b]	cyp1a1[c] induction	Oxidative[c] stress
			Thymus	Spleen			
Curcumin[a]	improved	n.i.	n.i.	n.i.	−	n.i.	−
Quercetin[a]	improved	improved*	n.i.	n.i.	−	enhanced*	n.i.
Piperine[a]	n.i.	n.i.	n.i.	n.i.	−	n.i.	n.i.
Resveratrol[a]							
p.o.	n.i.	n.i.	n.i.	n.i.	improved	n.i.	n.i.
s.c.	improved	n.i.	n.i.	n.i.	improved	improved*	improved**

See references 33 (curcumin), 34 (quercetin), 35 (piperine) and 36 (resveratrol) for the details.
[a] TCDD (100μg/kg) was given by gavage after initial treatment of each compound.
[b] The hepatic lipid accumulation was assessed by oil-red O stain.
[c] EROD activity and the concentration of TBARS were measured as indices of AhR-mediated cyp1a1 induction and oxidative stress, respectively.
Significant difference from TCDD-treated group : *, $p < 0.05$; **, $p < 0.001$. − : no data. n.i. : not improved.

2.2.2 Resveratrolによるダイオキシン毒性の軽減

Resveratrolは，赤ワインやピーナッツの渋皮，日本の民間薬であるイタドリの根などに多く含まれるスチルベン骨格を有するポリフェノールであり，*trans*-と*cis*-体が存在する（以下，*trans*-resveratrolをresveratrolとする）。フランス人は，脂肪の多い食事を頻繁にとるにもかかわらず心疾患の発症率が少ない，いわゆる「フレンチパラドックス」と呼ばれる現象が知られている。この要因として，フランス人におけるワイン摂取量の多さが挙げられているが，resveratrolは，疾患防止効果を有する成分の一つとして赤ワインより単離されたものである。ダイオキシン毒性に対するresveratrolの影響に関する報告は多く，AhRを介した*CYP1A1*や*CYP1B1*遺伝子の転写活性化の阻害（21, 22），*cyclooxygenase-2*遺伝子転写活性化の阻害（23），およびアポトーシスの抑制（24）などが*in vitro*実験系において報告されている。さらに，*in vivo*において，多環芳香族炭化水素によるラット肺と腎臓のCYP1A1誘導の抑制（25）やTCDD母体曝露マウスにおける胎児の口蓋裂や水腎症の軽減（26）が明らかとなっている。Resveratrolによるダイオキシン毒性の軽減機構は，未だ完全に明らかになっていない。しかし，前述の食用食物成分と同様，resveratrolは，TCDDによるAhRの活性化に対するantagonist様作用（17），並びに抗酸化的ストレス作用（27, 28）を有している。従って，これらが作用の少なくとも一部を担うものと考えられる。我々の研究室では，ダイオキシンの急性毒性に対するresveratrolの有効性を検証するため，C57BL/6Jマウスを用いて*in vivo*での検討を行った。その結果，TCDDによる体重増加抑制や肝臓への脂質の蓄積が，resveratrolの経口投与により軽減される傾向が観察された（表2.1）。これに対し，臓器障害に対する効果は認められなかった。さらに，resveratrolを皮下投与した場合，TCDDによる体重増加抑制は未処理群のレベルまで回復した。また，肝臓における脂質の蓄積も，経口投与時と同程度の改善効果を示した。続いて，肝臓のEROD活性，並びにTBARS値に対するresveratrolの影響を検討した。その結果，resveratrolを経口

投与した場合では両指標に対する影響は見られなかった。これに対し，皮下投与の場合，TCDDのみを処理した場合に比べ両指標とも有意な改善を示した。この時，血中のresveratrol濃度－時間曲線下面積は，経口投与時に比べ皮下投与時で大きく増加していた。以上の結果から，resveratrolによるTCDD毒性軽減効果は，生物学的利用率（bioavailability）の改善に伴い増強すると考えられた。

2.2.3 食用食物成分によるダイオキシン毒性軽減の可能性と問題点

今回検討に用いた食用食物成分は，いずれもTCDDによる体重増加抑制に対して軽減，もしくは軽減傾向を示した（表2.1）。また，resveratrolの場合，TCDDによる脂肪肝に対しても有効であった。これに対し，TCDDによるEROD活性やTBARS値の上昇に対して，resveratrolの皮下投与時を除いて，いずれの成分も顕著な影響を示さなかった。ダイオキシン毒性を軽減するにもかかわらず，その発症機構の根幹であるAhRの活性化や酸化的ストレスに対して影響を及ぼさないという結果は，明らかな矛盾である。この原因については不明であるが，食用食物成分の生理作用は多岐に亘るため，AhRに対するantagonist様作用や抗酸化的ストレス作用以外の作用が毒性軽減に働いた可能性も否定できない。また，一般的に，食物成分の代謝速度は速く，摂取後数時間以内に血中より消失する。従って，サンプリング時にAhRの活性化や酸化的ストレスなどに対する影響が消失していた可能性も否定できない。これが事実ならば，食用食物成分による毒性軽減効果は，そのbioavailabilityに依存することになる。この点に関して，resveratrolのbioavailabilityの改善に伴いTCDD毒性に対する軽減効果の増強が認められた。この事実は，上記推論を裏付けるものと思われる。経口的に与えられた食用食物成分は，小腸より吸収される際に初回通過効果を受けるものが多い。従って，bioavailabilityを改善する手段として，経皮吸収のような小腸を介さない吸収形態の選択が挙げられる。また，他の食物成分を利用することでbioavailabilityの改善を図ることも有効である。例えば，resveratrolの場合，グルクロン酸抱合，もしくは硫酸抱合により速やかに代謝される（29）。そこで，これら抱合反応を受けやすいフラボノイド類を多く含む食事との併用でresveratrol代謝の拮抗を試み，それに伴ってbioavailabilityを改善することも考え得る。

日常的な摂取によるダイオキシン毒性軽減のためには，食用食物成分の過剰摂取に伴う副作用の可能性も考慮せねばならない。Resveratrolの安全性に関する報告では，750 mg/kgの用量で90日間ラットに経口投与した場合，血液学的所見や生化学的所見，さらに臓器重量に対して異常は認められていない（30）。同量のresveratrolを妊娠ラットに与えた場合でも，胎児への影響は認められなかった。これに対し，resveratrol 1 g/kg body weight/dayを24日間経口投与した場合，生体の抗酸化応答と思われる薬物代謝第二相酵素のmRNAレベルの上昇が報告されている（31）。また，レポータージーンアッセイでは，resveratrolがAhR agonistとして作用することも報告されており（32），条件次第ではダイオキシン毒性を増強する可能性も否定できない。現在インターネットなどを通じて日本国内で入手可能な健康補助食品（サプリメント）において，resveratrolの1日あたりの摂取量は2～2,600 mgである。安易なサプリメントの摂取は，かえって患者の健康を脅かす結果になることも予想される。他の食用食物成分に関する詳細な毒

2.3 おわりに

　油症事件発生より現在に至るまで、中毒患者の症状の緩和、並びに生活の質の向上に向けた様々な取り組みがなされてきた。しかし、油症病像の複雑さから根本的な解決策は未だ確立されていない。本章では、主に食用食物成分に注目し、ダイオキシン中毒症状に対する対処法としての可能性や問題点についてまとめた。検討に用いた成分は、いずれも TCDD 毒性の一部に対して有効である可能性を示したが、臨床への応用を考えた場合、その bioavailability の改善は不可欠である。一方で、特定の食物成分の高用量摂取が、患者の健康へ悪影響を及ぼす可能性も否定できない。この点については、動物実験などを通じた適切な服用法と毒性軽減機構の解明を待つ必要がある。さらに、ダイオキシン類排泄促進との併用など、臨床応用に向けた研究展開が必要と思われる。

文　献

1) 増田義人，吉村健清，梶原淳睦，他（2007）油症発生より 38 年間の患者血液中 PCBs，PCDFs の濃度変遷．福岡医誌 98，182-195.
2) 堀　就英，安武大輔，戸高　尊，他（2007）福岡県油症検診（2006 年度）受診者における血液 PCB 濃度と性状．福岡医誌 98，176-181.
3) Fernandez-Salguero PM, Hilbert DM, Rudikoff S, et al (1996) Aryl-hydrocarbon receptor deficient mice are resistant to 2,3,7,8-tetrachlorodibenzo-p-dioxin-induced toxicity. Toxicol Appl Pharmacol 140, 173-179.
4) Mimura J, Yamashita K, Nakamura K, et al (1997) Loss of teratogenic response to 2,3,7,8-tetrachlorodibenzo-p-dioxin (TCDD) in mice lacking the Ah (dioxin) receptor. Genes Cells 2, 645-654.
5) Poland, A. and Knutson, J (1982) 2,3,7,8-Tetrachlorodibenzo-p-dioxin and related halogenated aromatic hydrocarbons: examination of the mechanism of toxicity. Annu Rev Pharmacol Toxicol 22, 517-524.
6) Wilson CL and Safe S (1998) Mechanisms of ligand-induced aryl hydrocarbon receptor-mediated biochemical and toxic responses. Toxicol Pathol 26, 651-671.
7) Mimura J and Fujii-Kuriyama Y (2003) Functional role of AhR in the expression of toxic effects by TCDD. Biochim Biophys Acta 1619, 263-268.
8) Stohs SJ, Shara MA, Alsharif NZ, et al (1990) 2,3,7,8-Tetrachlorodibenzo-p-dioxin-induced oxidative stress in female rats. Toxicol Appl Pharmacol 106, 126-135.
9) Hori M, Kondo H, Ariyoshi N, et al (1997) Changes in the hepatic glutathione peroxidase redox system produced by coplanar polychlorinated biphenyls in Ah-responsive and -less-responsive strains of mice: Mechanism and implications for toxicity. Environ Toxicol Pharmacol 3, 267-275.
10) Alsharif NZ, Grandjean CJ, Murray WJ, et al (1990) 2,3,7,8-Tetrachlorodibenzo-p-dioxin (TCDD)-induced decrease in the fluidity of rat liver membranes. Xenobiotica 20, 979-988.
11) Alsharif NZ, Schlueter WJ and Stohs SJ (1994) Stimulation of NADPH-dependent reactive oxygen species formation and DNA damage by 2,3,7,8-tetrachlorodibenzo-p-dioxin in rat peritoneal lavage cells. Arch Environ Contam Toxicol 26, 392-397.
12) Shimizu K, Ogawa F, Thiele JJ, et al (2007) Lipid peroxidation is enhanced in Yusho victims 35 years

after accidental poisoning with polychlorinated biphenyls in Nagasaki, Japan. J. Appl. Toxicol. 27, 195-197.
13) 清水和宏, 小川文秀, 佐藤伸一 (2007) 油症認定患者血中 Total Antioxidant Power の検討. 福岡医誌 98, 141-142.
14) 第9章 PCB および PCDF の排泄促進. (2000) 小栗一太, 赤峰昭文, 古江増隆編, 油症研究 ─ 30年の歩み ─, pp. 257-302, 九州大学出版会, 福岡.
15) Mochida, Y., Fukata, H., Matsuno, Y., et al (2007) Reduction of dioxins and polychlorinated biphenyls (PCBs) in human body. Fukuoka Acta Med. 98, 106-113.
16) 長山淳哉, 平川博仙, 梶原淳睦, 等 (2009) 発酵玄米健康補助食品摂取による油症原因物質の体外排泄促進 ─ PCDFs と PCDDs の場合 ─. 福岡医誌 100, 192-199.
17) Amakura Y, Tsutsumi T, Sasaki K, et al (2003) Screening of the inhibitory effect of vegetable constituents on the aryl hydrocarbon receptor-mediated activity induced by 2,3,7,8-tetrachlorodibenzo-p-dioxin. Biol Pharm Bull 26, 1754-1760.
18) Priyadarsini, K., Maity, D., Naik, G., et al (2003) Role of phenolic O-H and methylene hydrogen on the free radical reactions and antioxidant activity of curcumin. Free Radic Biol Med 35, 475-484.
19) Salah, N., Miller, N. J., Pagaga, G., et al (1995) Polyphenolic flavanols as scavengers of aqueous phase radicals and as chain breaking antioxidants. Arch Biochem Biophys 322, 339-346.
20) Srinivasan, K (2007) Black pepper and its pungent principle-piperine : A review of diverse physiological effects. Crit Rev Food Sci Nutr 47, 735-748.
21) Ciolino HP, Daschner PJ. and Yeh GC (1998) Resveratrol inhibits transcription of CYP1A1 *in vitro* preventing activation of the aryl hydrocarbon receptor. Cancer Res. 58, 5707-5712.
22) Mollerup S, Ovrebø S. and Haugen A (2001) Lung carcinogenesis : Resveratrol modulates the expression of genes involved in the metabolism of PHA in human bronchial epithelial cells. Int J Cancer 92, 18-25.
23) Degner SC, Kemp MQ, Hockings JK, et al (2007) Cyclooxygenase-2 promoter activation by the aromatic hydrocarbon receptor in breast cancer mcf-7 cells : Repressive effects of conjugated linoleic acid. Nutr J Cancer 59, 248-257.
24) Puebla-Osorio N, Ramos KS, Falahatpisheh MH, et al (2004) 2,3,7,8-Tetrachlorodibenzo-p-dioxin elicits aryl hydrocarbon receptor-mediated apoptosis in the avian DT40 pre-B-cell line through activation of caspase 9 and 3. Comp. Biochem. Physiol. C Toxicol. Pharmacol. 138, 461-468.
25) Casper RF, Quesne M, Rogers IM, et al (1999) Resveratrol has antagonist activity on aryl hydrocarbon receptor : Implications for prevention of dioxin toxicity. Mol. Pharmacol. 56, 784-790.
26) Jang JY, Park D, Shin S, et al (2008) Antiteratogenic effect of resveratrol in mice exposed *in utero* to 2,3,7,8-tetrachlorodibenzo-p-dioxin. Eur J Pharmacol 591, 280-283.
27) Frankel EN, Waterhouse AL. and Kinsella JE (1993) Inhibition of human LDL oxidation by resveratrol. Lancet 341, 1103-1104.
28) Fuhrman B, Lavy A. and Aviram M (1995) Consumption of red wine with meals reduces the susceptibility of human plasma and low-density lipoprotein to lipid peroxidation. Am J Clin Nutr 61, 549-554.
29) Marier JF, Vachon P, Gritsas A, et al (2002) Metabolism and disposition of resveratrol in rats : Extent of absorption, glucuronidation, and enterohepatic recirculation evidenced by linked-rat model. J Pharmacol Exp Ther 302, 369-373.
30) Williams LD, Burdock GA, Edwards JA, et al (2009) Safety studies conducted on high-purity *trans*-resveratrol in experimental animals. Food Chem. Toxicol. 47, 2170-2182.
31) Hebbar V, Shen G, Hu R, et al (2005) Toxicogenomics of resveratrol in rat liver. Life Sci 76, 2299-2314.
32) Amakura Y, Tsutsumi T, Nakamura M, et al (2003) Activation of the aryl hydrocarbon receptor by some vegetable constituents determined using *in vitro* reporter gene assay. Biol. Pharm. Bull. 26,

532-539.
33) Ishida T, Taketoh J, Nakatsune E, et al (2004) Curcumin anticipates the suppressed body weight gain with 2, 3, 7, 8-tetrachlorodibenzo-p-dioxin in mice. J Health Sci 50, 474-482.
34) Ishida T, Naito E, Mutoh J, et al (2005) The plant flavonoid, quercetin, reduces some forms of dioxin toxicity by mechanism distinct from aryl hydrocarbon receptor activation, heat-shock protein induction and quenching oxidative stress. J Health Sci 51, 410-417.
35) Ishida T, Ishizaki M, Tsutsumi S, et al (2008) Piperine, a pepper ingredient, improves the hepatic increase in free fatty acids caused by 2, 3, 7, 8-tetrachlorodibenzo-p-dioxin. J Health Sci 54, 551-558.
36) Ishida T, Takeda T, Koga T, et al (2009) Attenuation of 2, 3, 7, 8-tetrachlorodibenzo-p-dioxin toxicity by resveratrol: A comparative study with different routes of administration. Biol Pharm Bull 32, 876-881.

第3章　高残留性 PCB 類の代謝および代謝物の毒性評価

古賀信幸，太田千穂

3.1　はじめに

　PCB 類の代謝研究は，1968 年のカネミ油症事件を契機として，わが国をはじめ世界中で始められ，現在までに，次のようなことが明らかにされている。すなわち，① PCB 類は肝小胞体に局在するチトクロム P450（P450）によって代謝される，② 主代謝物は一水酸化（OH）体で，次いで，二水酸化（diOH）体，メチルチオ（CH$_3$S）体およびメチルスルフォン（CH$_3$SO$_2$）体が比較的多く，さらに，微量代謝物として，ジヒドロジオール体や，塩素が 1 個脱離した OH 体も見いだされている。③ これらの代謝物は，主に胆汁を介して糞中へ排泄される，④ 置換塩素数が 5 個以上になると極端に代謝されにくくなり，特に，2,4,5-三塩素置換ベンゼン環を有するものは脂肪組織，肝および血液などへの残留性が高くなる，⑤ PCB 代謝活性の強さは動物間で大きく異なっており，例えば，イヌやモルモットでは他の動物に比較し，難代謝性の CB153 に対し代謝活性が高い，などである。なお，詳細については前書を参考にされたい (1)。

　このように PCB の代謝に関しては，かなりの点が解明されていることから，わが国を含め世界的には，緊急な研究課題ではなくなってきている。最近の 10 年間をみると，高毒性であるコプラナー PCB に関する報告が減少し，逆に，低毒性ではあるが血液や肝臓に高濃度で残留しているものに関する報告が増えている。残留性の高い PCB 異性体には，図 3.1 に示すような CB153, CB138, CB180 および CB146 などの 2,4,5-三塩素置換ベンゼン環を有し，かつ 5 個以上の塩素原子が置換されたものや PCB 代謝物の 4-OH 体や S-含有代謝物などがあるが，後述の

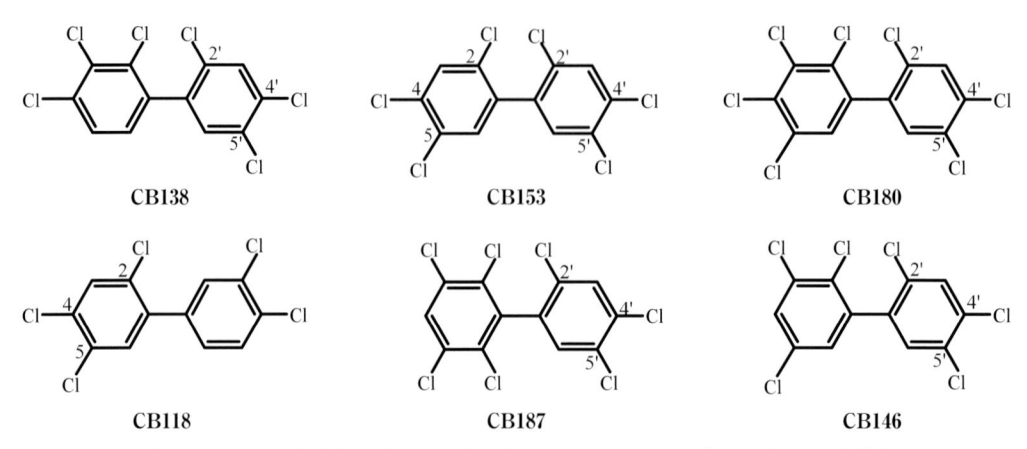

図 3.1　ヒトを含む動物組織に高濃度で残留している 2,4,5-三塩素置換 PCB 異性体

ように，今や PCB 研究の世界的な興味は，低毒性 PCB 類およびこれら PCB 代謝物の毒性発現機構の解明へと向かっている．最近では，特に女性ホルモンおよび甲状腺ホルモンなどの内分泌の撹乱作用を介した作用，すなわち，脳神経系への影響および次世代への影響といった新たな展開が見られている．

本章では，PCB 代謝および PCB 代謝物の毒性（生理作用）に関して 1990 年代後半以降に報告された研究につき，紹介する．表 3.1 と表 3.2 にはそれぞれをまとめた．

3.2 PCB の水酸化反応とメチルチオ化反応

PCB の代謝経路は，水酸化反応とそれに続く CH_3S 化反応であるということができる．一般に，水酸化反応は動物肝ミクロゾームの P450 によって触媒されるが，直接水酸化と epoxide 中間体生成の 2 つの経路で進行するといわれている．後者の場合，塩素原子の NIH 転位を伴ったり，あるいはグルタチオン抱合を受け，さらにはチオール（SH）体，CH_3S 体を経由し，最終的に S-酸化反応を受け CH_3SO_2 体に至ることが知られている (1)．ところで，最近十数年の PCB の in vivo 代謝研究をみると，原口らの一連の研究が注目される (2, 3, 6~11)．彼らは，1997 年以来，OH 体や diOH 体への水酸化反応，および CH_3S 体や CH_3SO_2 体などへの CH_3S 化反応に注目し，塩素数や置換位置が異なった PCB 異性体で両代謝反応がどのような割合になるのか，さらに各代謝物の組織への分布および両反応の動物種差などを精力的に調べている．

彼らはまず，4 種類の 2,5-二塩素置換 PCB（CB31，CB70，CB101 および CB141）をラットに腹腔内投与し，4 日後の糞中代謝物を調べ，興味ある結果を見いだした．すなわち，2,5-二塩素置換されていない環の塩素数が増加するにつれて，① 3-および 4-OH 体が，3-および 4-CH_3S 体よりは糞へ多く排泄されること，また，② OH 体のうち，3-OH 体の方が，4-OH 体より糞中への排泄が増加することを明らかにした．さらに，3-および 4-CH_3SO_2 体の組織分布をみると，① 塩素数が増加するにつれて組織中の CH_3SO_2 体の総量が減少していくこと，② いずれも肝と脂肪組織に高濃度で分布するが，4-CH_3SO_2 体は選択的に肺に多く検出されることも明らかになった (2)．この報告は，置換塩素数が水酸化反応と CH_3S 化反応との割合に大きく影響を及ぼすことを示した．

次に，3',4'-二塩素置換された mono-ortho 型の 3 種類の PCB 異性体（CB105，CB118 および CB156）につき，ラットでの代謝物の分布を調べた．まず，血中代謝物を調べ，CB105 投与では 4-OH-CB105 が，また CB118 投与では 4 位の塩素原子が NIH 転位して生成された 4-OH-CB107 が，いずれも未変化体の 7～10 倍多く検出されることを明らかにした．また，CB118 および CB156 投与ラット血中からは，微量ながら，それぞれの 4'-OH 体（4'-OH-CB120 および 4'-OH-CB159）も検出した (3)．これらの結果は，PCB の 4-あるいは 4'-OH 体が血中に高い親和性を有するというこれまでの報告 (4) をさらに支持した．また，4-OH-CB107 は，後述のように，ヒト血中で 3 番目に多く検出される残留性の高い PCB 代謝物であるが，CB118 から生成されることが証明された．一方，この報告では，3 種類の PCB 異性体のいずれからも，5'-および 6'-CH_3SO_2 体が肝および脂肪組織に検出された．これらはユニークな代謝物であり，ortho-meta 位での 5',6'-epoxide 体の生成に引き続き，グルタチオン抱合を受けたことを意味してい

表 3.1　1997 年以降に報告された *ortho* 位塩素置換 PCB 異性体の代謝物

PCB 異性体	動物種	代謝物	引用文献
mono-*ortho*-triCB			
CB31	ラット	3-OH, 4-OH, 3- and 4-CH$_3$S, 3- and 4-CH$_3$SO$_2$	Haraguchi et al. (2)
mono-*ortho*-tetraCB			
CB70	ラット, ハムスター, モルモット	3-OH, 4-OH	Koga et al. (36)
CB70	ラット	3-OH, 4-OH, 3- and 4-CH$_3$S, 3- and 4-CH$_3$SO$_2$	Haraguchi et al. (2)
CB70	チャイニーズハムスター	4-OH	Koga et al. (37)
di-*ortho*-tetraCB			
CB52	チャイニーズハムスター	4-OH	Koga et al. (37)
CB52	ウサギ	3-OH, 4-OH, 3,4-diOH	Ohta et al. (41)
mono-*ortho*-pentaCB			
CB105	ラット	5-OH, 5'-OH, 4-OH-CB107, 4-OH-CB56, 4'-OH-CB108, 5-, 5'-, 6- and 6'-CH$_3$S, 5'- and 6'-CH$_3$SO$_2$	Haraguchi et al. (3)
CB105	ハムスター	4-OH-CB107, 4'-OH-CB108	Koga et al. (31)
CB118	ラット	4-OH-CB70, 4-OH-CB107, 5'-OH, 4'-OH-CB120, 5'- and 6'-CH$_3$S, 5'- and 6'-CH$_3$SO$_2$	Haraguchi et al. (3)
CB118	モルモット	2-OH-CB126	Ohta et al. (33)
di-*ortho*-pentaCB			
CB101	ラット, マウス, モルモット, ハムスター	3-OH, 3'-OH, 4'-OH, 3',4'-diOH, 3'- and 4'-CH$_3$SO$_2$	Haraguchi et al. (7)
CB101	ラット	3'- and 4'-OH, 3',4'-diOH, 3'- and 4'-CH$_3$S, 3'- and 4'-CH$_3$SO$_2$	Haraguchi et al. (2, 6, 9)
CB101	ラット, ハムスター, モルモット	3-OH, 3'-OH, 4'-OH, 3',4'-diOH	Ohta et al. (36)
mono-*ortho*-hexaCB			
CB156	ラット	5'-OH, 4'-OH-CB159, 5'- and 6'-CH$_3$S, 5'- and 6'-CH$_3$SO$_2$	Haraguchi et al. (3)
CB167	ラット	4-OH-CB124, 4-OH-CB162	Haraguchi et al. (10)
di-*ortho*-hexaCB			
CB128	ラット	5-OH, 5- and 6-CH$_3$S	Haraguchi et al. (11)
CB138	ラット, ハムスター, モルモット	3'-OH, 2'-OH-CB157, 6'-OH-CB105, 5'-OH-CB85	Koga et al. (26)
CB141	ラット	3'-OH, 4'-OH, 3'- and 4'-CH$_3$S 3'- and 4'-CH$_3$SO$_2$	Haraguchi et al. (2)
CB146	モルモット, ラット, ハムスター	3'-OH, 4-OH	Ohta et al. (29)
tri-*ortho*-hexaCB			
CB132	ラット, マウス, モルモット, ハムスター	4'- and 5'-OH, 4',5'-diOH 4'- and 5'-CH$_3$SO$_2$	Haraguchi et al. (7)
CB149	ラット	4- and 5-OH, 4'- and 5'-CH$_3$S, 4'- and 5'-CH$_3$SO$_2$	Haraguchi et al. (6)
tri-*ortho*-heptaCB			
CB183	モルモット, ラット, ハムスター	3'-OH, 5-OH	Ohta et al. (23, 24)
CB187	モルモット, ラット, ハムスター	4'-OH-CB178, 4-OH, 5-OH-CB151	Ohta et al. (20, 21)

る。1997年，有吉らはモルモットのCB153代謝物で，また2,3-epoxideの生成を示唆する2-OH体（2-OH-CB167）を初めて報告しており（5），この反応がモルモットだけでなく，ラットにおいても起こっていることが示された。

さらに，CB101あるいはCB149をラットに投与し，S含有代謝物の経日的な分布を調べた。まず，糞中代謝物を調べたところ，両PCBともに投与後3日目に4-CH$_3$S体と3-CH$_3$S体が最も多く排泄され，特に4-CH$_3$S体の方が7～9倍多いことが明らかになった。また，3-および4-CH$_3$SO$_2$体はそれらに比べ量的には少ないものの5日目に最も多く排泄された（4-CH$_3$SO$_2$体＞3-CH$_3$SO$_2$体）。さらに，投与後42日間の3-および4-CH$_3$SO$_2$体の組織分布を調べると，前述の2,5-二塩素置換PCBと同様に，両PCBの3-CH$_3$SO$_2$体は次第に脂肪組織および肝へと，一方，4-CH$_3$SO$_2$体は肺へと特異的に分布することが明らかとなった（6）。

2005年，原口と筆者らはCB101とCB132の代謝物としてOH体，diOH体およびCH$_3$SO$_2$体に注目し，ラット，マウス，ハムスターおよびモルモットでの投与後4日目の組織分布を調べた。その結果，①ラットとマウスは代謝パターンが非常によく似ていること，②CB101投与ラット，マウスおよびハムスター肝では3′-OH体が主であるが，モルモット肝では3-OH体が最も多いこと，③3′,4′-diOH-CB101および4′,5′-diOH-CB132は，ハムスター血中に最も多く検出されるが，逆に，肝および血中のCH$_3$SO$_2$体は動物中で最も少ないことを明らかにした（7）。

また，PCB製品のKanechlor 500をラット，ハムスターおよびモルモットに投与し，5日目の肝および血液への分布の動物種差を調べたところ，①肝では，いずれの動物でも2,4-および2,3,4-塩素置換のPCB異性体が多く検出されること，さらに，②モルモット肝ではコプラナーPCBが多く分布していること，③血中代謝物として，ラットでは4-OH-CB107が，モルモットでは3-OH-CB99が，ハムスターでは両代謝物に加えCB101，CB110およびCB149のdiOH体が多いことが明らかとなった（8）。さらに，Kanechlor 500をGunnラットとWistarラットに投与し，各種代謝物の4日後の肝および血液への分布を比較した。Gunnラットはビリルビンのグルクロン酸抱合を触媒するグルクロン酸転移酵素（UGT1A）が遺伝的に欠損しているラットである。その結果，Gunnラットの肝と血液のいずれでもdiOH体の生成がWistarラットの数十倍と多いこと，また，Gunnラット肝における3-および4-CH$_3$SO$_2$体の生成が5分の1と少ないことが明らかになった（9）。この結果は，UGT1Aの欠損が，diOH体とCH$_3$SO$_2$体との生成比率を大きく変えていることを示唆している。しかしながら，PCBのOH体はUGT1Aの基質にはなりにくいという報告もあり（12），現在のところ，この理由は不明である。

このように，PCB異性体の代謝パターンおよび各代謝物の組織分布には大きな動物種差が明らかとなったが，今後，どの動物が最終的にヒトに近いかを明らかにする必要がある。

3.3 ヒト血中に残留するPCB代謝物の親PCBの探索

Bergmanらは，CB153，CB138およびCB180などのPCB異性体に加え，ある種のPCB異性体の4-OH体が，比較的高濃度でスウェーデン人血液中に局在することを報告した（13～16）。最も高濃度のものは，4-OH-CB187で，次いで4-OH-CB146および4-OH-CB107，さらに3-

OH体の3-OH-CB153および3'-OH-CB138であった。その後，フェロー諸島（17），オランダ（18），ケベック（19）およびスロバキア（20）などの住民の血液でも，ほぼ同様な結果が報告されている。後述のように，PCB代謝物の毒性がいろいろと見いだされていることもあり，ヒト血中に高濃度で残留するPCBのOH体がどのPCB異性体由来であるかを明らかにすることは非常に重要であると思われる。図3.2のように，PCBのOH体は，その生成の際に，時々塩素原子のNIH転位を伴うことから，親PCBとして2～3種類のPCB異性体が考えられる。そこで，この点を明確にするため，以下の検討を加えた。

3.3.1 4-OH-CB187

4-OH-CB187は，図3.2に示すように，CB187あるいはCB183から生成される可能性が考えられる。すなわち，CB187の場合，4位に直接水酸化反応で生成されると考えられるが，一方，CB183の場合には，4,5-エポキシド生成を経由して，4位の塩素原子が5位にNIH転位することにより生成されると考えられる。

そこで筆者らは，まずCB187についてラット，ハムスターおよびモルモット肝ミクロゾームによる *in vitro* 代謝を調べ，4-OH-CB187が生成されるか否かを調べた。酵素源として，未処理肝ミクロゾームとともに，代表的なP450誘導剤のphenobarbital（PB）あるいは3-methylcholanthrene（MC）前処理した動物の肝ミクロゾームを用いて比較検討した。CB187を各種肝ミクロゾームとともに，NADPH存在下，37℃で60 min，好気的にインキュベートした後，CB187とその代謝物を有機溶媒で抽出，さらにメチル化後，GC-ECDおよびGC-MSで分析した。その結果，図3.3のように，①3種類の代謝物（4'-OH-CB151，4'-OH-CB178および4-OH-CB187）が生成され，主代謝物は4'-OH-CB178であること，②代謝活性の強さはモルモット＞ラット＞ハムスターの順であること，③いずれの動物でもPB誘導性P450（すなわち，CYP2B）により触媒されること，さらに，④PB誘導性のモルモット肝P450であるCYP2B18に対する抗血清により3種類の代謝物の生成がいずれも強く阻害されることから，モルモット肝ではCYP2B18がCB187代謝全般に強く関与していることが明らかとなった（21）。この報告は，高残留性PCB代謝物である4-OH-CB187の親PCBがCB187であることを証明した初めてのものとなった。

次に，肝で生成された4-OH-CB187が血中へと分布することを確かめるために，CB187をモルモットの腹腔内に投与し，投与後30日間にわたり，代謝物3種類の糞，肝および血液への分布を調べた。その結果，図3.4のように，主代謝物の4'-OH-CB178は，血中では投与後4日目に最も高濃度になるものの，速やかに減少し糞中へと排泄されることが明らかとなった（22）。一方，4-OH-CB187は，血中においてゆっくりと増加し，投与後16日目で最も高濃度になった。その後，投与後30日目までゆるやかに減少した。なお，投与期間中，全く糞中には検出されなかった。このように，4-OH-CB187と4'-OH-CB178は構造的に非常によく似ているにもかかわらず，生体内動態が大きく違っていることは興味深い。

2004年，Malmbergらは4-OH-CB187および4-OH-CB107をラットに静注後，それらの血中半減期を比較したところ，それぞれ15.4日と4.3日であることを報告した（23）。4-OH-CB107

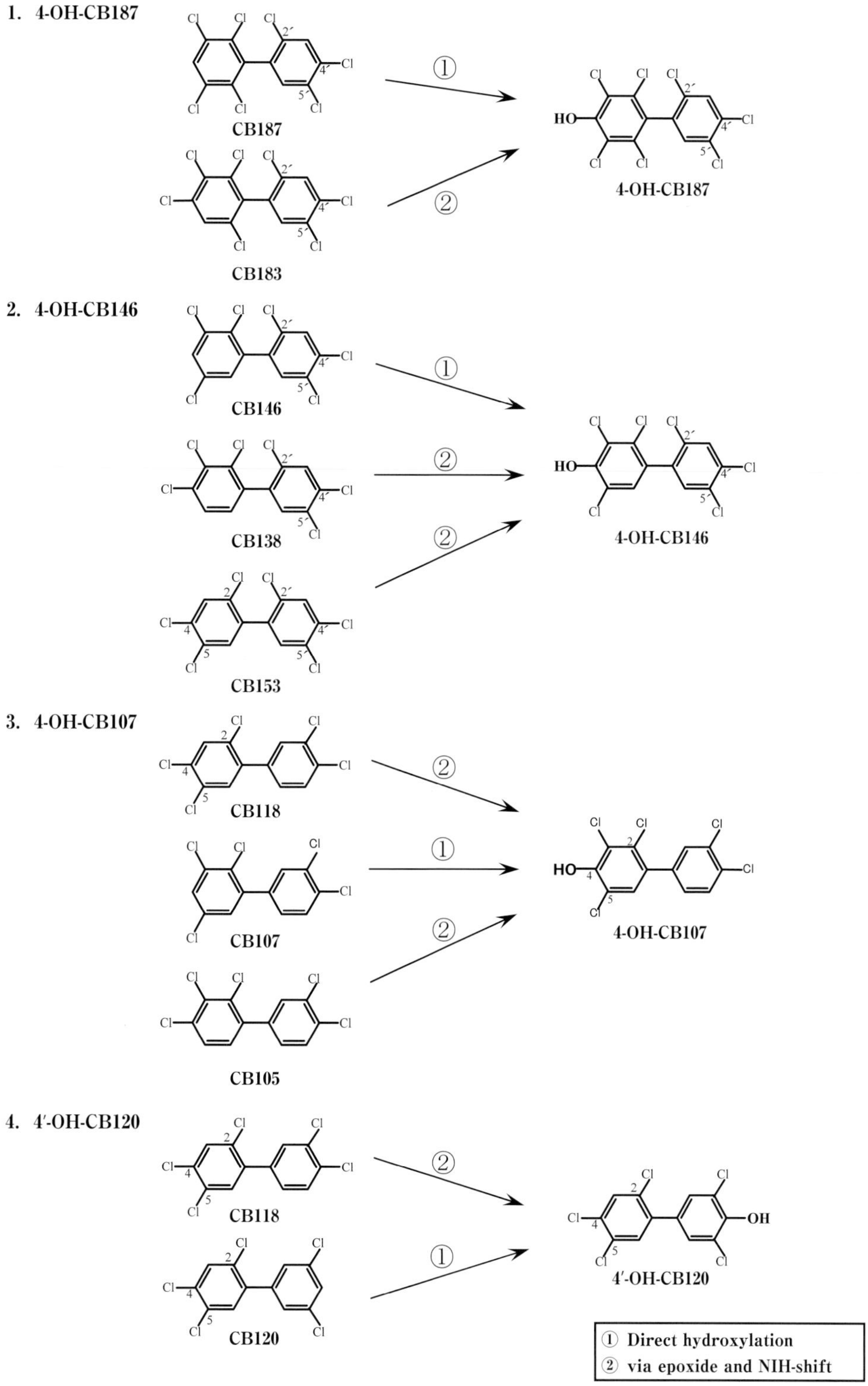

第3章 高残留性PCB類の代謝および代謝物の毒性評価   205

1. 4-OH-CB187

2. 4-OH-CB146

3. 4-OH-CB107

4. 4'-OH-CB120

① Direct hydroxylation
② via epoxide and NIH-shift

図3.2 ヒト血中PCB水酸化体の予想される親化合物

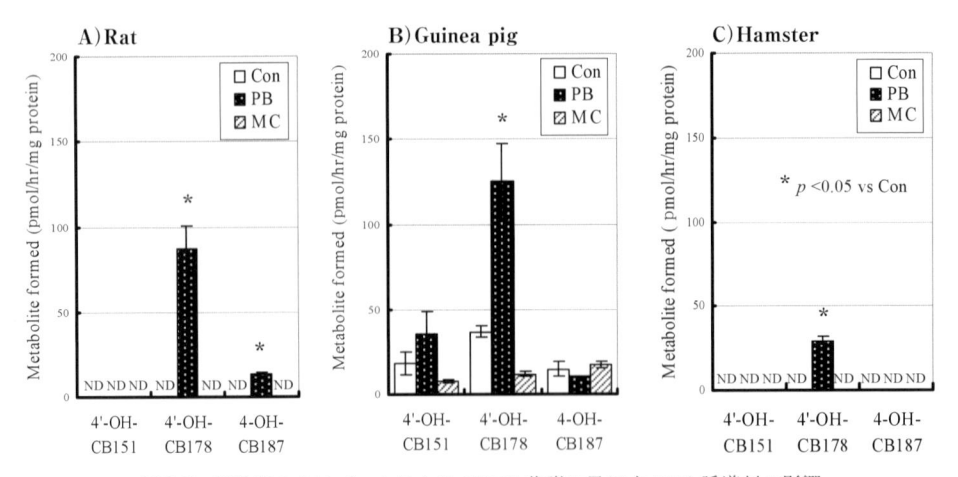

図 3.3 動物肝ミクロゾームによる CB187 代謝に及ぼす P450 誘導剤の影響

Each column represents the mean ± S.D. (vertical bars) of three animals.
* Significantly different from untreated animals ($p < 0.05$).

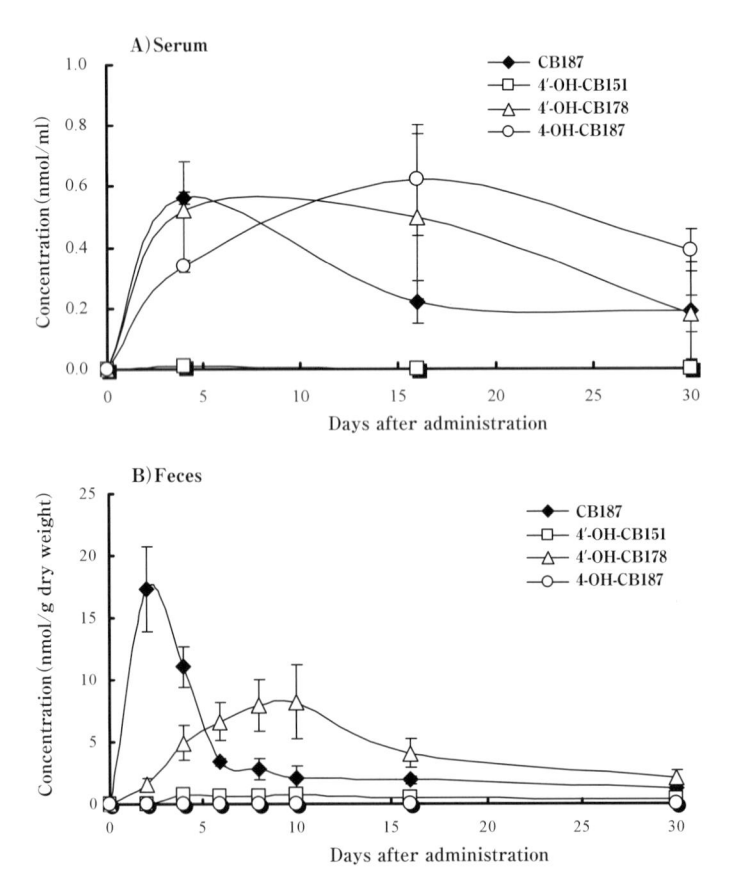

図 3.4 CB187 投与モルモットの血中（A）および糞中（B）における CB187 代謝物の経日変化

Each point represents the mean ± S.D. of four guinea pigs.

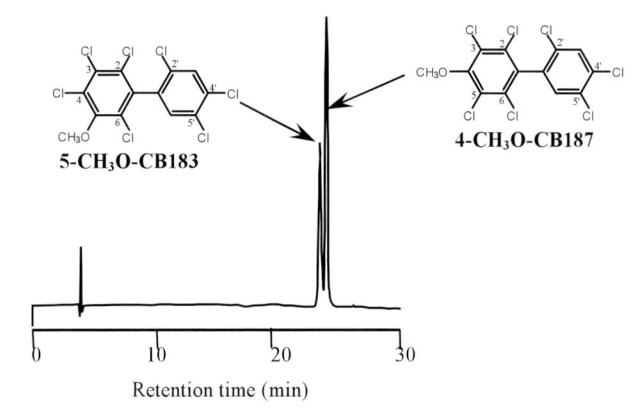

図3.5 4-CH₃O-CB187および5-CH₃O-CB183のSP2330カラムによる分離

はヒト血中では4-OH-CB187および4-OH-CB146に次いで3番目に多いことが知られている(13〜20)。これらの結果を考え合わせると，4-OH-3,5-二塩素置換の構造を有していても，塩素数とその置換位置の違いで，血中transthyretin（甲状腺ホルモン運搬タンパク質）との親和性が大きく異なることが示唆される。

続いて，筆者らは親PCBとして可能性があるCB183につき，上記同様に，動物肝ミクロゾームによる代謝を調べた。その結果，2種類のOH体（M-1およびM-2）が生成されたが，これらの生成量はCB187代謝の場合と異なり，ラット＞モルモット＝ハムスターであった。また，CB187と同様に，PB誘導性のP450（CYP2B）により触媒されることが明らかになった(24)。さらに，GC-MSにおける保持時間およびマススペクトルの結果から，M-1およびM-2はそれぞれ3'-OH-CB183および4-OH-CB187と推定された。これらの結果から，4-OH-CB187が，CB183からも生成されうるとの結論を出したのであるが，その後，これが間違いであることが判明した。

すなわち，CB183をラットに腹腔内投与し，投与後4日目の糞中および血中へのM-1とM-2の分布を調べたところ，4-OH-CB187と推定していたM-2が血中だけでなく，糞中からも比較的高濃度で検出されるに至った(25)。この事実は，CB187の *in vivo* 代謝の結果と矛盾していることから，別の予想代謝物として5-CH₃O-CB183を合成し，4-CH₃O-CB187と比較したところ，両者はDB-1カラム（長さ30m）におけるGC保持時間が完全に一致した。そこで，両者を分離するためのGC条件を検討したところ，最終的にSP2330カラム（長さ30m）により，完全に分離することに成功した（図3.5）。次に，このGC分析条件下で，CB183由来のM-2を調べたところ，M-2（メチル化体）は5-CH₃O-CB183と保持時間が完全に一致することが明らかとなった(25)。以上の結果から，ヒト血中に高濃度で残留する4-OH-CB187は，CB187からのみ生成され，CB183からは全く生成されないことが決定的となった。図3.6には，CB187とCB183の代謝経路をまとめた。両PCB異性体はPCB製品のClophenやAroclorには，実際，極微量しか含まれていないが(26)，ともに非常にゆっくり代謝され，代謝物のうち4-OH-CB187のみが血中に長期にわたり保持されるものと考えられる。

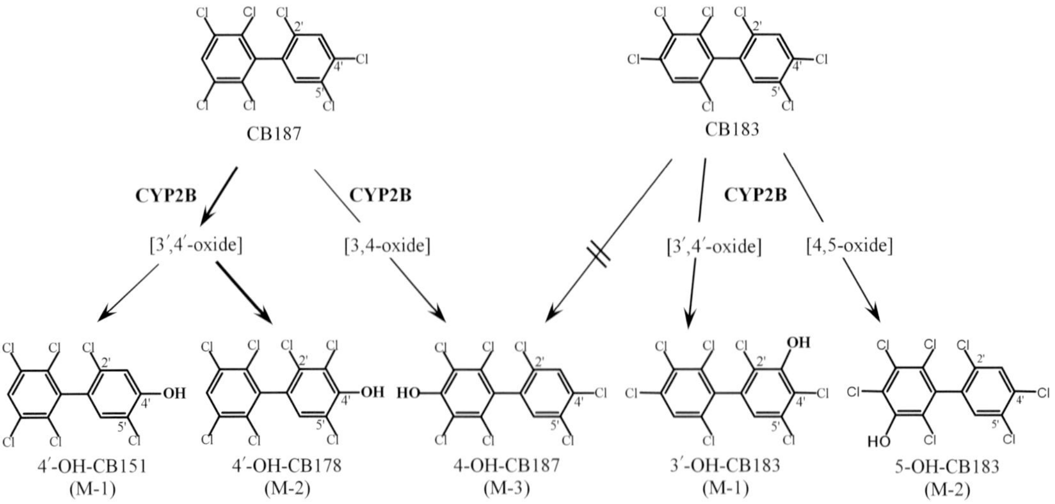

図 3.6 動物肝における CB187 と CB183 の代謝経路

3.3.2 4-OH-CB146

4-OH-CB146 の場合，親 PCB としては CB146 だけではなく，CB138 および CB153 が考えられる（図 3.2）。しかしながら，これまでの筆者らの研究では，CB138 および CB153 から 4-OH-CB146 が生成された事実は見つかっていない（5，27，28）。ここでは，CB146 の動物肝ミクロゾームによる in vitro 代謝を調べた。その結果，量的には非常に少ないものの，3 種類の OH 体の生成が確認され，このうち 2 つは 3'-OH-CB146 と 4-OH-CB146 であることが明らかとなった。また，両代謝物の生成は前述の CB187 や CB183 と同様に，PB 前処理により促進されること，さらに 4-OH-CB146 の生成量を比較すると，ラット＞モルモットであり，ハムスターでは全く生成されないことも明らかとなった（29）。

以上の結果より，ヒト血中において 2 番目に高濃度で検出される 4-OH-CB146 は，ラットでは特に PB 誘導性 P450（CYP2B）により，主として CB146 から直接水酸化で生成されることが確認された。

3.3.3 4-OH-CB107

4-OH-CB107 はヒト血中において，3 番目に多く検出される PCB 水酸化体である。親 PCB としては CB118，CB107 および CB105 が考えられる。すなわち，CB107 からは 4 位への直接水酸化反応により，一方，CB118 あるいは CB105 からは，それぞれ 3,4- あるいは 4,5-epoxide および NIH 転位を経由して生成されると考えられる（図 3.2）。

原口らは，前述のように CB118 投与ラットの血中と糞中に 4-OH-CB107 および 4'-OH-CB120 を検出したが，前者の方が約 10 倍多く生成されることを報告した（3）。一方，CB105 からの可能性について Klasson-Wehler らは，CB105 投与マウスから，高濃度の 4-OH-CB107 の生成を認めている（30）。筆者らも CB105 投与ハムスターの，投与後 5 日目の血中から，4-OH-

CB107を検出した (31)。原口らもCB105投与動物の糞中だけでなく，血中および肝中に4-OH-CB107を検出している (3)。これらの報告から，本代謝物の場合，実験動物によってCB118とCB105の両方から生成されることが確認された。一方，CB107からの可能性も残されているが，Kanechlor 400 や Kanechlor 500 中の含量を比べると，CB107はCB118の10分の1以下であることから (8, 32)，CB118よりは寄与が少ないと思われる。

ところで，筆者らはモルモット肝ミクロゾームを用いてCB118代謝を調べ，ラットと異なる代謝物を1種類見いだした。予想代謝物を合成し，GC-MSで比較したところ，この代謝物は2,3-epoxide を経由し，2位の塩素原子がNIH転位してできたと思われる2-OH-CB126であることが判明した (33)。また，原口と筆者らは Kanechlor 500 投与モルモット血中において，ラットやハムスターとは異なり，4-OH-CB107を検出できなかったが，モルモット特有と思われる OH-CH$_3$S 体や OH-CH$_3$SO$_2$ 体を検出した (8)。このように，モルモットはCB118やCB153のような2,4,5-三塩素置換PCBに対し，ユニークな代謝系を有していることがわかる。

3.3.4 4′-OH-CB120

2007年，LinderholmらはPCB油症発症後37年を経た油症患者の血中PCB代謝物を調べ，その結果，上記の 4-OH-CB187，4-OH-CB146 および 4-OH-CB107 と並び，4′-OH-CB120 が健常者に比べ明らかに高濃度で検出されることを報告した (34)。本代謝物の親PCBとしては図3.2に示したようにCB118とCB120が考えられるが，原口らは，すでに，CB118投与ラット血中から微量代謝物として，本代謝物を検出している (3)。一方，1977年，黒木と増田らは油症患者の血中PCBパターンの特徴として，血中のCB105とCB118が健常者に比べ著しく低いことを報告している (35)。また，三村らは，油症原因油中の全PCB異性体のうちCB118が最も多く，7.1～8.8％を占めているが，CB120は全く検出されなかったと報告している (32)。これらの結果から，油症患者ではCB118からより多くの 4′-OH-CB120 が生成され，さらに血中に強く保持されたものと考えられる。

3.3.5 3′,4′-diOH-CB101

CB101単独投与あるいは Kanechlor 500 投与ハムスター血中から，ラットやモルモットよりも多くの 3′,4′-diOH-CB101 が検出されている (8, 9)。本代謝物の場合，親PCBとしてはCB101以外考えられないことから，ここではラット，ハムスターおよびモルモット肝ミクロゾームを用いてCB101から 3′,4′-diOH-CB101 までの代謝経路を調べた。その結果，いずれの動物においてもPB前処理により 3′-OH体および 3′,4′-diOH体の生成が強く促進された。また，MC前処理により 4′-OH体の生成が促進されたが，4′-OH体の生成はハムスターで特に顕著であった。さらに，3′-および 4′-OH体から 3′,4′-diOH体への酸化も，PB前処理で著しく促進された (36)。

以上の結果から，図3.7に示すように，3′,4′-diOH-CB101は，3′-OH体あるいは 4′-OH体の両方を経由して，PB誘導性P450のCYP2B酵素によって主に生成されることが示唆された。

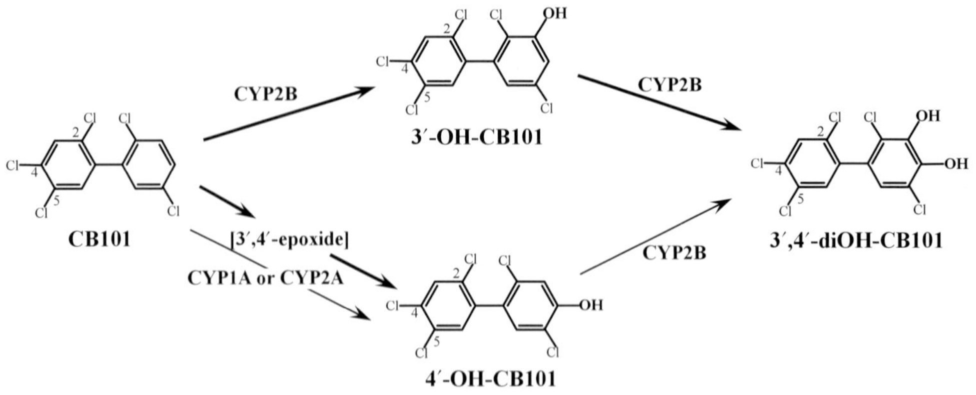

図 3.7 動物肝ミクロゾームによる CB101 の代謝

3.4 PCB 代謝に関与するチトクロム P450

PCB 異性体の水酸化反応には，P450 分子種として，3 つの CYP サブファミリー，すなわち，CYP1A（ラット CYP1A1，ハムスター CYP1A2），CYP2B（ラット CYP2B1，ハムスター CYP2B，イヌ CYP2B11，モルモット CYP2B18，ヒト CYP2B6）および CYP2A（ハムスター CYP2A8）が関与している (1)。この 10 年間で，新たにいくつかの P450 分子種が報告されたので，以下に述べる。

1999 年筆者らは，チャイニーズハムスターが他の実験動物と異なる代謝酵素系を有することを見いだした。すなわち，肝ミクロゾームによる CB52 および CB70 の代謝を調べたところ，主代謝物はいずれも 4-OH 体であり，またこの生成は PB 前処理により促進されること，さらにこの P450 分子種は coumarin 7-水酸化活性を有することが明らかとなった (38)。後に，この P450 分子種が CYP2A14 であることが判明した (39)。

2006 年，McGraw と Waller はヒト CYP2A6 が CB101 の 4′-水酸化を触媒することを報告した (40)。すでに，筆者らはハムスター CYP2A8 が CB52 の 4-水酸化を強く触媒することを見いだしていたが (41)，この報告により，CYP2A サブファミリーが動物種を越えて PCB 代謝に強く関与することが示された。

ごく最近，筆者らはウサギ肝ミクロゾームによる CB52 の代謝を調べ，主代謝物として 3-OH 体と 4-OH 体がほぼ 1:1 の比率で生成されること，また，P450 抗体を用いた検討により，両代謝物の生成が PB 誘導性の P450，すなわち CYP2B4 によって触媒されることを明らかにした (42)。

3.5 PCB 代謝物の毒性評価

ダイオキシン類の毒性評価には，WHO が提唱する毒性等価係数が用いられている (43)。これは最も毒性が強い 2,3,7,8-tetrachlorodibenzo-p-dioxin（TCDD）の毒性を 1 として，他のダイオキシン類の毒性の強さを換算したもので，主に Ah-レセプターを介した毒性を表している。

図3.1に示した高残留性PCB異性体の中では，CB118のみが0.00003と評価されているに過ぎない。しかしながら，CB118以外の，CB101，CB138，CB153，CB154，CB167およびCB180も強いPB型薬物代謝酵素，すなわちCYP2B酵素の誘導能を有することが明らかにされている(44, 45)。一方，本来解毒産物であるはずのPCB代謝物の中にも，前述のOH体，diOH体あるいはCH$_3$SO$_2$体のように，高レベルで長期にわたり生体に残留し，さらに親化合物より強い生理作用を有するものが見つかっている。表3.2には，最近数十年に報告されたものをまとめた。これをみると，大きく5つの生理作用に分けられる。

まず第1に，PCB代謝物の酵素誘導作用である。1985年，原口と筆者らはCB52の4-CH$_3$S体および4-CH$_3$SO体がラット肝のPB型薬物代謝酵素の誘導作用を示すことを初めて報告した(46)。1995年，加藤らはCB70，CB87，CB101およびCB141の3-CH$_3$SO$_2$体が母化合物より強いPB型の薬物代謝酵素（CYP2B1）の誘導能を有することを明らかにした(47)。さらに，加藤らは7種のPCB異性体（CB49，CB70，CB87，CB101，CB132，CB141，CB149）の3-CH$_3$SO$_2$体およびCB101の4-CH$_3$SO$_2$体がラット肝においてグルクロン酸転移酵素分子種のUGT1A6を，また，CB149の4-CH$_3$SO$_2$体がUGT2B1を誘導することを明らかにした(48)。これらの酵素は，医薬品や，PCB類のような環境汚染物質だけではなく，ステロイド，ビタミン，脂肪酸およびホルモンなどの内在性物質の代謝にも関与していることから，このようなPCB代謝物の酵素誘導作用は生体恒常性を乱す可能性が考えられる。

第2に，酵素阻害作用である。Schuurらは甲状腺ホルモン前駆体3,3′-diiodothyronineの硫酸抱合反応において，4′-OH-CB108が硫酸転移酵素に対し強い競合的阻害を示すことを明らかにした(49)。また，KesterらはCB78，CB108，CB127およびCB130の4′-OH体，CB107の4-OH体および4,4′-diOH-CB80がヒトエストロゲンの硫酸抱合反応を触媒する硫酸転移酵素を強く阻害することを報告した(50)。さらに，GarnerらはPCBのdiOH（特にカテコール）体がカテコール O-メチル基転移酵素（COMT）によるカテコール型エストロゲン（2-あるいは4-OH-エストロゲン）のメチル化を阻害することを示した(51)。カテコール型エストロゲンは乳がんとの関連で注目されていることから，PCBカテコール体の何らかの生体影響が示唆される。

第3は，培養細胞に対する作用である。1979年のStadnickiとAllenの論文が最も古い。彼らは，L-929細胞の増殖に対し，CB52代謝物である3,4-epoxy体および4-OH体が親化合物CB52より強く阻害すること（3,4-epoxy > 4-OH）を報告した(52)。1998年，加藤らはPCB類のCH$_3$SO$_2$体がラット肝上皮細胞IAR20における細胞間コミュニケーションを阻害することを報告した(53)。このような細胞間コミュニケーションの阻害は発がんプロモーター（例えば，2,3,7,8-TCDD，コプラナーPCB類など）において共通した作用の1つと考えられている。2004年，Machalaらも同様に，4-OH-CB187，4-OH-CB146，4-OH-CB107およびCB5とCB12の3′,4′-diOH体が，ラット肝上皮細胞WB-F344のギャップジャンクションにおける細胞間コミュニケーションを阻害することを報告した(54)。翌年，Vondráčekらはラット肝上皮細胞WB-F344に対し，コプラナーPCBのCB126と同様に，4′-OH-CB79が細胞増殖を誘導することを報告した(55)。

第4は，PCB代謝物のエストロゲン様作用あるいは抗エストロゲン作用である。すでに前書

表 3.2 PCB 代謝物の生理作用

報告年	PCB 代謝物	生理作用	引用文献
1979	4-OH-CB52	培養細胞の増殖抑制	Stadnicki & Allen (52)
1985	3-CH₃S-PCB	薬物代謝酵素系の誘導作用	Haraguchi et al. (46)
1986	4-OH	血中甲状腺ホルモン輸送タンパク trans-thyretin と高親和性	Brouwer & van den Berg (61)
1988	4′-OH-CB30	エストロゲン受容体と高親和性	Korach et al. (56)
1995	3-CH₃SO₂-PCB	薬物代謝酵素 (CYP2B1) の誘導作用	Kato et al. (47)
1997	OH	エストロゲンおよび抗エストロゲン様作用	Connor et al. (57)
1997	OH	ヒトがん細胞 MCF7 における抗エストロゲン様作用	Kramer et al. (58)
1998	4′-OH-CB108	甲状腺ホルモン (T2) 硫酸抱合酵素 (硫酸転移酵素) の阻害	Schuur et al. (49)
1998	CH₃SO₂	ラット肝細胞 IAR20 における細胞間コミュニケーションの阻害	Kato et al. (53)
1998	3- and 4-CH₃SO₂	ラット血中甲状腺ホルモンの低下作用	Kato et al. (62)
1999	3- and 4-CH₃SO₂	ラット血中甲状腺ホルモンの低下作用	Kato et al. (63)
1999	3,4-diOH	*In vitro* 系において弱いエストロゲン様作用	Garner et al. (59)
2000	3-CH₃SO₂	ラット肝グルクロン酸転移酵素 (UGT1A6, UGT2B1) の誘導作用	Kato et al. (48)
2000	4(or 4′)-OH 4,4′-diOH-CB80	エストロゲン硫酸抱合酵素 (硫酸転移酵素) の阻害	Kester et al. (50)
2000	3,4-diOH	カテコール型エストロゲンの代謝に関与するカテコール-*O*-メチル転移酵素の阻害	Garner et al. (51)
2002	CH₃SO₂	バイオアッセイ系における抗エストロゲン様作用	Letcher et al. (60)
2004	OH	ギャップジャンクションにおける細胞間コミュニケーションの阻害	Machala et al. (54)
2004	4-OH-CB107	ラット脳の発達, 行動等に及ぼす影響	Meerts et al. (68)
2005	4′-OH-CB106 4′-OH-CB159	マウス小脳の神経細胞の発達に及ぼす影響	Kimura-Kuroda et al. (69)
2005	OH	ラット肝細胞の増殖促進	Vondráček et al. (55)
2005	OH	甲状腺ホルモン様作用	Kitamura et al. (71)
2006	4-OH-CB106	甲状腺ホルモン受容体のアゴニスト	You et al. (72)
2007	4′-OH-CB121	マウス小脳の神経細胞の発達に及ぼす影響	Kimura-Kuroda et al. (70)
2009	4-OH-CB187	ラット血中甲状腺ホルモンの低下作用	Kato et al. (67)

(1) に述べたように, 1988 年 Korach らは 4′-OH-CB30 がエストロゲン受容体への高い親和性を有することを明らかにした (56). この報告は, PCB の OH 体が内分泌撹乱作用を有することを示した最初のものである. 1997 年には, ある種の PCB の OH 体につき, ヒト乳腺ガン細胞 MCF-7 を用いた *in vitro* 系による検討がなされ, エストロゲン様作用あるいは抗エストロゲン作用を有することが示された (57, 58). 例えば, Kramer らの報告によると, 4′-OH-CB159 および 4,4′-diOH-CB111 はエストロゲン様作用を示すが, その他の PCB の OH 体は逆に, 抗エストロゲン様作用を示したという. その後, Garner らは Hela 細胞 (エストロゲンレポーター遺伝

子とマウスエストロゲン受容体 cDNA をトランスフェクトしたもの）を用いて，CB9 および CB30 の 3′,4′-diOH 体が弱いエストロゲン様作用を示すことを報告した (59)。また，Letcher らは CB49 および CB101 の 3- および 4-CH$_3$SO$_2$ 体につき，ヒト乳腺がん細胞およびコイ肝細胞を用いたバイオアッセイ系を用いて抗エストロゲン様作用を調べたところ，両 PCB の 4-CH$_3$SO$_2$ 体のみが強い抗エストロゲン様作用を有することを示した (60)。このように PCB 代謝物の構造活性相関は非常に複雑であることから，メカニズムの詳細はよくわかっていない。

　第 5 に，甲状腺ホルモンの撹乱作用である。1986 年，Brouwer と van den Berg の報告が契機となった。彼らは，CB77 の主代謝物の 4-OH 体が，血中の甲状腺ホルモン輸送タンパク質である transthyretin と高い親和性を有することを明らかにし，結果的に，甲状腺ホルモンの生体での恒常性を撹乱する可能性を示唆した (61)。ところで，甲状腺ホルモンには，triiodothyronin (T$_3$) と thyroxine（T$_4$）があり，これらは甲状腺から分泌された後，血液を介して全身の細胞に運ばれ，そこで，細胞の代謝率を亢進させる。生理活性は T$_3$ のほうが T$_4$ の数倍は強いが，血中ではそのほとんどが T$_4$ であるといわれている。1998 年，加藤らは，ある種の PCB 類の 3-CH$_3$SO$_2$ 体がラットやマウス血中の T$_3$ および T$_4$ を減少させることを報告した (62, 63)。彼らは，さらに，このような PCB 代謝物が起こす血中甲状腺ホルモンの低下作用のメカニズムを解明するため一連の研究をスタートさせた (64〜67)。まず，放射性物質の ^{125}I を標識した T$_4$ を用いて検討した結果，PCB の 3-CH$_3$SO$_2$ 体投与ラットでは ^{125}I が肝に多く分布すること，また，それと同時にラット肝に局在するグルクロン酸転移酵素 UGT1A が誘導されることを明らかにした。さらに，Kanechlor 500 投与ラットでも血中 T$_4$ の減少を観察し，これが UGT1A 酵素の誘導に伴い T$_4$ のグルクロン酸抱合反応が促進されたのではなく，T$_4$ の肝への再分布が増加した結果であることを示唆した。最近，4-OH-CB187 投与マウスでも同様に，T$_4$ の肝への再分布が増加した結果，血中 T$_4$ の減少が起こることを示した (67)。

　このような PCB とその代謝物による甲状腺ホルモンの低下が，実際，どのような毒性として発現するかという点は非常に重要である。2004 年，Meerts らは 4-OH-CB107 を妊娠 10 日目から 16 日目まで母ラットに毎日経口投与して曝露させ，生後 4 日目の子ラットの血中甲状腺ホルモンレベルを調べるとともに，生後約 300 日までの行動を観察した。その結果，血中甲状腺ホルモンレベルの低下とともに，行動の一部に発達障害を起こすことも明らかになった (68)。また，最近，黒田らは，マウス小脳培養液中において，プルキンエ細胞の樹状突起の発達のうち，甲状腺ホルモン依存性の発達が，4′-OH-CB106，4′-OH-CB159 および 4′-OH-CB121 によって有意に阻害されることを報告した (69, 70)。

　一方，PCB 代謝物の OH 体が甲状腺ホルモン様作用を有することが報告された。2005 年，北村らはラット下垂体由来の GH3 細胞に対し，4-OH-CB146，4′-OH-CB78 および 4,4′-diOH-CB80 が増殖作用を示すこと，さらに甲状腺ホルモン依存性と思われる成長ホルモンの生成を促進させることを見いだした (71)。翌年，You らは，4′-OH-CB106 が GH3 細胞において，ヒト甲状腺ホルモン受容体（TRβ1）に結合し，さらに T$_3$ と同様に，成長ホルモン mRNA を有意に増加させることを報告した (72)。これらの事実は，これらの OH 体が甲状腺ホルモン受容体のアゴニストとして作用しうることを示唆している。

3.6 最後に

以上述べてきたように，残留性の高いPCB異性体およびそれらの代謝物が明らかになった。まず，PCB異性体の特徴は，塩素数が5～7個置換されていること，次に，一方のベンゼン環が2,4,5-三塩素置換されていること，が挙げられる。一方，高残留性PCB代謝物としては，まず，親PCBが元々高残留性であること，次に，親PCBからの代謝が非常に遅いこと，さらに，OH基やCH$_3$SO$_2$基が*meta*位あるいは*para*位に置換されていることが挙げられよう。特に，4-OH体や4-CH$_3$SO$_2$体は，エストロゲンおよび甲状腺ホルモン様作用を有するものや逆に阻害を示すものがあり興味が持たれるが，最終的な作用機構はよくわかっていない。最近ではようやく，脳神経系への影響や次世代への影響に関する研究が見られるようになってきており，今後の研究が期待される。また，3-CH$_3$SO$_2$体や3'-OH-CB138は血中よりも，肝臓に高濃度で分布するがその理由はよくわかっていない。PCBとその代謝物の毒性発現機構をよく理解するためには，PCB代謝物の特異的分布を左右する因子としてのトランスポーターおよび高親和性を有する生体成分についても，さらなる研究が必要であろう。

文 献

1) 古賀信幸，吉村英敏（2000）PCBと関連化学物質の代謝並びに代謝物の毒性．小栗一太，赤峰昭文，古江増隆 編「油症研究──30年の歩み──」九州大学出版会，93-110.
2) Haraguchi K, Kato Y, Kimura R, Masuda Y (1997) Comparative study on formation of hydroxy and sulfur-containing metabolites from different chlorinated biphenyls with 2, 5-substitution in rats. Drug Metab Dispos 25, 845-852.
3) Haraguchi K, Kato Y, Kimura R, Masuda Y (1998) Hydroxylation and methylthiolation of mono-*ortho*-substituted polychlorinated biphenyls in rats : identification of metabolites with tissue affinity. Chem Res Toxicol 11, 1508-1515.
4) Brouwer A, Morse, DC, Lans MC, Schuur AG, Murk AJ, Klasson-Wehler E, Bergman Å, Visser TJ (1998) Interactions of persistent environmental organohalogens with the thyroid hormone system : mechanisms and possible consequences for animal and human health. Toxicol. Ind. Health 14, 59-84.
5) Ariyoshi N, Koga N, Yoshimura H, Oguri K (1997) Metabolism of 2, 4, 5, 2', 4', 5'-hexachlorobiphenyl (PCB153) in guinea pig. Xenobiotica 27, 973-983.
6) Haraguchi K, Kato Y, Kimura R, Masuda Y (1999) Tissue distribution of methylsulfonyl metabolites derived from 2, 2', 4, 5, 5'-penta- and 2, 2', 3, 4', 5', 6-hexachlorobiphenyls in rats. Arch. Environ. Contam Toxicol 37, 135-142.
7) Haraguchi K, Kato Y, Koga N, Degawa, M (2005) Species differences in the tissue distribution of catechol and methylsulphonyl metabolites of 2, 4, 5, 2', 5'-penta-and 2, 3, 4, 2', 3', 6'-hexachlorobiphenyls in rats, mice, hamsters and guinea pigs. Xenobiotica 35, 85-96.
8) Haraguchi K, Koga N, Kato Y (2005) Comparative metabolism of polychlorinated biphenyls and tissue distribution of persistent metabolites in rats, hamsters, and guinea pigs. Drug Metab Dispos 33, 373-380.
9) Haraguchi K, Kato Y, Koga N, Degawa M (2004) Metabolism of polychlorinated biphenyls by Gunn rats : identification and serum retention of catechol metabolites. Chem Res Toxicol 17, 1684-1691.
10) Haraguchi K, Kato Y, Kimura R, Masuda Y (1998) Comparative metabolism of polychlorinated biphenyls with 2, 4, 5-trichloro substitution in rats : regiososelective formation of hydroxyl metabolites with high blood affinity. Organohalogen Compounds 37, 401-404.

11) 原口浩一, 広瀬由美子, 増田義人, 加藤善久, 木村良平 (1999) 3,3´,4,4´,5-Penta- および 2,2´,3,3´,4,4´-hexachlorobiphenyl の代謝研究. 福岡医誌 90, 210-219.
12) Tampal N, Lehmler HJ, Espandiari P, Malmberg T, Robertson LW (2002) Glucuronidation of hydroxylated polychlorinated biphenyls (PCBs). Chem. Res. Toxicol. 15, 1259-1266.
13) Bergman Å, Klasson-Wehler E, Kuroki H (1994) Selective retention of hydroxylated PCB metabolites in blood. Environ Health Perspect 102, 464-469.
14) Sjödin A, Hagmar L, Klasson-Wehler E, Björk J, Bergman Å (2000) Influence of the consumption of fatty Baltic Sea fish on plasma levels of halogenated environmental contaminants in Latvian and Swedish men. Environ Health Perspect 108, 1035-1041.
15) Hovander L, Malmberg T, Athanasiadou M, Athanassiadis I, Rahm S, Bergman Å, Klasson-Wehler E (2002) Identification of hydroxylated PCB metabolites and other phenolic halogenated pollutants in human blood plasma. Arch Environ Contam Toxicol 42, 105-117.
16) Guvenius DM, Aronsson A, Ekman-Ordeberg G, Bergman Å, Norén K (2003) Human prenatal and postnatal exposure to polybrominated diphenyl ethers, polychlorinated biphenyls, polychlorobiphenylols, and pentachlorophenol. Environ Health Perspect 111, 1235-1241.
17) Fängström B, Athanasiadou M, Grandjean P, Weihe P, Bergman Å (2002) Hydroxylated PCB metabolites and PCBs in serum from pregnant Faroese women. Environ Health Perspect 110, 895-899.
18) Soechitram SD, Athanasiadou M, Hovander L, Bergman Å, Sauer PJ (2004) Fetal exposure to PCBs and their hydroxylated metabolites in a Dutch cohort. Environ Health Perspect 112, 1208-1212.
19) Sandau CD, Ayotte P, Dewailly E, Duffe J, Norstrom RJ (2000) Analysis of hydroxylated metabolites of PCBs (OH-PCBs) and other chlorinated phenolic compounds in whole blood from Canadian Inuit. Environ Health Perspect 108, 611-616.
20) Park JS, Linderholm L, Charles MJ, Athanasiadou M, Petrik J, Kocan A, Drobna B, Trnovec T, Bergman Å, Hertz-Picciotto I (2007) Polychlorinated biphenyls and their hydroxylated metabolites (OH-PCBS) in pregnant women from eastern Slovakia. Environ Health Perspect 115, 20-27.
21) Ohta C, Haraguchi K, Kato Y, Koga N (2005) *In vitro* metabolism of 2, 2´, 3, 4´, 5, 5´, 6-heptachlorobiphenyl (CB187) by liver microsome from rats, hamsters and guinea pigs. Xenobiotica 35, 319-330.
22) Ohta C, Haraguchi K, Kato Y, Koga N (2005) *In vivo* metabolism of 2, 2´, 3, 4´, 5, 5´, 6-heptachlorobiphenyl (CB187) in guinea pigs. Organohalogen Compounds 67, 2343-2345.
23) Malmberg T, Hoogstraate J, Bergman Å, Klasson-Wehler E (2004) Pharmacokinetics of two major hydroxylated polychlorinated biphenyl metabolites with specific retention in rat blood. Xenobiotica 36, 581-589.
24) Ohta C, Haraguchi K, Kato Y, Ozaki M, Koga N (2006) In vitro metabolism of 2, 2´, 3, 4, 4´, 5´, 6-heptachlorobiphenyl (CB183) with liver microsomes from rats, guinea pigs and hamsters. Organohalogen Compounds 68, 1733-1736.
25) Ohta C, Haraguchi K, Kato Y, Matsuoka M, Endo T, Koga N (2007) The distribution of metabolites of 2, 2´, 3, 4, 4´, 5´, 6-heptachlorobiphenyl (CB183) in rats and guinea pigs. Organohalogen Compounds 69, 1761-1764.
26) Ballschmitter K, Rappe C, Buser HR (1989) Chemical properties, analytical methods and environmental levels of PCBs, PCTs, PCNs and PBBs. In Halogenated biphenyls, terphenyls, naphthalenes, debenzodioxins and related products. Kimbrough R and Jensen AA, eds. Elsevier, 47-69.
27) 古賀信幸, 金丸知代, 大石奈穂子, 加藤善久, 木村良平, 原口浩一, 増田義人 (2001) 2,4,5,2´,3´,4´-六塩素化ビフェニルの *in vitro* 代謝における動物種差. 福岡医誌 92, 167-176.
28) Ariyoshi N, Oguri K, Koga N, Yoshimura H, Funae Y (1995) Metabolism of highly persistent PCB congener, 2, 4, 5, 2´, 4´, 5´-hexachlorobiphenyl by human CYP2B6. Biochem Biophys Res Commun

212, 455-460.

29) Ohta C, Haraguchi K, Kato Y, Endo T, Matsuoka M, Koga N (2008) Metabolism of 2, 2′, 3′, 4, 5, 5′-hexachlorobiphenyl (CB146) by liver microsomes of rats, guinea pigs, hamsters and humans. Organohalogen Compounds 70, 1185-1188.

30) Klasson-Wehler E, Lindberg L, Jonsson C-J, Bergman Å (1993) Tissue retention and metabolism of 2, 3, 4, 3′, 4′-pentachlorobiphenyl in mink and mouse. Chemosphere 27, 2397-2412.

31) 古賀信幸, 金丸知代, 黒木広明, 原口浩一, 加藤善久, 木村良平 (2003) 2,3,3′,4,4′-五塩素化ビフェニル (CB105) のハムスターにおける代謝. 福岡医誌 94, 174-182.

32) 三村敬介, 田村水穂, 原口浩一, 増田義人 (1999) 油症患者母乳及び血液中の全 PCB 異性体の分析. 福岡医誌 90, 202-209.

33) 太田千穂, 原口浩一, 加藤善久, 古賀信幸 (2005) 2,3′,4,4′,5-五塩素化ビフェニル (CB118) のモルモット肝ミクロゾームによる代謝. 福岡医誌 96, 232-240.

34) Linderholm L, Masuda Y, Athanasiadou M, Bergman Å (2007) PCB and PCB metabolites in serum from Yusho patients 37 years after the accident. Organohalogen Compounds 69, 2141-2144.

35) Kuroki H, Masuda Y (1977) Structures and concentrations of the main components of polychlorinated biphenyls retained in patients with Yusho. Chemosphere 6, 469-474.

36) 太田千穂, 杢岡樹子, 原口浩一, 加藤善久, 遠藤哲也, 古賀信幸 (2007) 2,2′,4,5,5′-五塩素化ビフェニル (CB101) のラット, ハムスターおよびモルモット肝ミクロゾームによる代謝. 福岡医誌 98, 236-244.

37) Koga N, Kikuichi N, Kanamaru T, Kuroki H, Matsusue K, Ishida C, Ariyoshi N, Oguri K, Yoshimura H (1998) Metabolism of 2, 3′, 4′, 5-tetrachlorobiphenyl by cytochrome P450 from rats, guinea pigs and hamsters. Chemosphere 37, 1895-1904.

38) Koga N, Kanamaru T, Oishi N, Kuroki H, Haraguchi K, Masuda Y, Yoshimura H (1999) Metabolism of tetrachlorobiphenyls by Chinese hamster liver microsomes. Organohalogen Compounds 42, 181-184.

39) Fukuhara M, Kurose K, Aiba N, Matsunaga N, Omata W, Kato K, Kimura M (1998) A major phenobarbital-inducible P450 isozyme, CYP2A14, in the Chinese hamster liver : purification, characterization, and cDNA cloning. Arch Biochem Biophys 359, 241-248.

40) McGraw Sr, JE, Waller DP (2006) Specific human CYP450 isoform metabolism of a pentachlorobiphenyl (PCB-IUPAC#101). Biochem. Biophys. Res. Commun. 344, 129-133. CB101.

41) Koga N, Kikuichi N, Kanamaru T, Ariyoshi N, Oguri K, Yoshimura H (1996) Hamster liver cytochrome P450 (CYP2A8) as a 4-hydroxylase for 2, 5, 2′, 5′-tetrachlorobiphenyl. Biochem Biophys Res Commun 225, 685-688.

42) 太田千穂, 原口浩一, 加藤善久, 遠藤哲也, 古賀信幸 (2009) 2,2′,5,5′-四塩素化ビフェニル (CB52) のウサギ肝ミクロゾームによる代謝. 福岡医誌 100, 200-209.

43) Van den Berg M, Birnbaum LS, Denison M, De Vito M, Farland W, Feeley M, Fiedler H, Hakansson H, Hanberg A, Haws L, Rose M, Safe S, Schrenk D, Tohyama C, Tritscher A, Tuomisto J, Tysklind M, Walker N, Peterson RE (2006) The 2005 World Health Organization reevaluation of human and Mammalian toxic equivalency factors for dioxins and dioxin-like compounds. Toxicol Sci 93, 223-241.

44) Yoshihara S, Kawano K, Yoshimura H, Kuroki H, Masuda Y (1979) Toxicological assessment of highly chlorinated biphenyl congeners retained in the Yusho patients. Chemosphere 8, 531-538.

45) Parkinson A, Safe SH, Robertson LW, Thomas PE, Ryan DE, Reik LM, Levin W (1983) Immunochemical quantitation of cytochrome P-450 isozymes and epoxide hydrolase in liver microsomes from polychlorinated or polybrominated biphenyl-treated rats. -A study of structure-activity relationships. J Biol Chem 258, 5967-5976.

46) Haraguchi K, Kuroki H, Masuda Y, Koga N, Kuroki J, Hokama Y, Yoshimura H (1985) Toxicological evaluation of sulfur-containing metabolites of 2, 5, 2′, 5′-tetrachlorobiphenyl in rats. Chemosphere 14, 1755-1762.

47) Kato Y, Haraguchi K, Kawashima M, Yamada S, Isogai M, Masuda Y, Kimura R (1995) Characterization of hepatic microsomal cytochrome P-450 from rats treated with methylsulphonyl metabolites of polychlorinated biphenyl congeners. Chem.-Biol Interact 95, 269-278.

48) Kato Y, Haraguchi K, Shibahara T, Shinmura Y, Masuda Y, Kimura R (2000) The induction of hepatic microsomal UDP-glucuronosyltransferase by the methylsulfonyl metabolites of polychlorinated biphenyl congeners in rats. Chem.-Biol Interact 125, 107-115.

49) Schuur AG, van Leeuwen-Bol I, Jong WM, Bergman Å, Coughtrie MW, Brouwer A, Visser TJ (1998) In vitro inhibition of thyroid hormone sulfation by polychlorobiphenylols : isozyme specificity and inhibition kinetics. Toxicol Sci 45, 188-194.

50) Kester MH, Bulduk S, Tibboel D, Meinl W, Glatt H, Falany CN, Coughtrie MW, Bergman Å, Safe SH, Kuiper GG, Schuur AG, Brouwer A, Visser TJ (2000) Potent inhibition of estrogen sulfotransferase by hydroxylated PCB metabolites : a novel pathway explaining the estrogenic activity of PCBs. Endocrinology 141, 1897-1900.

51) Garner CE, Burka LT, Etheridge AE, Matthews HB (2000) Catechol metabolites of polychlorinated biphenyls inhibit the catechol-O-methyltransferase-mediated metabolism of catechol estrogens. Toxicol Appl Pharmacol 162, 115-123.

52) Stadnicki SS, Allen JR (1979) Toxicity of 2, 2´, 5, 5´-tetrachlorobiphenyl and its metabolites, 2, 2´, 5, 5´-tetrachlorobiphenyl-3, 4-oxide and 2, 2´, 5, 5´-tetrachlorobiphenyl-4-ol to cultured cells in vitro. Bull Environ Contam Toxicol 23, 788-796.

53) Kato Y, Kenne K, Haraguchi K, Masuda Y, Kimura R, Warngard L (1998) Inhibition of cell-cell communication by methylsulfonyl metabolites of polychlorinated biphenyl congeners in rat liver epithelial IAR 20 cells. Arch Toxicol 72, 178-182.

54) Machala M, Bláha L, Lehmler HJ, Plíšková M, Májková Z, Kapplová P, Sovadinová I, Vondráček J, Malmberg T, Robertson LW (2004) Toxicity of hydroxylated and quinoid PCB metabolites : inhibition of gap junctional intercellular communication and activation of aryl hydrocarbon and estrogen receptors in hepatic and mammary cell. Chem Res Toxicol 17, 340-347.

55) Vondráček J, Machala M, Bryja V, Chramostová K, Krčmář P, Dietrich C, Hampl A, Kozubík A (2005) Aryl hydrocarbon receptor-activating polychlorinated biphenyls and their hydroxylated metabolites induce cell proliferation in contact-inhibited rat liver epithelial cell. Toxicol Sci 83, 53-63.

56) Korach KS, Sarver P, Chae K, McLachlan JA, McKinney JD (1988) Estrogen receptor-binding activity of polychlorinated hydroxybiphenyls : conformationally restricted structural probes. Mol Pharmacol 33, 120-126.

57) Connor K, Ramamoorthy K, Moore M, Mustain M, Chen I, Safe S, Zacharewski T, Gillesby B, Joyeux A, Balaguer P (1997) Hydroxylated polychlorinated biphenyls (PCBs) as estrogens and antiestrogens : structure-activity relationships. Toxicol. Appl. Pharmacol. 145, 111-123.

58) Kramer VJ, Helferich WG, Bergman Å, Klasson-Wehler E, Giesy JP (1997) Hydroxylated polychlorinated biphenyl metabolites are anti-estrogenic in a stably transfected human breast adenocarcinoma (MCF7) cell line. Toxicol Appl Pharmacol 144, 363-376.

59) Garner CE, Jefferson WN, Burka LT, Matthews HB, Newbold RR (1999) In vitro estrogenicity of the catechol metabolites of selected polychlorinated biphenyls. Toxicol Appl Pharmacol 154, 188-197.

60) Letcher RJ, Lemmen JG, van der Burg B, Brouwer A, Bergman Å, Giesy JP, van den Berg M (2002) In vitro antiestrogenic effects of aryl methyl sulfone metabolites of polychlorinated biphenyls and 2, 2-bis (4-chlorophenyl)-1,1-dichloroethene on 17beta-estradiol-induced gene expression in several bioassay systems. Toxicol Sci 69, 362-372.

61) Brouwer A, Van den Berg KJ (1986) Binding of a metabolite of 3, 4, 3´, 4´-tetrachlorobiphenyl to transthyretin reduces serum vitamin A transport by inhibiting the formation of the protein complex carrying both retinol and thyroxin. Toxicol Appl Pharmacol 85, 301-312.

62) Kato Y, Haraguchi K, Shibahara T, Masuda Y, Kimura Ŕ (1998) Reduction of thyroid hormone levels

by methylsulfonyl metabolites of polychlorinated biphenyl congeners in rats. Arch Toxicol 72, 541-544.

63) Kato Y, Haraguchi K, Shibahara T, Yumoto S, Masuda Y, Kimura R (1999) Reduction of thyroid hormone levels by methylsulfonyl metabolites of tetra- and pentachlorinated biphenyls in male Sprague-Dawley rats. Toxicol Sci 48, 51-54.

64) Kato Y, Haraguchi K, Yamazaki T, Ito Y, Miyajima S, Nemoto K, Koga N, Kimura R, Degawa M (2003) Effects of polychlorinated biphenyls, Kanechlor-500, on serum thyroid hormone level in rats and mice. Toxicol Sci 72, 235-241.

65) Kato Y, Ikushiro S, Haraguchi K, Yamazaki T, Ito Y, Suzuki H, Kimura R, Yamada S, Inoue T, Degawa M (2004) A possible mechanism for decrease in serum thyroxine level by polychlorinated biphenyls in Wistar and Gunn rats. Toxicol Sci 81, 309-315.

66) Kato Y, Ikushiro S, Takiguchi R, Haraguchi K, Koga N, Uchida S, Sakaki T, Yamada S, Kanno J, Degawa M (2007) A novel mechanism for polychlorinated biphenyls-induced decrease in serum thyroxine level in rats. Drug Metab Dispos 35, 1949-1955.

67) Kato Y, Haraguchi K, Kubota M, Seto Y, Ikushiro S, Sakaki T, Koga N, Maeda S, Yamada S, Degawa M (2009) 4-Hydroxy-2, 2´, 3, 4´, 5, 5´, 6-heptachlorobiphenyl (4-OH-CB187)-mediated decrease in serum thyroxine level in mice occurs through increase in accumulation of thyroxine in the liver. Drug Metab Dispos 37, 2095-2102.

68) Meerts IA, Lilienthal H, Hoving S, van den Berg JH, Weijers BM, Bergman Å, Koeman JH, Brouwer A (2004) Developmental exposure to 4-hydroxy-2, 3, 3´, 4´, 5-pentachlorobiphenyl (4-OH-CB107): long-term effects on brain development, behavior, and brain stem auditory evoked potentials in rats. Toxicol Sci 82, 207-218.

69) Kimura-Kuroda J, Nagata I, Kuroda Y (2005) Hydroxylated metabolites of polychlorinated biphenyls inhibit thyroid-hormone-dependent extension of cerebellar Purkinje cell dendrites. Brain Res Dev Brain Res 154, 259-263.

70) Kimura-Kuroda J, Nagata I, Kuroda Y (2007) Disrupting effects of hydroxy-polychlorinated biphenyl (PCB) congeners on neuronal development of cerebellar Purkinje cells: a possible causal factor for developmental brain disorders? Chemosphere 67, S412-S420.

71) Kitamura S, Jinno N, Suzuki T, Sugihara K, Ohta S, Kuroki H, Fujimoto N (2005) Thyroid hormone-like and estrogenic activity of hydroxylated PCBs in cell culture. Toxicology 208, 377-387.

72) You SH, Gauger KJ, Bansal R, Zoeller RT (2006) 4-Hydroxy-PCB106 acts as a direct thyroid hormone receptor agonist in rat GH3 cells. Mol Cell Endocrinol 257, 26-34.

第4部

治　　療

第1章　油症に対する漢方治療

内　博史，德永章二，三苫千景，古江増隆

1.1　はじめに

油症発生から40年経過したが，いまだに多くの患者が何らかの症状を有しており，血中ダイオキシン類濃度も健常人に較べ高値である．本章では油症の代表的な症状である呼吸器症状（喀痰・咳嗽），皮膚症状（痤瘡様皮疹，化膿傾向，色素沈着），神経症状（手足のしびれ，感覚低下，痛み），全身倦怠感に対して，痰の切れにくい咳・気管支炎・気管支喘息に用いられる麦門冬湯，尋常性痤瘡に用いられる荊芥連翹湯，下肢痛・しびれに用いられる牛車腎気丸，虚弱体質・疲労倦怠に用いられる補中益気湯の効果を検討した．

1.2　試験の概要

対象は20歳以上の油症認定患者とした．重篤な合併症を有している者，他の医療用漢方製剤を服用中の者，妊娠中もしくは可能性のある者，その他医師の判断により不適当と判断された者は対象外とした．それぞれの症状の重症度は visual analogue scale（VAS）により評価し，麦門冬湯は呼吸器症状，荊芥連翹湯は皮膚症状，牛車腎気丸は神経症状，補中益気湯は全身倦怠感を主要評価項目とし，各漢方薬の主要評価項目としなかった症状，SF-36（NBS）によって測定した患者QOL，血中ダイオキシン類濃度，血液生化学検査値を副次評価項目とした．漢方薬は株式会社ツムラより提供された．1日量は麦門冬湯（9 g）を除きすべて7.5 gで，3分割し毎食前に投与された．患者数が限られているため，各患者に2種類の漢方薬を半年ずつ投与し，プラセボ群は設定しなかった．実施可能な数（総数100）を設定し，これまでの有症率の知見から，全身倦怠感，皮膚症状，神経症状，呼吸器症状はそれぞれ60，30，50，60％の有訴割合があると予想された．患者割付に当たり各患者で対象とする2症状を選定し，どの処方薬についても投与順序間で背景要因のバランスが最も良くなるように処方薬の順序を決定した．症状により有訴割合が異なっていたため，有訴割合がより少ない症状を優先し，次に患者が「最も困っている」と回答した症状を優先して，各患者で対象とする2症状を選定した．漢方薬の投与順は，性，年齢（70歳以上／未満），居住地（福岡，長崎，広島）が4漢方薬間で最もバランスが良くなるよう最小法により決定した．同じバランスが得られる組合せがあった場合はランダムに一方を選んだ．

1.3　統計学的方法

主要評価項目である症状重症度VASは投与前後の変化量を処方薬群と他薬処方群間でStudentのt-testにより比較した．副次評価項目である症状重症度VAS，SF-36（NBS），生化学検

査値は投与前後の変化量について ANOVA（分散分析）を行い，処方薬群と他薬処方群間の変化量の比較を Bonferroni の多重比較により検定した。生化学検査値の一部（中性脂肪，β-リポ蛋白，チモール，AST，ALT，ALP，LAP，LDH，γ-GTP，CK）とダイオキシン類及び polychlorinated quarterphenyl（PCQ）レベルは分布に偏りがあったので対数変換した後，ANOVA を行った。ダイオキシン類のうち，2,3,7,8-tetra-chlorinated dibenzo-p-dioxin（CDD），1,2,3,7,8-penta-chlorinated dibenzofuran（CDF），2,3,4,6,7,8-hexa-CDF，1,2,3,7,8,9-hexa-CDF，1,2,3,4,6,7,8-hepta-CDF，1,2,3,4,7,8,9-hepta-CDF，octa-CDF，3,4,4′,5-tetra-chlorinated biphenyl（CB）（#81），3,3′,4,4′-tetra-CB（#77）の 9 異性体については血中濃度測定値の過半数が検出限界未満で，定量的な比較が困難なため統計学的な解析を行わなかった。全ての検定は両側検定で，$P<0.05$ をもって統計学的に有意と判定した。解析には Stata 10.0（Stata Corp., College Station, TX）を用いた。

1.4 結　果

1.4.1 患者背景

現地 3 ヵ所での説明会後，85 人が調査票に回答した。その後新聞等で情報を得た 11 人が希望を表明した。合計 96 人のうち，32 人が試験を希望せず，14 人は既往症のため対象から除外した。1 人は未認定者であると判明し，2 人は転居して連絡が取れなかった。残り 47 人を割付したが，20 人は既往症や通院困難などの理由で試験参加に至らず，残りの 27 人について試験を行った。投与した漢方薬（投与した人数）は，1 回目は補中益気湯（5），荊芥連翹湯（8），牛車腎気丸（8），麦門冬湯（6）で，補中益気湯と牛車腎気丸ではそれぞれ 1 人が投与後に試験を中止した。2 回目の投与での漢方薬（投与した人数）は，補中益気湯（9），荊芥連翹湯（5），牛車腎気丸（5），麦門冬湯（6）であった。漢方薬別の延べ人数は，補中益気湯，荊芥連翹湯，牛車腎気丸，麦門冬湯で，それぞれ，14，13，13，12 人であった。男性 16 人（59.3%），女性 11 人（40.7%）で，居住地は福岡県 10 人（37.0%），長崎県 8 人（29.6%），広島県 9 人（33.3%）であった。年齢は 51 から 86 歳で平均年齢 69.4（標準偏差 7.9）であった。試験開始時の血中ダイオキシン類濃度の幾何平均（pg/g lipids）（5-95 パーセンタイル）は 1,2,3,7,8-penta-CDD 11.8（9.3, 16.3），1,2,3,4,7,8-hexa-CDD 2.8（2.3, 3.7），1,2,3,6,7,8-hexa-CDD 46.0（31.1, 76.8），1,2,3,7,8,9-hexa-CDD 3.6（2.9, 5.5），1,2,3,4,6,7,8-hepta-CDD 43.3（29.6, 54.5），octa-CDD 702.2（456.8, 987.9），2,3,7,8-tetra-CDF 1.7（1.3, 3.1），2,3,4,7,8-penta-CDF 132.9（78.5, 385.1），1,2,3,4,7,8-hexa-CDF 29.5（15.2, 54.2），1,2,3,6,7,8-hexa-CDF 15.3（8.1, 20.8），3,3′,4,4′,5-penta-CB（#126）101.4（68.2, 172.8），3,3′,4,4′,5,5′-hexa-CB（#169）198.9（160.7, 261.5），PCQ の幾何平均（5-95 パーセンタイル）は 0.6（0.0, 4.4）ng/g であった。

1.4.2 臨床効果

表 1.1 に症状重症度 VAS の投与前後の変化を，その症状への処方薬投与群と，それ以外の漢方薬投与群に分けて比較した。呼吸器症状 VAS は，処方薬である麦門冬湯を投与した 11 例は

表 1.1　漢方薬の各症状に対する効果：主要評価項目

| 対象症状 | 対象症状に対する漢方薬 | 症状重症度VASの投与前後の変化量 ||||||||
| | | 対象症状に対する漢方薬投与群 || 他薬投与群 || 変化量の差 |||
		N	平均（SD）	N	平均（SD）	平均	(95% CI)	P
全身倦怠感	補中益気湯	14	-6.8 (17.9)	38	-1.5 (14.9)	-5.3	(-15.2, 4.6)	0.29
皮膚症状	荊芥連翹湯	13	3.8 (25.4)	39	-2.7 (17.1)	6.6	(-5.9, 19.1)	0.29
神経症状	牛車腎気丸	13	-4.2 (19.3)	39	-3.7 (21.5)	-0.5	(-14.0, 12.9)	0.94
呼吸器症状	麦門冬湯	11§	-12.2 (17.6)	40	-1.9 (13.2)	-10.3	(-20.0, -0.5)	0.04

§欠損値1例；CI，信頼区間；SD，標準偏差

表 1.2　漢方薬の各症状に対する効果：副次評価項目

| 症状 | 漢方薬 ||||||||
| | 補中益気湯 ||| 荊芥連翹湯 ||| 牛車腎気丸 ||| 麦門冬湯 |||
	平均*(95% CI)	P§	平均*(95% CI)	P§	平均*(95% CI)	P§	平均*(95% CI)	P§
全身倦怠感	–		11.2 (1.4, 20.9)	0.07	4.7 (-5.5, 14.8)	0.95	-10.9 (-20.9, -0.8)	0.09
皮膚症状	-4.4 (-16.6, 7.9)	1.00	–		0.2 (-12.4, 12.9)	1.00	-2.4 (-15.3, 10.6)	1.00
神経症状	-6.7 (-19.7, 6.3)	0.95	10.6 (-2.5, 23.8)	0.36	–		-3.3 (-17.1, 10.6)	1.00
呼吸器症状	5.6 (-3.6, 14.8)	0.57	-2.9 (-12.5, 6.6)	1.00	6.2 (-3.2, 15.6)	0.46	–	

*（各漢方薬投与前後のVAS変化量）－（他の漢方薬投与前後のVAS変化量）
§Bonferroniの多重比較による。CI, 信頼区間
対象人数は27人，漢方薬別ののべ処方例数は，補中益気湯，荊芥蓮翹湯，牛車腎気丸，麦門冬湯で，それぞれ，14, 13, 13, 12例であった。

投与前に比べ 12.2（SD = 17.6）減少したが，麦門冬湯以外を投与した40例では1.9（SD = 13.2）の減少に留まった。VAS変化量の差の平均値（95％信頼区間）は10.3（0.5, 20.0）で，麦門冬湯投与群の方が他薬投与群より投与後のVAS減少量が大きく，統計学的に有意であった（P = 0.04）。全身倦怠感，皮膚症状，神経症状については，処方薬群と他薬投与群との変化量に統計学的に有意な差は見出されなかった。主要評価項目以外の症状についてもVAS変化量を他薬と比較した（表1.2）。荊芥蓮翹湯処方群は他薬処方群よりも投与前後の倦怠感VASが増加する傾向があった（P = 0.07）。他の症状と漢方薬の組合せでVAS変化量に統計学的に有意な差は認められなかった。

1.4.3　SF-36（NBS）への影響

SF-36の変化量に対する服用漢方薬間の比較を表1.3に示す。補中益気湯服用群は身体機能と活力の項目でSF-36の減少が他薬を服用した場合より有意に大きく，（それぞれ P = 0.05, P = 0.03）。麦門冬湯服用群は活力の項目でSF-36の増加が他薬服用群より大きかった（P = 0.04）。これは麦門冬湯が活力スコアにおいてQOLを改善し，補中益気湯が身体機能および活力スコアにおいてQOLを低下させたことを意味する。

表1.3 漢方薬の患者

SF-36（NBS）	試験開始時 平均（SD）	漢方薬 補中益気湯 平均*（95% CI）	P§	荊芥蓮翹湯 平均*（95% CI）
身体機能	36.9（14.3）	-8.7（-15.4, -2.0）	0.05	3.1（-4.1, 10.4）
日常役割機能（身体）	34.9（10.8）	-2.4（-9.5, 4.8）	1.00	3.8（-3.4, 11.1）
身体の痛み	38.0（10.2）	-1.1（-6.9, 4.7）	1.00	-0.3（-6.3, 5.6）
全体的健康感	38.3（9.8）	0.0（-4.3, 4.3）	1.00	-2.4（-6.8, 1.9）
活力	41.8（9.5）	-6.0（-10.5, -1.4）	0.03	-1.6（-6.5, 3.4）
社会生活機能	39.3（10.4）	-5.1（-11.4, 1.2）	0.43	-0.5（-7.1, 6.1）
日常役割機能（精神）	35.5（12.5）	-0.5（-8.0, 7.1）	1.00	-0.9（-8.6, 6.9）
心の健康	42.4（9.3）	-2.6（-7.6, 2.5）	1.00	-2.2（-7.4, 3.0）

*各漢方薬投与前後のSF-36変化量と他の漢方薬投与前後のSF-36変化量の差。§Bonferroniの多重比較による。CI, 信頼
対象人数は27人、漢方薬別ののべ処方例数は、補中益気湯、荊芥蓮翹湯、牛車腎気丸、麦門冬湯で、それぞれ、14、13、

1.4.4 血中ダイオキシン類、PCB類、PCQ濃度および生化学検査値への影響

血中ダイオキシン類、PCB類及びPCQ濃度の漢方薬投与前後の変化量について表1.3に示した。牛車腎気丸服用群において1,2,3,6,7,8-hexa-CDDの22％の減少が見られた以外は、有意な変化は見られなかった。生化学検査値への漢方薬投与前後の変化量では、中性脂肪、血糖で正常上限を15％以上はずれた例が20％以上見られたが、他はほとんどが正常範囲内の変動であり、漢方薬による特異的な変動は認められなかった。

1.5 考　察

麦門冬湯は油症の呼吸器症状を他の漢方薬に較べ有意に改善した。またSF-36での活力スコアも他の漢方薬に較べ有意に改善した。荊芥蓮翹湯は油症の皮膚症状を改善せず、有意差はなかったが他の漢方薬に較べ全身倦怠感を悪化させる傾向があった。補中益気湯は油症の全身倦怠感を改善する効果はなく、SF-36での身体機能、活力スコアを他の漢方薬に較べ有意に低下させた。牛車腎気丸は油症の神経症状を改善する効果はなかった。またすべての漢方薬で重大な副作用は生じず、血中ダイオキシン類濃度にもほとんど影響を与えなかった。

油症をはじめとするダイオキシン類中毒の治療および症状の緩和には、ダイオキシン類の体外への排出を促進するほか、ダイオキシン類の毒性を仲介するアリル炭化水素受容体（aryl hydrocarbon receptor（AhR））の活性化を阻害するなどの方法があると考えられる。油症の多くの症状が血中ダイオキシン類濃度と相関することが明らかにされているため、ダイオキシン類の排出を促進することは油症の治療として有望と考えられるが、現在まで臨床症状の改善に至った報告はない。ラットを用いた検討では、ダイオキシンあるいはPCBを経口投与し、活性炭、食物繊維、葉緑素、流動パラフィン、スクアラン、陰イオン交換樹脂であるコレスチラミンの効果について検討したところ、いずれも有意に糞中へのダイオキシン、PCB排泄を増加させた（1〜3）。また食物繊維がコレスチラミンの作用を有意に増強することが明らかになった（4）。これらのデータを元に、油症患者4名およびYucheng患者6名に、毎食後6gの米ぬか繊維と4gのコ

QOLに対する効果

	漢方薬				
	牛車腎気丸			麦門冬湯	
P§	平均* (95% CI)	P§	平均* (95% CI)	P§
1.00	4.2 (-3.0, 11.4)	1.00	1.9 (-5.6, 9.4)	1.00
1.00	-2.1 (-9.4, 5.2)	1.00	0.8 (-6.8, 8.3)	1.00
1.00	1.0 (-4.9, 7.0)	1.00	0.5 (-5.6, 6.6)	1.00
1.00	0.3 (-4.1, 4.6)	1.00	2.3 (-2.2, 6.7)	1.00
1.00	1.9 (-3.0, 6.8)	1.00	6.3 (1.5, 11.1)	0.04
1.00	0.2 (-6.4, 6.8)	1.00	6.0 (-0.6, 12.6)	0.32
1.00	2.6 (-5.1, 10.3)	1.00	-1.3 (-9.3, 6.6)	1.00
1.00	4.4 (-0.7, 9.4)	0.40	0.6 (-4.8, 5.9)	1.00

区間：SD，標準偏差
13，12例であった。

　レスチラミンを2週間投与したところ，有意に糞便中のPCBsと2,3,4,7,8-penta-CDFの排泄量が増加したが，臨床症状の改善は明らかでなかった（5, 6）。Sakuraiらはコレスチラミンと同様の陰イオン交換樹脂であるコレスチミドを，高脂血症患者に半年間連続して投与する臨床試験を行い，血中ダイオキシン類濃度，PCB類濃度が約20%減少したと報告した（7, 8）。油症患者でも同様の効果が期待できる可能性があることから，現在コレスチミドを半年間連続して投与する臨床試験が進行中である。

　今回の漢方薬による臨床試験では，麦門冬湯は血中ダイオキシン類濃度に影響を与えることなく油症の呼吸器症状を改善させたことから，麦門冬湯にAhRを阻害する成分が含まれている可能性があると思われる。AhRは定常時はHSP90などのシャペロンと複合体を形成しているが，ダイオキシン類と結合するとシャペロンと離開して核内へ移行し，シトクロームP450 1A1などの薬物代謝酵素の転写を誘導する。これまでAhRの研究はダイオキシン類の発がん性，免疫毒性，生殖毒性を中心に行われ，AhRがその毒性を仲介することが広く知られているが，近年植物ポリフェノールの一部にAhRと結合しダイオキシン類と同様に薬物代謝酵素の発現を誘導するものや，ダイオキシン類によるAhRの活性化を阻害する作用を有するものが存在することが明らかになってきた。フラボン類のアピゲニン，ルテオリン，バイカレイン，フラバノン類のナリンゲニン，ヘスペレチン，アンスラキノン類のエモジン，アリザリン，そのほかクルクミン，レスベラトロール，クメストールなど多くのポリフェノールがダイオキシン類によるAhRの活性化を阻害する作用を有する（9〜12）。またこの阻害作用の機序の一つとしてフラボンやフラバノンが細胞質中のAhR複合体とダイオキシン類との結合を競合的に阻害し，AhRとシャペロンとの離開を抑制することが報告されている（13）。喀痰・咳嗽といった油症の呼吸器症状は，血中ダイオキシン類濃度と有意に相関することが報告されている。また細気管支のクララ細胞や繊毛細胞は恒常的にAhRを発現し，ラットの実験で2,3,7,8-tetra-CDDやPCDFがクララ細胞を傷害することが知られている（14, 15）。さらに最近クララ細胞由来の細胞株を用いた*in vitro*の実験で，2,3,7,8-tetra-CDDがムチンの産生を誘導することが報告された（16）。これらのこ

とより油症の呼吸器症状も，ダイオキシン類によるAhRの活性化により引き起こされている可能性がある。麦門冬湯は麦門冬，半夏，大棗，甘草，人参，粳米の6種の生薬で構成され，これらの生薬に含まれるいずれかのポリフェノールが細気管支でのAhRとダイオキシン類との結合を阻害し，呼吸器症状を改善した可能性があると考え，現在基礎実験を行っているところである。

今回の臨床試験で麦門冬湯により改善効果が認められた症状は，油症の呼吸器症状のみであった。今後他の症状の緩和が期待できる漢方薬の選択，臨床試験の実施が望まれる。八味地黄丸，小柴胡湯，柴胡桂枝湯，柴胡加竜骨牡蛎湯，桂枝加朮附湯，当帰芍薬散，木防已湯，補中益気湯，六君子湯，釣藤散，十全大補湯，疎経活血湯，抑肝散，防風通聖散，抑肝散加陳皮半夏，六味丸，大建中湯，牛車腎気丸，人参養栄湯，柴苓湯の2,3,7,8-tetra-CDDによるAhRの活性化への影響を検討したスクリーニングでは，小柴胡湯のみに強い抑制効果が認められた（17）。小柴胡湯は柴胡，半夏，黄芩，大棗，人参，甘草，生姜の7種の生薬からなるが，この中で甘草に含まれるポリフェノールであるリコピラノクマリン，グリチルリチン酸，ゲニステイン，黄芩に含まれるポリフェノールであるバイカレイン，オゴニン，ダイゼインにAhRに対するアンタゴニスト活性があることが明らかになった（17）。漢方薬を臨床症状や，患者の証だけでなく，AhRに対する抑制効果という観点から選択することも有意義かもしれない。

文　献

1) 吉村英敏，神村英利，小栗一太，佐伯清太郎（1985）高毒性2,3,4,7,8-pentachlorodibenzofuran（PenCDF）のラット糞中排泄に及ぼすスクアランの効果．福岡医誌76，184-189．
2) Yoshimura H, Kamimura H, Oguri K, Honda Y, Nakano M (1986) Stimulating effect of activated charcoal beads on fecal excretion of 2,3,4,7,8-pentachlorodibenzofuran in rats. Chemosphere15, 219-27.
3) 神村英利，吉村英敏（1987）油症原因物質の排泄促進．福岡医誌78，266-280．
4) 森田邦正，平川博仙，松枝隆彦，飯田隆雄，常盤　寛（1993）ラットにおける食物繊維のPCDF及びPCDD排泄促進効果．福岡医誌84：273-281．
5) 辻　博，池田耕一，野見山賢介，藤島正敏（1993）油症に対する米ぬかファイバー・コレスチラミン併用投与の臨床的検討．福岡医誌84，282-286．
6) 飯田隆雄，平川博仙，松枝隆彦，他（1995）台湾Yu-cheng患者におけるPCDDs，PCDFsおよびcoplanar PCBsの血液中濃度および糞便中排泄量．福岡医誌86，234-40．
7) Sakurai K, Todaka E, Saito Y, Mori C (2004) Pilot study to reduce dioxins in the human body. Intern Med 43, 792-795.
8) Sakurai K, Fukata H, Todaka E, et al (2006) Colestimide reduces blood polychlorinated biphenyl (PCB) levels. Intern Med 45, 327-328.
9) Ciolino HP, Daschner PJ, Yeh GC (1998) Resveratrol inhibits transcription of CYP1A1 in vitro by preventing activation of the aryl hydrocarbon receptor. Cancer Res 58, 5707-5712.
10) Ciolino HP, Daschner PJ, Wang TT, Yeh GC (1998) Effect of curcumin on the aryl hydrocarbon receptor and cytochrome P450 1A1 in MCF-7 human breast carcinoma cells. Biochem Pharmacol 56, 197-206.
11) Amakura Y, Tsutsumi T, Sasaki K, Yoshida T, Maitani T (2003) Screening of the inhibitory effect of vegetable constituents on the aryl hydrocarbon receptor-mediated activity induced by 2,3,7,8-tetrachlorodibenzo-p-dioxin. Biol Pharm Bull 26, 1754-1760.

12) Amakura Y, Tsutsumi T, Sasaki K, Nakamura M, Yoshida T, Maitani T (2008) Influence of food polyphenols on aryl hydrocarbon receptor-signaling pathway estimated by in vitro bioassay. Phytochemistry 69, 3117-3130.
13) Fukuda I, Mukai R, Kawase M, Yoshida K, Ashida H (2007) Interaction between the aryl hydrocarbon receptor and its antagonists, flavonoids. Biochem Biophys Res Commun 359, 822-827.
14) Tritscher AM, Mahler J, Portier CJ, Lucier GW, Walker NJ (2000) Induction of lung lesions in female rats following chronic exposure to 2,3,7,8-tetrachlorodibenzo-p-dioxin. Toxicol Pathol 28, 761-769.
15) Nakanishi Y, Shigematsu N, Kurita Y, Matsuba K, Kanegae H, Ishimaru S, et al (1985) Respiratory involvement and immune status in Yusho patients. Environ Health Perspect 59, 31-36.
16) Wong PS, Vogel CF, Kokosinksi K, Matsumura F. Arylhydrocarbon receptor (AhR) activation in NCI-H441 cells and C57/BL6 mice ; possible mechanisms for lung dysfunction. Am J Respir Cell Mol Biol 2009 Apr 16. [Epub ahead of print]
17) Kasai A, Hiramatsu N, Hayakawa K, Yao J, Kitamura M (2008) Blockade of the dioxin pathway by herbal medicine Formula Bupleuri Minor : identification of active entities for suppression of AhR activation. Biol Pharm Bull. 31, 838-846.

第2章 玄米発酵食品の摂取による油症原因物質の体外排泄促進

長山淳哉

2.1 はじめに

カネミ油症（油症）の原因物質はポリ塩化ダイベンゾフラン（PCDFs）であるが（1～4），油症中毒事件が発生して，すでに41年が経過したにもかかわらず，現在でも患者は一般人よりも10倍もの高濃度のPCDFsにより汚染されており，しかも依然として種々様々な自覚症状や臨床症状により苦しんでいる。これらの症状を改善し，治療するには，患者体内に残留・蓄積しているPCDFsを積極的に体外へ排泄し，その濃度を低下させることである。これまでの動物実験の結果から食物繊維と葉緑素にはPCDFsやポリ塩化ダイベンゾダイオキシン（PCDDs）の消化管での吸収・再吸収を抑制し，体外への排泄を促進することにより，それらの体内濃度が低下することがわかっている（5～10）。そこで，これらの成分を比較的多量に含む玄米発酵食品ハイ・ゲンキ（スピルリナ入）を摂取することにより，PCDFsやPCDDsなどの体内濃度が低下し，体内残留量が減少するかどうか，油症患者の協力により検討した。

2.2 玄米発酵食品ハイ・ゲンキ（スピルリナ入）

ハイ・ゲンキとは玄米に胚芽と糠を混合後，蒸したものを *Aspergillus oryzae* で発酵させた食品で，㈱玄米酵素（本社・札幌市）が1977年より40年以上にわたって製造・販売しており，これまでに10万人以上の人々が食している。これに葉緑素を添加したハイ・ゲンキ（スピルリナ入）は1984年より同社から製造・販売されている人気商品である。玄米にはもともと白米と比較して多量の食物繊維が含まれているので，これにスピルリナの葉緑素を添加することにより，ハイ・ゲンキ（スピルリナ入）は白米よりも多量の食物繊維と葉緑素を含有することになる。表2.1にハイ・ゲンキ（スピルリナ入）と白米ご飯をそれぞれ1日に平均して21gと600gを摂取するとした場合の栄養成分を比較して示した。すると，食物繊維摂取量は4.7gと1.8gで，ハイ・ゲンキ（スピルリナ入）のほうが，2.6倍多くなる。葉緑素は白米ご飯には含まれていないが，ハイ・ゲンキ（スピルリナ入）には12.9mg含まれている。また，カロリーや糖質などを除く多くの栄養成分においても，ハイ・ゲンキ（スピルリナ入）からの摂取量のほうが多く，栄養素摂取の点からも効率がよいことになる。以上のようなことを考慮して，油症患者のPCDFs等の体内汚染レベルを低下させる可能性があり，低カロリー・高栄養で，健康にもよい影響が期待されるハイ・ゲンキ（スピルリナ入）をこの研究の研究用食品として用いることにした。

第2章 玄米発酵食品の摂取による油症原因物質の体外排泄促進

表 2.1 ハイ・ゲンキ（スピルリナ入）と白米ご飯の成分比較

成分	単位	ハイ・ゲンキ（スピルリナ入）21g（6袋分）*		白米ご飯 600g
エネルギー	kcal	88	<	1008
水分	g	0.3	<	360
たんぱく質	g	5.9	<	15
脂質	g	4.5		1.8
糖質	g	3.8	<	223
食物繊維	g	4.7		1.8
灰分	g	1.9		0.6
無機質				
ナトリウム	mg	5.3	≒	6.0
カリウム	mg	405		174
カルシウム	mg	67		18
マグネシウム	mg	162		42
リン	mg	386		206
鉄	mg	2.7		0.6
亜鉛	mg	1.1	<	3.6
銅	mg	0.16	<	0.6
マンガン	mg	2.71	≒	2.1
セレン	μg	1.47		
ビタミン				
A	μg	201		0
E	mg	1.1		微量
K	μg	22.5		0
B1	mg	0.56		0.12
B2	mg	0.20		0.06
ナイアシン	mg	9.1		1.2
B6	mg	0.55		0.12
B12	μg	2.73		0
葉酸	μg	48		18
パントテン酸	mg	1.32	≒	1.5
ビオチン	μg	9.0		
SOD活性	U/g	650		
フィチン酸	g	0.87		
葉緑素	mg	12.9		

*：㈶日本食品分析センターの分析による（平成20年6月17日）
白米ご飯は，五訂食品成分表より（空白は分析されていないもの）

2.3 研究協力者と研究プロトコル

　この研究に協力してくれた油症患者は18名で，患者の希望によりA，Bの2群に分けた。図2.1に示したようにA群は男性3名，女性7名の計10名で，平均年齢は67.7歳であり，一方B群は男性4名，女性4名の計8名で，平均年齢は64.1歳であった。この2群について，A群は最初の1年間ハイ・ゲンキ（スピルリナ入）を毎食時2～3袋（1袋あたりの重量は3.5gであ

	1年目		2年目	
4月	5月 ──────▶ 4月		5月 ──────▶ 4月	
採血* 2回／人・週	ハイ・ゲンキ （スピルリナ入）摂取 A群（＋）** B群（－）	採血* 2回／人・週	ハイ・ゲンキ （スピルリナ入）摂取 A群（－） B群（＋）**	採血* 2回／人・週

*：朝は絶食
**：毎食時2～3袋1日3回，毎日（＋）はハイ・ゲンキの摂取，（－）は非摂取

群	性別	平均年齢（範囲）
A	男性：3名 女性：7名	67.7歳（59～73歳）
B	男性：4名 女性：4名	64.1歳（43～75歳）

図 2.1　研究協力者と研究プロトコル

るから，毎回7～10.5gの摂取となる），1日3回摂取する（たとえば，毎回2袋を摂取した場合には1日に6袋となり，1日の摂取量は表2.1の場合と同じ，21gとなる）。このときB群は摂取しない。その次の1年間はB群が1年目のA群と同様にハイ・ゲンキ（スピルリナ入）を摂取し，A群は摂取しない。

　研究開始前，つまり，ハイ・ゲンキ（スピルリナ入）の摂取前に両群の患者から採血を行った。採血は朝食は絶食として，午前中に行った。1人の患者につき1週間に2回の採血を行い，常法によりそれらのPCDFs，PCDDsおよびダイオキシン様ポリ塩化ビフェニル（ダイオキシン様PCBs）濃度を測定した（11～13）。その平均濃度を各患者の研究開始前の濃度とした。1年目と2年目が終わるときにも，同様の採血を行い，平均濃度を各患者の血中レベルとした。図2.1にはこの研究のプロトコルもまとめて示してある。研究開始前，研究開始1年後および2年後の血中PCDFs，PCDDsおよびダイオキシン様PCBsの濃度変化の有意性は対応のある場合のStudent t 検定により解析し，ハイ・ゲンキ（スピルリナ入）の体外排泄促進効果を評価した。

2.4　ハイ・ゲンキ（スピルリナ入）の血中濃度への影響

　PCDFs，PCDDsおよびダイオキシン様PCBsの濃度はすべて1998年にWHOが公表した2,3,7,8-四塩化ダイベンゾダイオキシン（TCDD）毒性当量係数（14）を用いて，TCDD毒性当量（TEQ）濃度に換算して示す。

　油症患者の研究開始直前の濃度を比較すると，A群に特に濃度の高い者が3名いた。そこで，この3名をA（高）群として区別し，血中濃度の変化はA群，A（高）群そしてB群の3群で比較・検討することにした。これら3群のPCDFs，PCDDsおよびダイオキシン様PCBsの血中濃度の変化を表2.2に示す。これらの濃度はいずれも脂質重量あたりの濃度である。

第2章　玄米発酵食品の摂取による油症原因物質の体外排泄促進

表 2.2　血中濃度の変化

化学物質	濃度（平均±標準偏差），pg-TEQ/g 脂質		
	研究開始直前	1年後	2年後
PCDFs			
A 群	228 ± 317	224 ± 312	228 ± 318
A（高）群	580 ± 424	562 ± 430 $p=0.09$	568 ± 445
B 群	82.4 ± 65.0	84.9 ± 66.8	84.3 ± 67.6
PCDDs			
A 群	30.9 ± 22.8	30.3 ± 21.4	31.0 ± 22.4
A（高）群	56.6 ± 28.8	53.5 ± 28.1 $p=0.03$	55.2 ± 29.7 $p=0.06$
B 群	19.7 ± 5.3	19.7 ± 4.2	19.5 ± 4.3
ダイオキシン様 PCBs			
A 群	53.9 ± 53.5	54.7 ± 53.3	60.5 ± 58.9 $p=0.01, p=0.03$
A（高）群	116 ± 67.4	116 ± 68.1	130 ± 71.1 $p=0.04, p=0.04$
B 群	29.6 ± 12.9	31.5 ± 12.4	31.9 ± 13.4 $p=0.07$
ダイオキシン類			
A 群	312 ± 392	309 ± 385	319 ± 398 $p=0.08$
A（高）群	753 ± 517	731 ± 524 $p=0.08$	753 ± 544
B 群	132 ± 71.0	136 ± 75.2	136 ± 77.1

注）1 年後と 2 年後の濃度の p 値は各群の研究開始直前の濃度に対する値である。2 年後の濃度について 2 つある場合には前者がそれで，後者は 1 年後の濃度に対する値である。ただし，ダイオキシン類 A 群 2 年後の濃度の p 値は 1 年後の濃度に対する値である。

　PCDFs と PCDDs についてはハイ・ゲンキ（スピルリナ入）を摂取すると，摂取前の血中濃度と比較して，いずれの群でも濃度が低下し，摂取しないと逆に濃度が上昇する傾向が認められた。この傾向は A（高）群でより顕著に認められ，統計上も有意に減少した。

　ダイオキシン様 PCBs では血中濃度の変化が PCDFs と PCDDs の場合とは相違していた。つまり，ハイ・ゲンキ（スピルリナ入）を摂取すると，血中濃度の上昇が抑制されるのに対して，摂取しないと，血中濃度の上昇がより顕著となった。ハイ・ゲンキ（スピルリナ入）非摂取時の濃度の上昇は A 群と A（高）群では統計上有意な変化となった。

　このような全体的な傾向は PCDFs，PCDDs およびダイオキシン様 PCBs の血中濃度を合計したダイオキシン類の場合にも観察された。しかし，ハイ・ゲンキ（スピルリナ入）の摂取により血中濃度が有意に低下したのは A（高）群のみであった。

2.5　ハイ・ゲンキ（スピルリナ入）の体外排泄促進効果

　以上のように，ハイ・ゲンキ（スピルリナ入）の摂取により血中 PCDFs，PCDDs およびダイオキシン様 PCBs の濃度が改善・低下することが認められた。それではそのような変化は，これらの化学物質の体外排泄についてはどのような効果を示すのであろうか。次はこのことについて考える。これを考えるとき，2 つの仮説を設定する必要がある。体内に残留するダイオキシン類の大部分は脂肪中に存在する。したがって，血液の脂質重量あたりの濃度と同じ濃度で体内の脂肪も汚染されていると考えることが 1 つ。もう 1 つは体重 60 kg の人の体脂肪率を 20 % とする

232　　　　　　　　　　　　　　　　第4部　治　療

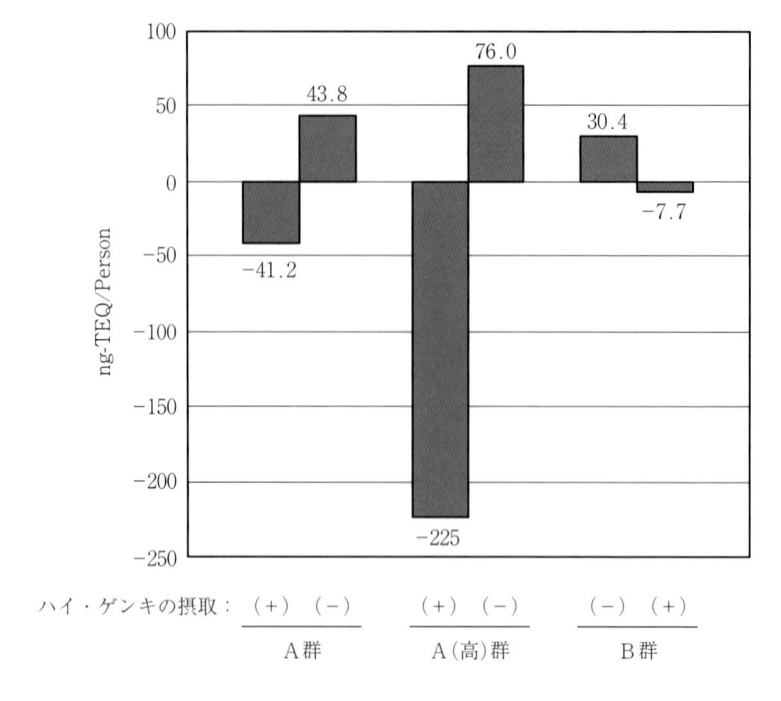

図 2.2　PCDFs の体内残留量の変化

ことである．このように仮定して，各群の体内残留量とハイ・ゲンキ（スピルリナ入）の摂取との関係を考え，その増減から体外排泄を評価する．たとえば，油症の原因物質である PCDFs の場合には図 2.2 のようになる．A 群でも B 群でもハイ・ゲンキ（スピルリナ入）を摂取すると体内残留量が減少し，摂取しないと逆に体内残留量が増加しているのがわかる．特に，この傾向は A（高）群で顕著であり，摂取時には 1 人あたり 225 ng-TEQ 減少するのに，摂取しないと 76 ng-TEQ 増加している．したがって，ハイ・ゲンキ（スピルリナ入）の体外排泄への効果としては両者の和，つまり 301 ng-TEQ の排泄が促進されたと考えることができる．

　同様にしてダイオキシン様 PCBs との関係を図示すると，図 2.3 のようになる．ここでは PCDFs の場合とは少々様子がちがっており，ハイ・ゲンキ（スピルリナ入）を摂取するとその吸収が抑制されるのに，摂取しないと抑制が解除されて，吸収が高まり，体内残留量がより上昇することがわかる．そして，やはりこの傾向も A（高）群で顕著であった．この場合のハイ・ゲンキ（スピルリナ入）の吸収抑制効果は 1 人あたり 170 ng-TEQ となる．

　ダイオキシン類全体へのハイ・ゲンキ（スピルリナ入）の効果を図 2.4 に示した．ここでも図 2.2 のときと同じ傾向が認められるが，やはりその効果は A（高）群で顕著であり，ハイ・ゲンキ（スピルリナ入）を摂取することにより，全体として 529 ng-TEQ のダイオキシン類の体外への排泄が促進されることになる．

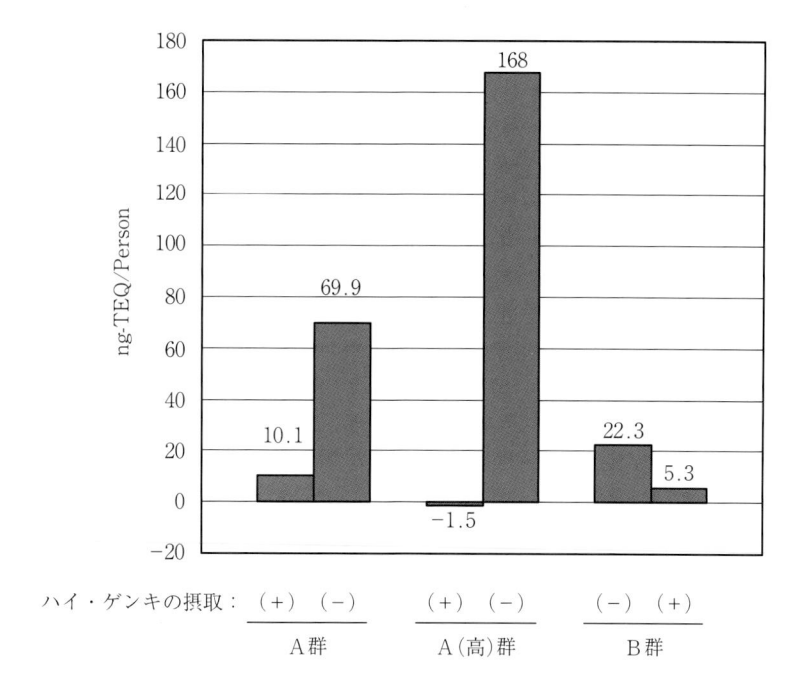

第2章　玄米発酵食品の摂取による油症原因物質の体外排泄促進

図2.3　ダイオキシン様PCBsの体内残留量の変化

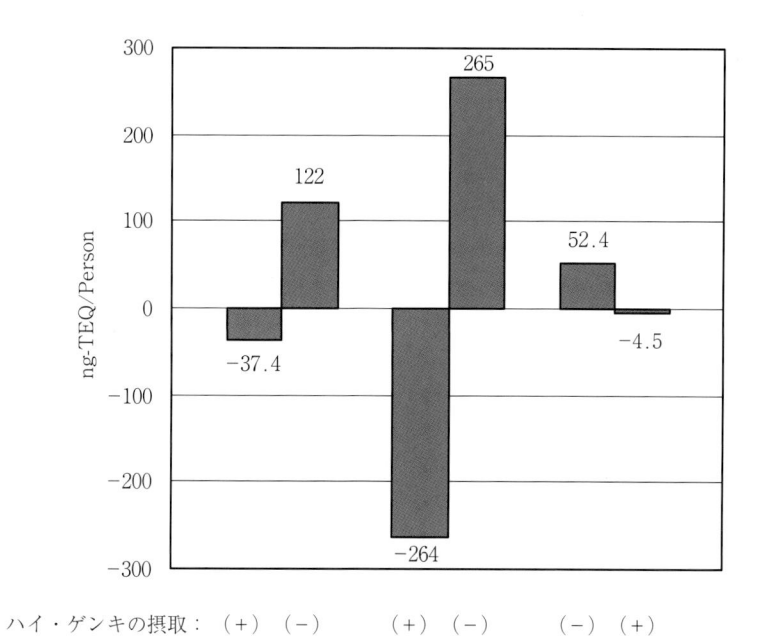

図2.4　ダイオキシン類の体内残留量の変化

2.6 まとめ

　消化管でのPCDFsとPCDDsの再吸収抑制実験の28日間にラットが摂取した葉緑素と食物繊維の量は体重60 kgに換算すると，それぞれ3.6 g〜1.2 kgと1.5 kg〜56 kgになる（5〜10）。ハイ・ゲンキ（スピルリナ入）からの葉緑素と食物繊維の1年間の摂取量は1日に6袋（21 g）を食べた場合，それぞれ4.7 gと1.7 kgとなる。これらは前記動物実験の最少摂取量よりも多く，人でも同様にPCDFsとPCDDsの吸収と再吸収が抑制され，結果として体外への排泄促進が認められた。そして，この体外排泄促進効果は汚染レベルの高い油症患者でさらに一層有効であることが判明した。

　これまで我々は健常者（15〜18）や油症患者（19〜21）を対象として，ハイ・ゲンキ（スピルリナ入）によるダイオキシン類やPCBs，有機塩素系農薬の体外排泄促進について報告してきた。これまでの一連の研究結果を踏まえ，ハイ・ゲンキ（スピルリナ入）には油症原因物質であるPCDFsやPCDDs，ダイオキシン様PCBsの体外への排泄を促進すると結論できる。また，ハイ・ゲンキ（スピルリナ入）は低カロリー・高栄養でもあるので，油症患者や一般人の健康の保持・増進にも有効な玄米発酵食品である。

文献

1) Nagayama J, Masuda Y and Kuratsune M (1975) Chlorinated dibenzofurans in Kanechlors and rice oil used by patients with Yusho. Fukuoka Acta Med. 66, 593-599.
2) Nagayama J, Kuratsune M and Masuda Y (1976) Determination of chlorinated dibenzofurans in Kanechlors and "Yusho oil". Bull Environ Contam Toxicol (U.S.) 15, 9-13.
3) Nagayama J, Masuda Y and Kuratsune M (1977) Determination of polychlorinated dibenzofurans in tissues of patients with 'Yusho'. Food Cosmet. Toxicol. 15, 195-198.
4) Kunita N, Kashimoto T, Miyata H, Fukushima S, Hori S and Obana H (1984) Causal agents of Yusho. Am. J. Ind. Med. 5, 45-58.
5) 森田邦正，松枝隆彦，飯田隆雄（1997）ラットにおけるPolychlorinated Dibenzo-p-dioxinsの糞中排泄に対する食物繊維の効果．衛生化学 43, 35-41.
6) 森田邦正，松枝隆彦，飯田隆雄（1997）ラットにおけるPolychlorinated Dibenzo-p-dioxinsの糞中排泄に対するクロレラ，スピルリナ及びクロロフィリンの効果．衛生化学 43, 42-47.
7) Morita K, Matsueda T, Iida T and Hasegawa T (1999) Chlorella accelerates dioxin excretion in rats. J. Nutr. 129, 1731-1736.
8) Morita K, Ogata M and Hasegawa T (2001) Chlorophyll derived from Chlorella inhibits dioxin absorption from the gastrointestinal tract and accelerates dioxin excretion in rats. Environ Health Perspect. 109, 289-294.
9) Morita K and Tobiishi K (2002) Increasing effect of nori on the fecal excretion of dioxin by rats. Biosci. Biotechnol. Biochem. 66, 2306-2313.
10) Morita K and Nakano T (2002) Seaweed accelerates the excretion of dioxin stored in rats. J. Agric. Food Chem. 50, 910-917.
11) Todaka T, Hirakawa H, Tobiishi K and Iida T (2003) New protocol for dioxin analysis of human blood. Fukuoka Acta Med. 94, 148-157.
12) Iida T and Todaka T (2003) Measurement of dioxins in human blood: Improvement of analytical method. Ind Health 41, 197-204.
13) 戸高　尊，平川博仙，堀　就英，飛石和大，飯田隆雄（2005）ヒト血液中ダイオキシン類の抽出・

精製法の改良および油症患者血液中ダイオキシン類濃度. 福岡医誌 96, 185-191.

14) Van den Berg M, Birnbaum L, Bosveld ATC et al (1998) Toxic equivalency factors (TEFs) for PCBs, PCDDs, PCDFs for humans and wildlife. Environ Health Perspect 106, 725-792.

15) Nagayama J, Takasuga T, Tsuji H and Iwasaki T (2001) Decrease in blood levels of dioxins after the one year intake of FBRA in Japanese. Organohal Comp 52, 293-296.

16) Nagayama J, Takasuga T, Tsuji H and Iwasaki T (2002) Decrease in blood levels and body burdens of highly toxic dioxin congeners after one year intake of FBRA in Japanese. Organohal Comp 55, 327-330.

17) Nagayama J, Takasuga T, Tsuji H, Umehara M, Sada T and Iwasaki T (2003) Active elimination of causative PCDFs/DDs congeners of Yusho by one year intake of FBRA in Japanese people. Fukuoka Acta Med 94, 118-125.

18) Nagayama J, Takasuga T, Tsuji H and Iwasaki T (2005) Promotive excretion of causative agents of Yusho by one year intake of FBRA in Japanese people. Fukuoka Acta Med 96, 241-248.

19) Nagayama J, Hirakawa H, Kajiwara J, Iida T, Todaka T, Uenotsuchi T, Shibata S, Tsuji H and Iwasaki T (2007) Excretion of causative PCDFs congeners of Yusho by one year intake of FBRA in patients with Yusho. Fukuoka Acta Med 98, 215-221.

20) Nagayama J, Hirakawa H, Kajiwara J, Todaka T, Shibata S, Tsuji H and Iwasaki T (2008) Promotive excretion of polychlorinated dibenzofurans by FBRA in patients with Yusho. Organohal Comp 70, 1574-1577.

21) 長山淳哉, 平川博仙, 梶原淳睦, 飯田隆雄, 戸高 尊, 上ノ土武, 柴田智子, 辻 博, 岩崎輝明 (2009) 発酵玄米健康補助食品摂取による油症原因物質の体外排泄促進. 福岡医誌 100, 192-199.

特別寄稿

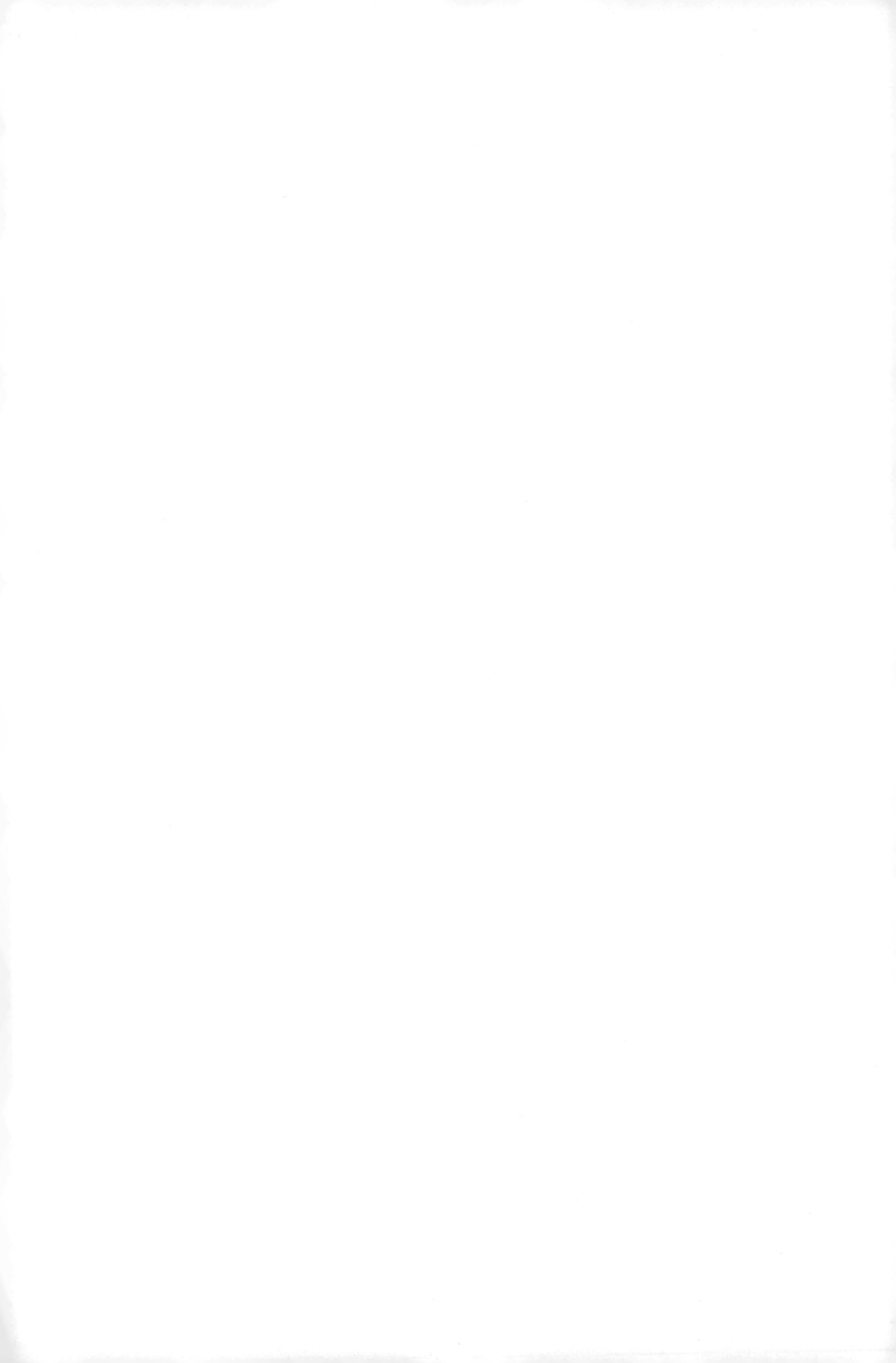

子どもの健康と環境に関する全国調査（エコチル調査）について

塚本直也，丹藤昌治

1. 背　景

　近年，子どもたちの間で，ぜん息などのアレルギー疾患，先天異常，小児肥満，自閉症や学習困難などの心身の異常が年々増加していることが報告されている。例えば，小学生のぜん息罹患率は0.5％（1980年）から4％（2007年）と8倍に，先天異常の一例として男性性器異常が出生1万人あたり2人（1974年）から4人（2000年）と2倍に，小児肥満は6％（1977年）から10％（2006年）と1.6倍に，いずれも増加している（図1）。これらについては，子ども自身の生まれ持った特性や生活習慣ばかりでなく，化学物質など，環境中の要因が関与していることが動物実験や人の事例において明らかになっている。

　我が国では，2005年から「小児の環境保健に関する懇談会」において子どもの健康と環境に関する議論が進められ，今後推進すべき施策の方向性として，環境要因（化学物質の曝露，生活環境等）が子どもの健康に与える影響を明らかにするため，実験を中心としたメカニズムの解明を図るとともに，「小児を取り巻く環境と健康との関連性に関する疫学調査」も併せて推進を図るように提言されたところである。

　また，世界中の子どもたちが環境中の有害な化学物質の脅威にさらされていることが国際的にも認識されており，デンマーク，ノルウェー，米国等で10万人規模の疫学調査が国家プロジェクトとして進められる一方，2009年のG8環境大臣会合においても，参加各国及び途上国が連携・協力して調査・研究を進めていくことが確認されたところである。

　我が国においても，各国の調査と連携しつつ，子どもの健康と環境に関する調査を進め，子どもの脆弱性を考慮した適正な環境リスク評価の実施を推進し，次世代育成に係る健やかな環境の実現を図ることが求められている。

2. 子どもの健康と環境に関する全国調査（エコチル調査）の概要

　「子どもの健康と環境に関する全国調査（エコチル調査）」は，子どもの健康に影響を与える化学物質や生活環境等の環境要因を明らかにすることを目標とした，我が国初の大規模コホート調査である。特に，化学物質の曝露や生活環境が，胎児期から小児期にわたる子どもの健康に与える影響を明らかにし，リスク管理当局や事業者への情報提供を通じて，自主的取組への反映，化学物質規制の審査基準への反映，環境基準（水質，土壌）への反映等，適切なリスク管理体制の構築につなげることを目的とする。

　このため，全国で10万人を対象とした新規出生コホート調査を実施し，参加者（子ども）が

240　　特別寄稿　子どもの健康と環境に関する全国調査（エコチル調査）について

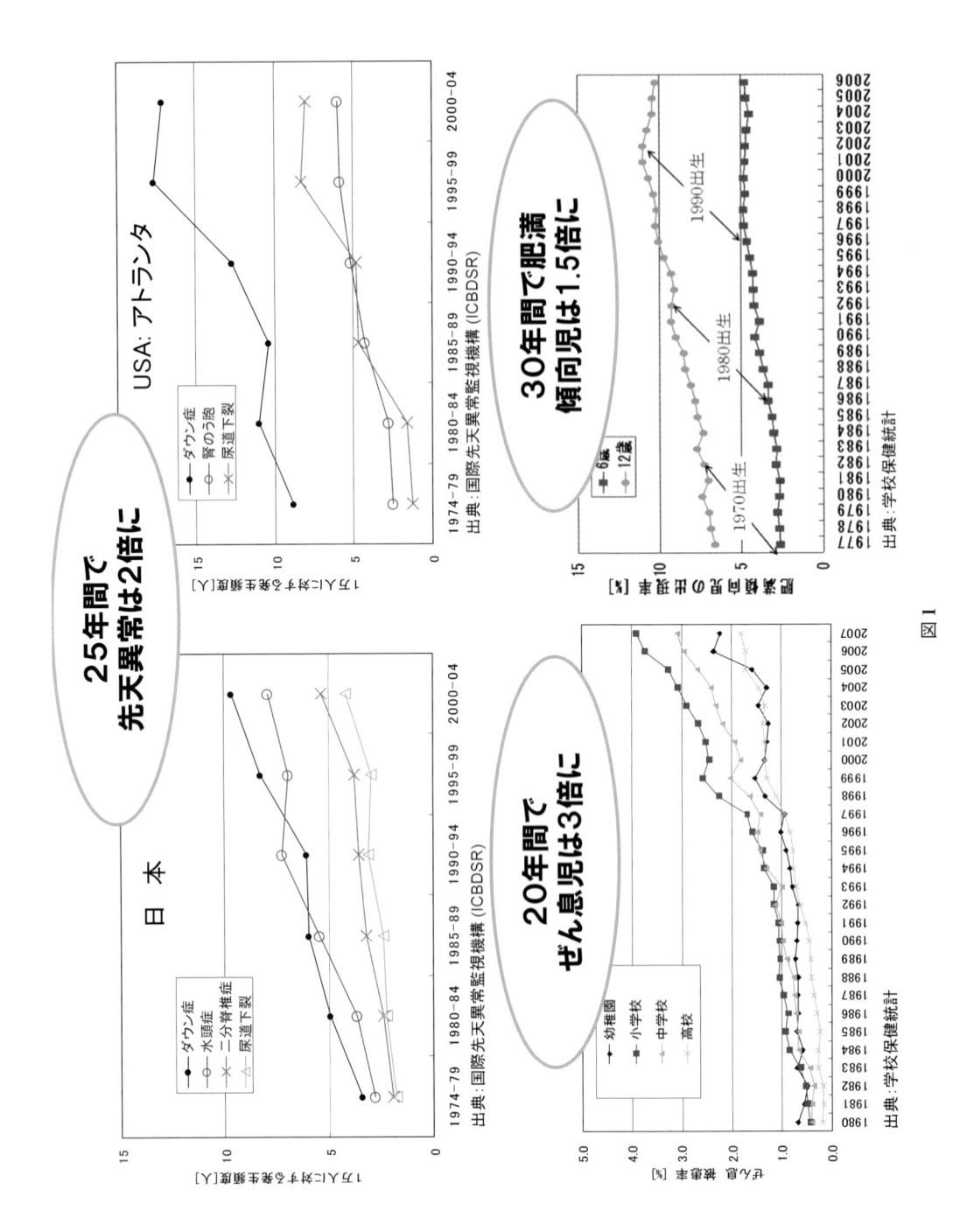

図1

13歳になるまでフォローアップを行う。

先天奇形など環境中の化学物質の影響が指摘されている有症率が極めて低い症例については，最低でも10万人の調査対象が必要になる。また，有症率が比較的高いアレルギー疾患等についても，低濃度でも影響を及ぼす化学物質の関与を統計的に有意な形で見出すためには，10万人規模のデータを集積する必要がある。

本調査は，2007年10月から「小児環境保健疫学調査に関する検討会」において検討が進められ，2008年からパイロット調査が開始されている。パイロット調査では，実際に参加者（妊婦）が登録され，血液などの試料採取や分析が行われるなど，2010年度から実施される10万人規模の本調査の開始に向けての知見が集積しつつある。

3．調査の中心仮説について

本調査全体に関する中心的な仮説は，「胎児期から小児期にかけての化学物質曝露をはじめとする環境因子が，妊娠・生殖，先天奇形，精神神経発達，免疫・アレルギー，代謝・内分泌系等に影響を与えているのではないか」である。

この中心的な仮説に基づく種々の仮説を明らかにするため，化学物質の曝露以外の要因である交絡因子についても併せて検討を行う必要がある。解明すべき交絡因子としては遺伝要因，社会要因，生活習慣要因等が想定される。

3.1 決定の経緯

環境省から提示した仮説案を基に，国民から寄せられた要望あるいはワーキンググループ委員等の専門家から寄せられた仮説を整理し，関連する専門分野のワーキンググループにおいて仮説が決定された。2008年12月に環境省が提案した具体的な仮説案は，以下の通りである。

① 化学物質曝露と性の決定
   A）性比
   B）性染色体による性，性腺の性，外性器・内性器の性
   C）性成熟の異常（性成熟早期化，性周期の異常）
   D）脳における性分化
② 化学物質曝露と妊娠異常（早産，妊娠高血圧症候群（妊娠中毒症），切迫流産，流産，死産）
③ 化学物質曝露と発育障害／低出生体重・出生週数の早期化／身体発育
④ 化学物質曝露と先天奇形
⑤ 化学物質曝露と精神発達障害
⑥ 化学物質曝露と免疫系の異常（小児アレルギー，感染症）
⑦ 化学物質曝露と代謝・内分泌系の異常（甲状腺の異常・耐糖能の異常，若年糖尿病，若年性肥満）
⑧ 化学物質曝露と不妊
⑨ 化学物質曝露と脳の形態異常

⑩ 騒音曝露と精神神経発達障害

3.2 仮説の公募について

2008年12月,本調査で明らかにすべき仮説について広く国民から公募を行ったところ,合計で136件(一般の国民53件,専門家83件)の仮説が寄せられた。

一般の国民が子どもの健康に関連して不安を感じるとした環境因子の1位は農薬,2位は食品添加物,3位は電磁波であった。専門家では,1位は内分泌攪乱物質(環境ホルモン),2位はダイオキシン・PCB類,3位はPOPs(難分解性有機汚染物質)であった。一般の方が一番不安に思うとした農薬は,専門家の間でも4位に挙げられた。

また,提案仮説で懸念された健康影響については,一般の国民からも,専門家からも,一番多くの不安が寄せられた子どもの健康上の問題はアトピーであった。一般の国民からの提案では,2位がアレルギーとぜん息であった。専門家からの提案では,2位が注意欠陥・多動性障害(ADHD),3位が低出生体重であった。

3.3 仮説の取りまとめについて

各専門別分野(妊娠・生殖班,先天奇形班,精神神経発達班,免疫・アレルギー班,代謝・内分泌班)では,中心仮説,提案仮説の内容を踏まえ,その分野の科学的知見をレビューした結果も検討したうえで,それぞれの分野で調査対象とすべき仮説をとりまとめ,2009年3月に基本設計班に提案した。基本設計班で採択し,実施計画に組み入れた調査対象仮説は以下の通りである。

- 妊娠・生殖班:
  ① カップルへの内分泌攪乱物質の曝露は性比に影響を及ぼす。
  ② 妊娠中の化学物質の曝露により,妊娠異常が生じる。
  ③ 妊娠中の化学物質の曝露により,胎児・新生児の発育異常が生じる。
- 先天奇形班:
  ① 環境中の化学物質が先天奇形の発生に関与する。
  ② 先天奇形症候群奇形発症は,遺伝的感受性と曝露量の複合作用による。
- 精神神経発達班:
  ① 胎児期および幼少期における化学物質の曝露が子どもの発達障害および精神障害に関与している。
  ② 胎児期および幼少期における化学物質の曝露が子どもの精神症状に関与している。
- 免疫・アレルギー班:
  ① 胎児期および幼少期における,近代的環境で著しく増加した化学物質の曝露が,子どものアレルギー疾患に関与している。
- 代謝・内分泌班:
  ① 胎児期および幼少期における環境中の化学物質の曝露が,小児期から成人期の肥満,イン

スリン抵抗性，2型糖尿病の発生に関与する。
② 胎児期および幼少期における環境中の化学物質の曝露が，1型糖尿病の発生に関与する。
③ 胎児期および幼少期における環境中の化学物質の曝露が，小児期および成人期の骨量・骨密度に影響を及ぼす。
④ 胎児期および幼少期における環境中の化学物質の曝露が，小児・思春期の成長に影響を及ぼす。
⑤ 胎児期および幼少期における環境中の化学物質の曝露が，思春期および成人期の性成熟・生殖能力・性腺系発癌に影響を及ぼす。

4. 実施計画

実施計画については，2009年9月現在，検討会ワーキンググループにおいて検討中である。したがって，本章で述べる実施計画については，今後変更される点がある。

本調査は妊婦を初診時に参加施設にて登録し，生まれた子を13歳になるまで追いかけるいわゆる出生コホート研究である。調査の期間は登録を始める前の準備期間（半年〜1年），妊婦をリクルートする登録期間（3年間），さらに母体の中にいる胎児期から13歳になるまでの追跡期間（13年）と，長期にわたる。

なお，本調査の追跡期間は13歳までとしているが，13歳以降も追跡を行い，胎児期，小児期の化学物質等の環境因子が人の生涯にわたって健康に及ぼす影響を調査することが理想である。したがって，13歳以降の継続については，その時点の研究成果・社会の要請・フォローアップ率などを勘案して判断されることが適当である。

また，本調査は環境省主体の全国調査であり，実施手順（調査地区の設定，リクルート方法，質問票，診察・面談法，環境調査・訪問調査など）は特殊な事情を除き全国統一でなければならない。

4.1 実施体制

本調査は，環境省の企画・立案を元に，国立環境研究所が研究実施機関としてユニットセンターの協力を得て実施する。調査の実施に当たるのは，全体を取りまとめ，ユニット業務を支援するためのコアセンター（国立環境研究所），医学に関する専門的支援を目的とするメディカルサポートセンター（国立成育医療センター），各地域での参加者募集やフォローアップを担当するユニットセンター（全国に15ヵ所程度）である。各調査地域では，ユニットセンターが核となり，地方自治体と連携しつつ地域内の協力医療機関との緊密な共同関係において調査を実施する（図2）。

本調査は，妊婦初診時に調査対象者を募集・登録し，出生児が13歳になるまで追跡する出生コホート（追跡集団）調査である。登録後は，質問票による調査とともに，母体血や臍帯血，母乳などの生体試料も採取・保存し，化学物質などの分析を行うものである。調査地域は環境が異なる全国10ヵ所程度を対象とし，各調査地域で数百から数千の妊婦を募集し，調査全体として

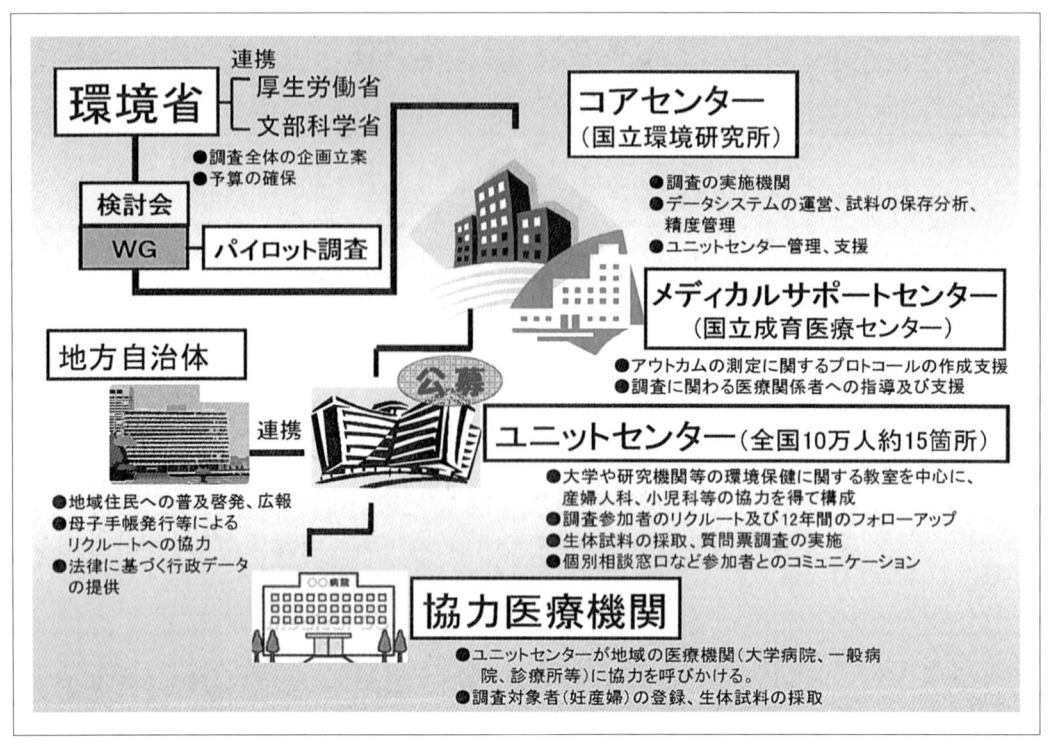

図2 実施体制

10万人の参加を目指す（図3）。

4.2 調査地区の設定

ユニットセンターは，調査地区を設定する。調査地区とは本調査において，対象者（妊婦）の募集を行う地理的な範囲を言う。町・村・地方の市・区・保健センター管轄区域などの行政単位からなる。ユニットセンターは，出生数・地域代表性・化学物質曝露などを考慮して調査地区を1から複数選定する。

4.3 リクルート方法

本調査において，リクルートはユニットセンター及び協力医療機関（具体的には調査地区内及びその近隣の産科施設）にて行われ（ホスピタル・ベースド・リクルートメント），登録された集団（妊婦・子ども）は，調査地区を代表することが前提となる（ポピュレーション・ベース）。

4.4 リクルートの実際

(1) 調査地区における協力呼びかけ

ユニットセンターは調査地区の自治体，医師会，看護協会，医療機関，保育機関，自治会などに本調査への協力を依頼し，地区エコチル調査連絡協議会を設置する。

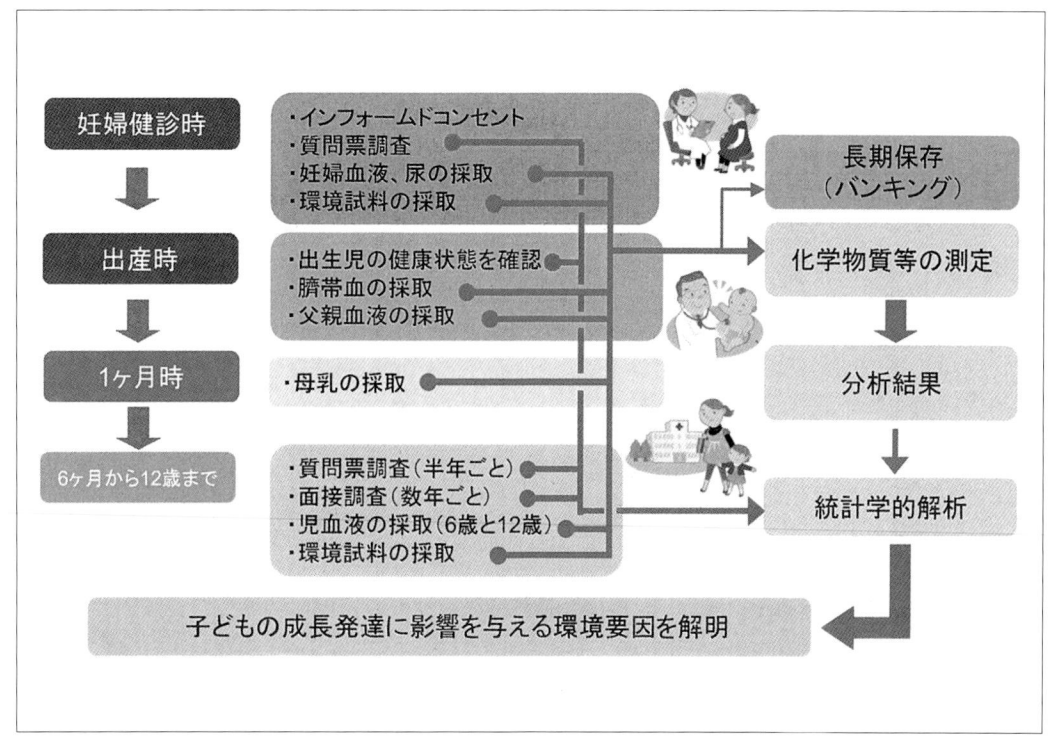

図3 調査概要

ポスター掲示，DVD配布，講演会などを通して本調査の広報活動を行う．自治体に対しても，地域広報，マタニティ教室（母子教室），母子健康手帳発行窓口などでの周知を依頼する．

(2) 協力医療機関登録

ユニットセンターでは，調査地区に在住する妊婦が受診・出産すると考えられる産科施設（調査地区内及び近接地域）のリストを作成する．そして，そのすべての産科施設に本調査への協力を依頼し，協力を承諾した産科施設を協力医療機関として登録する．

また，フォローアップ期間における面接調査，生体試料の採取（採血等）に関する地域の小児科施設の関与と役割については，今後の検討課題とする．

(3) 調査の対象者（妊婦）

調査の対象者（妊婦）は，次の条件を満たすものである．
・ユニットセンターが指定した調査地区に在住（在住期間は問わない）し，かつ，将来的にも日本国内に在住することが予見されること．
・日本語を理解して調査への参加に支障がないこと．
・出産前の妊婦はすべて対象とする．
・調査への参加承諾を，同意書への署名をもって明らかにした者．

(4) リクルート期間

2010年10月から丸3年程度を予定している。ただし，リクルート期間は状況に応じて延長される場合がある。

(5) 調査対象者（妊産婦）登録

協力医療機関（産科施設）において診察時（可能な限り初診時）に十分な説明を行ったうえで，調査への参加のインフォームドコンセントを得るものとする。説明者は，協力医療機関の産科医，本調査の登録依頼のために訓練を受けた者など本調査について十分な理解を有する者とする。

協力医療機関は，調査対象者となりうるすべての妊婦に対して，本調査への参加を依頼する。医療機関で何らかの理由により対象者を選択してはならない。登録時期は，妊娠前期（14週未満）を理想とするが，14週以降の登録及び出産直前の登録も排除してはならない。

(6) 調査対象者に対する対応等

調査対象者に調査協力（質問票への回答，生体・環境試料の採取，面接調査）ごとに謝礼が出ることを告げる。その他，専門医への紹介・相談，ニュースレターの送付，一部の検査結果の本人への報告など，本調査に参加した場合の特典を説明する。

5. パイロット調査

本調査は，2007年10月から「小児環境保健疫学調査に関する検討会」において検討が進められ，平成20年（2008年）からパイロット調査が開始されている。平成22年（2010年）度から実施される10万人を対象とした本格調査の実施に先立ち，より小規模なコーホートを対象としたパイロット調査を通じて，調査項目の実施可能性を確認した。

本調査で実施されたパイロット調査は，以下の2種類に大別される。

5.1 パイロットコーホートを用いた調査手法開発調査

実際にリクルートした参加者（パイロットコーホート）を試験集団とし，本格調査で実施すべき調査項目を，常に本格調査に2年ほど先行して実施していく。このことによって，調査手法の問題点が洗い出され，本格調査に向けて適切な修正を適時に施していくことが可能になる。

本調査では，平成20年度から，九州（産業医科大学，九州大学，熊本大学）と関東（自治医科大学）でパイロット調査を実施してきている。パイロット調査で得られた経験，今後得られるであろう知見をもとに，実施マニュアルを作成していく。この意味において本調査の円滑な遂行は，引き続きパイロット調査に負うところが大きい。

5.2 パイロットコーホートからの生体試料を用いた分析手法調査

本調査では環境中の化学物質が子どもの健康に及ぼす影響の解明に調査の主眼を置く。しかしながら，環境中の化学物質への曝露情報を生体試料から得る手法は，一部の化学物質の場合を除

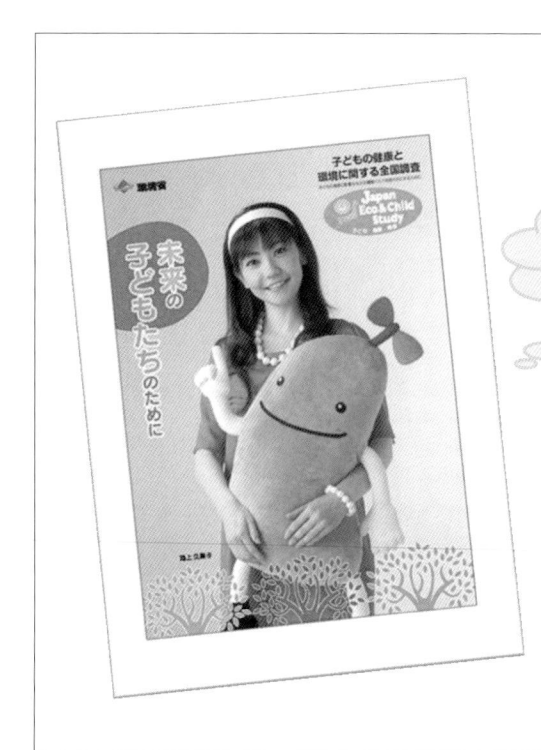

図4　広報用ポスター

いては確立されていない。そこで，先行している国内のコーホート調査から血液や臍帯等の保存生体試料の提供を受け，POPs類や内分泌攪乱物質といった環境化学物質の分析手法の確認を行った。その結果は，本調査で生体試料からの曝露評価を行うための手法の確立に資するものとなっている。

6. 国民とのコミュニケーションと産学官の連携

　本調査は，現在既に現れている子どもの健康に関する問題の原因究明を目的とする，我が国において前例のない規模と質で展開する先駆的な出生コーホート調査である。

　本調査の意義に対する社会的な認知度を高め，多様な観点から生体試料バンク・データを活用できるプラットフォームとして機能し，予防的な立場から産業界の協力を得る気運を高めるため，調査の参加候補者（妊婦）に限らず，報道機関，行政機関，医療機関，学界，産業界，市民団体等に対し，本調査の広報活動を展開する（図4）。

　特に，10万人の妊婦の参加を得るためには，その家族の理解が絶対的に不可欠である。診察を受けるために出かけた病院の中で初めて本調査を知るのではなく，社会の中で本調査が認知されている必要がある。

　環境省，コアセンターにおいては，参加者リクルート段階から，参加候補者への呼びかけに加えて，報道機関，行政機関，医療機関，学界，産業界，市民団体等に対し，本調査の広報活動を

展開する。

また，フォローアップ機関においては，コホートの質を担保する参加者維持の方策として，参加者専用ホームページの作成，メールマガジンの発行など調査参加者への積極的な情報提供を行うとともに，イベントの開催などの双方向性のコミュニケーションを推進する。

一方，長期にわたる調査の継続意義を確保するため，調査のアウトプットについては定期的かつ広く一般向けに情報発信を行う。

7. 国際協力

本調査は，各国調査との連携・協調が非常に重要である。国際会議の開催や，その場での二国間協議，先行する各国調査との技術的な調整の他，国連環境計画（UNEP），経済協力開発機構（OECD），世界保健機関（WHO）などの国際機関と連携した調査研究も重要である。

また，各国の小児環境疫学調査（米国，韓国等）と連携協力して実施するのみならず，発症率が低い疾患の要因分析を行うため，International Children Cancer Cohort Consortium（I4C）等，数十万規模の国際的コンソーシアムへの参加を前向きに検討する。

一方，国際機関との連携については，先進国において実施している高度な疫学調査から得られる知見を途上国に移転し，途上国においても環境汚染による子どもの健康リスクを低減することで，途上国固有の環境汚染が子どもの健康に及ぼすリスクを総合的に評価し，費用対効果の高い対策メニューを国際社会に提示する等の対応が考えられる。国際会議でも，こういった認識が共有されており，すでに米国との間でも，米国環境保護庁（USEPA）が同規模の資金提供を行うことについて事務レベルでの検討を始めたところである。

8. 調査費用と契約

全国統一の調査及び分析を行う全体調査と詳細調査に係る費用は，環境省が事業予算として計上する。一方，ユニットセンター等が独自の調査項目を設定して行う追加調査に必要な費用は，各ユニットが環境省を含む各省庁の競争的資金，その他民間の研究費等を活用し，独自に確保する必要がある。

全国調査及び詳細調査については，全国一斉の調査であることから，コアセンター，メディカルサポートセンター，ユニットセンター，協力医療機関，各研究者及び調査実施者は，自らの研究目的の達成の前に，国家プロジェクトとして中心仮説を検証することを優先しなければならない。本格実施の契約に当たっては，この基本原則を共通の認識とした上で行わなければならない。

9. まとめ

環境問題を解決する鍵は，人間の想像力と自然に対する謙虚さにある。もう少し想像力をはたらかせて問題を予見することができれば，科学が万能だという驕りがなければ，未然に防止できた公害や環境問題は枚挙に暇がない。また，不幸にして起こってしまった問題は，被害者の方々にとっては現在進行中の問題である。風化させることなく，そこから得られる経験を次の世代に

きちんと生かしていかなければならない。

　各種の統計データが子どもの心と体に何かが起こっていることを示している今，我々には行動する十分な根拠があり，その原因を究明する義務がある。

　環境省「子どもの健康と環境に関する全国調査（エコチル調査）」は，未来の世代のために行うべき行動のひとつであり，我々の世代の果たすべき責任の一つである。

付　録

付　録

付録 1　油症の診断基準と治療指針など

表 1　「油症」診断基準と油症患者の暫定的治療指針（1969）

（勝木司馬之助，1969，序言，福岡医誌 60, 403-407）

1. 「油症」診断基準

　本基準は，西日本地区を中心に米ぬか油使用に起因すると思われる特異な病像を呈して発症した特定疾患（いわゆる「油症」）に対してのみ適用される。
　したがって，食用油使用が発症要因の一部となりうるすべての皮膚疾患に適用されるものではない。
　発症参考状況
　　1) 米ぬか油を使用していること。
　　2) 家族発生が多くの場合認められる。これが認められない場合は，その理由について若干の検討を要する。
　　3) 発病は，本年 4 月以降の場合が多い。
　　4) 米ぬか油を使用してから発病までには，若干の期間を要するものと思われる。
　診断基準
　　症状　上眼瞼の浮腫，眼脂の増加，食思不振，爪の変色，脱毛，両肢の浮腫，嘔気，嘔吐，四肢の脱力感・しびれ感，関節痛，皮膚症状を訴えるものが多い。
　　特に，眼脂の増加，爪の変色，痤瘡様皮疹は，本症を疑わせる要因となりうる。
　　また，症状に附随した視力の低下，体重減少等もしばしば認められる。
　以下特殊検査に基づかない一般的な本症の所見を述べる。
　1. 眼所見
　　　眼脂（マイボーム氏腺分泌）の増加。眼球および眼瞼結膜の充血・混濁・異常着色・角膜輪部の異常着色，一過性視力低下が認められる。
　　　なお，他の眼疾患との鑑別上分泌物のギムザ染色検査が望ましい。
　2. 皮膚所見
　　　角化異常を主とし，次のような種々の所見が認められる。
　　1) 爪の変化。時に扁平化をみるが，明らかな変形は認められない。
　　2) 毛孔に一致した黒点（著明化）。
　　3) 手掌の発汗過多。
　　4) 角性丘疹。特に，皮膚汗脂分泌の多い部を侵す（例，腋窩部など）。
　　5) 痤瘡様皮疹。面皰より集簇性痤瘡とみられる重症型まで，さまざまである。
　　6) 脂腺部に一致した嚢胞（外陰部に多くみられる）。
　　7) 小児の場合も上記症状をしめすが，若干症状を異にすることもある。すなわち，全身特に四肢屈側に帽針頭大の落屑性紅斑の多発を認める場合があり，多少の痒みを訴える。
　　8) 掻痒は多くの例にはない。また，あっても軽度であり，掻痕は認めない。
　　9) 皮膚は，多少汚黄色を呈するが，著明な色素沈着はない場合が多い。
　　10) 乾性脂漏。
　　11) 口腔粘膜および歯肉に着色をみることがある。
　　12) 耳垢の増加を認める。
　3. 全身所見
　　1) 貧血，肝脾腫は認めないことが多い。しかし，発熱，肝機能障害を認めることがある。
　　2) 手足のしびれ，脱力感を訴えるが，著明な麻痺は認めない。深部反射は減弱あるいは消失することがある。
　　　四肢末端の痛覚過敏を時に認める。

上記所見は，典型例においては，その大多数が認められるが，手掌の発汗過多，爪の変色，眼脂の分泌増加，頬骨部の面皰形成，および自覚症のいくらかを綜合して，疑症をもうけることは必要であろう．

2. 油症患者の暫定的治療指針
1. SH 基剤などを投与する．
2. ビタミン B_2 などを投与する．
3. 硫黄あるいはその他の角質溶解剤を含む軟膏またはローションの外用．
4. 二次感染の予防および悪臭防止のために Hexachlorophen などにより皮膚を清潔に保つ．
5. 二次感染があれば化学療法を併せ行なう．

表 2 油症診断基準と油症治療指針（昭和 47 年 10 月 26 日改訂）
(占部治邦, 1974, 序言, 福岡医誌 65, 1-4)

1. 油症診断基準

油症は PCB の急性ないし亜急性の中毒と考えられるが，現在全身症状には，成長抑制，神経内分泌障害，酵素誘導現象，呼吸器系障害，脂質代謝異常などがあり，局所症状には皮膚および粘膜の病変として痤瘡様皮疹と色素沈着，さらに眼症状などがみられる．

1. 発病条件
  PCB の混入したカネミ米ぬか油を摂取していること．
  多くの場合家族発生がみられる．
2. 全身症状
  1) 自覚症状
   ① 全身倦怠感
   ② 頭重ないし頭痛
   ③ 不定の腹痛
   ④ 手足のしびれ感または疼痛
   ⑤ 関節部のはれおよび疼痛
   ⑥ 咳嗽・喀痰
   ⑦ 月経の変化
  2) 他覚症状
   ① 気管支炎様症状
   ② 感覚性ニューロパチー
   ③ 粘液嚢炎
   ④ 小児では成長抑制および歯牙異常
   ⑤ 新生児の SFD (Small-For-Dates Baby) および全身性色素沈着
  3) 検査成績
   ① 血液 PCB の性状および濃度の異常
   ② 血液中性脂肪の増加
   ③ 貧血，リンパ球増多，アルブミン減少
   ④ 知覚神経伝導性と副腎皮質機能の低下
3. 皮膚粘膜症状
  1) 痤瘡様皮疹
    顔面，臀部，その他間擦部などにみられる黒色面皰，痤瘡様皮疹とその化膿傾向
  2) 色素沈着
    顔面，眼瞼粘膜，歯肉，指趾爪，などの色素沈着
  3) 眼症状
    マイボーム腺肥大と眼脂過多，眼瞼浮腫など

2. 油症治療指針
  1. PCB の排泄促進
     現在，油症患者の PCB 濃度はかなり低下しているものと推定されるが，PCB の排泄を促進することが最も重要である．ただ，PCB の特性上，適当な排泄促進剤はなお報告されていない．
     現在考えうる PCB の排泄促進法としては
     (1) 絶食
     (2) 酵素誘導法
     (3) 適当な PCB 吸着剤の経口投与
     などがあげられている．
     ただし，絶食および酵素誘導法については，その適応および実施に慎重な配慮を要する．
  2. 対症療法
     対症療法としては，種々の解毒剤（たとえば還元型グルタチオン）種々の脂質代謝改善剤などのほか，脳神経症状にたいしては鎮痛剤，ビタミン B 剤など，呼吸器症状には鎮咳剤などを投与し，また内分泌症状にたいしてはホルモン療法も考えられる．皮膚症状にたいしては，種々の対症療法が行われているが，症例によっては形成手術も行われる．
     その他，眼科，整形外科，歯科保存科においては症状に応じた対症療法が行われる．
  3. 合併症の治療
     油症患者においては，神経，内分泌障害，酵素誘導などの所見がみられるため種々の合併症を生じやすく，また合併症が重症化する傾向があるので慎重に治療する必要がある．
     また，酵素誘導により薬物の分解が促進されており，通常の投与量では治療効果があがらぬことも多い．

表 3 油症診断基準（昭和 51 年 6 月 14 日補遺）油症治療研究班
(杉山浩太郎, 1977, 序言, 福岡医誌 68, 93-95)

油症の診断基準としては，昭和 47 年 10 月 26 日に改訂された基準があるが，その後の時間の経過とともに症状と所見の変化がみられるので，現時点においては，次のような診断基準によることが妥当と考えられる．
発病条件
  PCB の混入したカネミ米ぬか油を摂取していること．
  油症母親を介して児に PCB が移行する場合もある．多くの場合家族発生がみられる．
重要な所見
  1. 痤瘡様皮疹
     顔面，臀部，そのほか間擦部などにみられる黒色面皰，面皰に炎症所見の加ったもの，および粥状内容物をもつ皮下嚢胞とそれらの化膿傾向．
  2. 色素沈着
     顔面，眼瞼結膜，歯肉，指趾爪などの色素沈着（いわゆる "ブラックベイビー" を含む）．
  3. マイボーム腺分泌過多
  4. 血液 PCB の性状および濃度の異常
参考となる症状と所見
  1. 自覚症状
     1) 全身倦怠感   5) せき，たん
     2) 頭重ないし頭痛   6) 不定の腹痛
     3) 四肢のパレステジア（異常感覚） 7) 月経の変化
     4) 眼脂過多

2. 他覚的所見
   1) 気管支炎所見
   2) 爪の変形
   3) 粘液嚢炎
   4) 血清中性脂肪の増加
   5) 血清γ-GTP
   6) 血清ビリルビンの減少
   7) 新生児のSFD（Small-For-Dates Baby）
   8) 小児では，成長抑制および歯牙異常（永久歯の萌出遅延）

註 1. 以上の発病条件と症状，所見を参考にし，受診者の年齢および時間的経過を考慮のうえ，総合的に診断する。
  2. この診断基準は，油症であるか否かについての判断の基準を示したものであって必ずしも油症の重症度とは関係ない。
  3. 血液PCBの性状と濃度の異常については，地域差職業などを考慮する必要がある。

表4　油症診断基準（昭和56年6月16日追加）油症治療研究班
（吉村英敏, 1983, 序言, 福岡医誌74, 189-192）

1. 油症診断基準（昭和51年6月14日補遺）中，重要な所見「4. 血液PCBの性状および濃度の異常」の次に「5. 血液PCQの性状および濃度の異常」を追加する。
2. 今までの研究により，血中PCQの濃度については次のとおり結論した。
   (1) 0.1 ppb 以上：異常に高い濃度
   (2) 0.03～0.09 ppb：(1)と(3)の境界領域濃度
   (3) 0.02 ppb（検出限界）以下：通常みられる濃度

表5　油症治療指針および油症患者の生活指針（昭和61年6月6日）
（倉恒匡徳, 1987, 序言, 福岡医誌78, 181-183）

1. 油症治療指針
  1. PCB等の排せつ促進
   現在，油症患者の体内のPCB等の濃度は，一般に著しく低下しているものと推定されるが，重症者においては今なお一般人よりも高く，PCB等の排せつを促進することが重要である。しかしPCB等の特性上，充分有効な排せつ促進剤はまだ見いだされていない。
   現在考えうるPCB等の排せつ促進法としては，
     (1) 適当なPCB等の吸着剤の経口投与
     (2) 絶食療法
   などがある。ただし絶食療法については，その適応および実施にあたり慎重な配慮を必要とする。
  2. 治療
   一般的には，各種の症状に対して対症療法が行なわれる。
   1) 神経症状
      末梢神経症状のうち，しびれ感，感覚低下に対してはビタミン複合剤およびビタミン B_{12} の投与，痛み（頭痛を含む）に対しては鎮痛剤や頭痛薬の投与，湿布療法等を行なう。
   2) 呼吸器症状
      本症患者の主な呼吸器症状は咳・たんであるが，非喫煙患者では，たんはかたくり様で，水泡音が聴取された例はなかった。そのように，大気汚染による慢性気管支炎と理学的所見も異なり，気道の粘液産生貯溜傾向はなく，気道感染のない時には特別の治療を必要としない。本来，本症患者のたん中には血中濃度の1/3ないし1/10のPCBの存在を認め，排せつ経路としてのたん症状が考えられる。気道感染の合併によるたんの発現については，たんの検査によって決定し，適切な化学療法を中心とする治療を行なう。

3) 皮膚症状

　　皮膚科症状のなかで癤およびアテローム様皮しんの化膿に対しては，抗生物質の内服，切開排膿，アテローム皮しんの切除を行ない，顔面の陥凹性はん痕の大きなものは切除縫合し，小さい浅いものに対してはプレーニング（皮膚剝削術）を行なう。色素沈着に対してはビタミンCやグルタチオン剤等の内服を，皮膚の乾燥・かゆみ等の訴えに対しては抗ヒスタミン剤の内服やステロイド軟膏の外用を，また足底の角化・鶏眼に対してはスピール膏貼付および削除を行なう。第一趾爪の刺入（爪甲湾曲）に対しては，爪囲の腫脹・とう痛のつよい症例では根治術を施行し，軽症例では入浴後に爪甲の両側端をやや深く切らせる。

4) その他

　　眼科，歯科，整形外科においても症状に応じた対症療法が行なわれる。

2. 油症患者の生活指針

　油症患者の中には，脂質代謝その他種々の新陳代謝が正常ではなく，免疫も低下している症例がみられる。従って，油症患者は，蛋白質やビタミンが豊富な，栄養的にバランスのとれた食事の摂取に特に心がけるとともに，喫煙や飲酒をできるだけひかえることが望ましい。

表6 油症診断基準（2004年9月29日補遺）全国油症治療研究班
　　（全国油症治療研究班油症診断基準再評価委員会　古江増隆，上ノ土武，油症診断基準（2004年9月29日補遺）
　　策定の経緯，福岡医誌96(5), 124-134, 2005)

　油症の診断基準としては，1972年10月26日に改訂，1976年6月14日に補遺，1981年6月16日に血液中PCQ濃度が追加された基準があるが，その後の時間の経過とともに症状と所見の変化ならびに分析技術の進歩に伴って，血液中2,3,4,7,8-pentachlorodibenzofuran（PeCDF）値を追補することが妥当と考えられたので，追補・改訂することとした。

発病条件
　　PCBなどの混入したカネミ米ぬか油を摂取していること。
　　油症母親を介して児にPCBなどが移行する場合もある。
　　多くの場合家族発生がみられる。

重要な所見
1. ざ瘡様皮疹
　　顔面，臀部，そのほか間擦部などにみられる黒色面皰，面皰に炎症所見の加わったもの，および粥状内容物をもつ皮下嚢胞とそれらの化膿傾向。
2. 色素沈着
　　顔面，眼瞼結膜，歯肉，指趾爪などの色素沈着（いわゆるブラックベイビーを含む）
3. マイボーム腺分泌過多
4. 血液PCBの性状および濃度の異常
5. 血液PCQの濃度の異常（参照1）
6. 血液2,3,4,7,8-pentachlorodibenzofuran（PeCDF）の濃度の異常（参照2）

参考となる症状と所見
1. 自覚症状
　1) 全身倦怠感　　　　4) 眼脂過多　　　　7) 月経の変化
　2) 頭重ないし頭痛　　5) せき，たん
　3) 四肢のパレステジア（異常感覚）　6) 不定の腹痛
2. 他覚的所見
　1) 気管支炎所見　　　6) 血清ビリルビンの減少
　2) 爪の変形　　　　　7) 新生児のSFD（Small-For-Dates Baby）
　3) 粘液嚢炎　　　　　8) 小児では，成長抑制および歯牙異常
　4) 血清中性脂肪の増加　　　（永久歯の萌出遅延）
　5) 血清γ-GTPの増加

参照1　血中 PCQ の濃度は以下のとおりとする。
　(1)　0.1 ppb 以上　　　　　　　：高い濃度
　(2)　0.03-0.09 ppb　　　　　　：(1)と(3)の境界領域濃度
　(3)　0.02 ppb（検出限界）以下：通常みられる濃度
参照2　血中 2,3,4,7,8-PeCDF の濃度は以下のとおりとする。
　(1)　50 pg/g lipids 以上　　　　　　　　　　　：高い濃度
　(2)　30 pg/g lipids 以上，50 pg/g lipids 未満：やや高い濃度
　(3)　30 pg/g lipids 未満　　　　　　　　　　　：通常みられる濃度
　また，年齢・性別についても勘案して考慮する。

註1．以上の発病条件と症状，所見を参考にし，受診者の年齢および時間的経過を考慮のうえ総合的に診断する。
　2．この診断基準は油症であるか否かについての判断の基準を示したものであって必ずしも油症の重症度とは関係ない。
　3．血液 PCB の性状と濃度の異常および血液 2,3,4,7,8-pentachlorodibenzofuran（PeCDF）の濃度の異常については，地域差，職業などを考慮する必要がある。
　4．測定は油症研究班が適切と認めた精度管理が行われている検査機関にて行う。

付録2 "奇病"の原因究明のために昭和43年に結成された九州大学油症研究班の臨床部会，分析専門部会，疫学部会の構成員

表1 臨床部会　　部会長　九州大学医学部教授　樋口謙太郎

区分	役員等	氏名		現職	
臨床小委員会					
	委員長	樋口　謙太郎	九大医	皮膚科	教授
	委員	柳瀬　敏幸	〃	第一内科	教授
	〃	桝屋　富一	〃	第三内科	教授
	〃	黒岩　義五郎	〃	神経内科	教授
	〃	滝　一郎	〃	産婦人科	教授
	〃	生井　浩	〃	眼科	教授
	〃	河田　政一	〃	耳鼻科	教授
	〃	青野　正男	九大歯	歯科保存学	教授
臨床検査小委員会					
	委員長	橋本　美智雄	九大医	病理学	教授
	委員	田中　潔	〃	薬理学	教授
	〃	永井　諄爾	〃	中央検査部	部長
	〃	鵜沢　春生	〃	第二内科	講師
検診小委員会					
	委員長	下野　修	福岡県		衛生部長
	委員	九大医師ならびに衛生行政関係者			
臨床部会幹事					
	幹事	平山　千里	九大医	第三内科	助教授
	〃	奥村　恂	〃	第二内科	講師
	〃	久永　幸生	〃	産科婦人科	講師
	〃	五島　応安	〃	皮膚科	講師
	〃	杉　健児	〃	眼科	講師
	〃	森満　保	〃	耳鼻咽喉科	講師
	〃	三田　哲司	〃	神経内科	助手
	〃	岡田　宏	九大歯	歯科保存学	講師

表2 分析専門部会　　　　　部会長　　九州大学薬学部長　塚元久雄

氏　名	現　職		
吉村　英敏	九大薬学部	生理化学	教　授
倉恒　匡徳	九大医学部	公衆衛生学	教　授
牧角　三郎	〃	法医学	教　授
稲神　　馨	九大農学部	食品製造工学	教　授
山田　芳雄	〃	食品栄養肥料学	助教授
竹下　健次郎	九大生産研	石炭構造化学	教　授
上野　景平	九大工学部	合成化学	教　授
山口　誠哉	久留米大医学部	公衆衛生学	教　授
真子　憲治	福岡県衛生研究所		所　長
山本　茂徳	北九州市衛生研究所		所　長
永井　諄爾	九大医学部中央検査部		部　長
菅野　道広	九大農学部	栄養化学	助教授
古賀　　修	〃	畜産学	助教授

表3 疫学部会　　　　　　　部会長　　九州大学医学部公衆衛生学教授　倉恒匡徳

氏　名	現　職		
猿田　南海雄	九大医学部	衛生学	教　授
山口　誠哉	久留米大医学部	公衆衛生学	教　授
下野　　修	福岡県		衛生部長
植田　貞三	福岡市		衛生部長
沖　　一貴	北九州市		衛生局長
緒方　盛雄	大牟田市		衛生部長

付録3　油症研究班，油症治療研究班の年表[ホ) ヘ)]

研究班統合前後[イ)]	研究班名	年		班　長		
統合前	九州大学：					
	油症研究班	1968-1969	医学部	勝木司馬之助	教授	内科学
	油症治療研究班	1969-1971	〃	樋口　謙太郎	教授	皮膚科学
	〃	1971-1973	〃	田中　　潔	教授	薬理学
	〃	1973-1975	〃	占部　治邦	教授	皮膚科学
	〃	1975-1976	〃	尾前　照雄	教授	内科学
	〃	1976-1977	〃	杉山　浩太郎	教授	内科学
	〃	1977-1979	〃	井林　　博	教授	内科学
	〃	1979-1981	〃	滝　一郎	教授	産婦人科学
	〃	1981-1983	〃	吉村　英敏	教授	薬学
	〃	1983-1984	〃	倉恒　匡徳	教授	公衆衛生学
	長崎大学[ロ, ハ, ニ)]：					
	油症研究班	1968-1971	医学部	高岡　善人	教授	内科学
	〃	1971-1973	医学部	近藤　　厚	教授	泌尿器科学
	〃	1973-1975	医学部	辻　泰邦	教授	外科学
	長崎大学[ロ, ハ, ニ)]：					
	長崎油症研究班	1975-1977		野北　通夫 (長崎大学医学部)	教授	皮膚科学
	〃	1977-1982		高橋　　功 (長崎大学医学部)	教授	眼科学
	〃	1982-1984		吉田　彦太郎 (長崎大学医学部)	教授	皮膚科学
統合後	全国油症治療研究班	1984-1991		倉恒　匡徳 (中村学園大学)	教授	公衆衛生学
	〃	1991-1998		吉村　英敏 (中村学園大学)	教授	薬学
	〃	1998-2001		小栗　一太 (九州大学薬学部)	教授	薬学
	〃	2001-		古江　増隆 (九州大学大学院医学研究院)	教授	皮膚科学
	1)　九州大学：					
	油症治療研究班	1984-1988	歯学部	青野　正男	教授	歯科保存学
	〃	1988-1990	薬学部	吉村　英敏	教授	薬学
	〃	1990-1997	医学部	堀　嘉昭	教授	皮膚科学
	〃	1997-2000	薬学部	小栗　一太	教授	薬学
	〃	2000-	医学部	古江　増隆	教授	皮膚科学
	2)　長崎大学[ロ, ハ, ニ)]：					
	長崎油症研究班	1984-1996		吉田　彦太郎 (長崎大学医学部)	教授	皮膚科学
	〃	1996-1997		鳥山　　史 (長崎大学医学部)	助教授	皮膚科学

〃	1997-2004	片 山 一 朗　教　授　皮膚科学
		（長崎大学医学部）
〃	2004-2009	佐 藤 伸 一　教　授　皮膚科学
		（長崎大学大学院医歯薬学総合研究科）

イ）　1984 年に，厚生省は九州大学油症治療研究班，長崎油症研究班，油症患者の検診を毎年実施してきた 11 府県等を統合し，全国油症治療研究班を結成した．
ロ）　吉田彦太郎，1985，序言(3)，福岡医誌 76，125．
ハ）　吉田彦太郎，1989，序言(3)，長崎地方における油症検診の現状と研究方向について，福岡医誌 80，184-188．
ニ）　長崎県環境衛生課の教示による．
ホ）　作表：倉恒匡徳．2000 年まで作成
ヘ）　作表：古江増隆．2001 年～2009 年作成

付録4　九州大学油症治療研究班ならびに全国油症治療研究班が開催したセミナーその他検討会議[ハ)ニ)]

主催者	会	日付	目的	出席者
九大油症治療研究班	Japan-U. S. Joint Seminar on Toxicity of Chlorinated Biphenyls, Dibenzofurans, Dibenzodioxins and Related Compounds	4月25-28日, 1983	油症, 台湾油症に焦点をあて, PCBs および PCB 関連化合物等の毒性, 油症の治療法について検討	企画者：倉恒匡徳, NortonNelson. 日, 米, 台湾の研究者
	油症会議	9月8日, 1983	研究班のこれまでの研究成果を第三者的研究者により厳しく批判してもらうとともに, 油症の治療法について新しいアイデアを得る	批判者[イ)], 企画者（倉恒匡徳, 吉村英敏, 占部治邦）, 研究班員
全国油症治療研究班	肝臓がんカンファランス	2月18日, 1985	油症患者に肝臓がん発生の危険があるので, 肝臓がんの予防, 早期発見, 治療の最新知識を得るため	客員[ロ)], 企画者（倉恒匡徳, 奥村 恂）, 班員
	油症患者の健康診査の統一に関するワークショップ	3月25日, 7月12日, 1985	毎年行なわれる全国の油症患者の健康診査を技術的に統一する	班員
	PCQs の分析に関するワークショップ	2月28日, 1986	PCQs の分析法の統一	班員
	Schnare の体内残留 PCB 等の排泄促進法の検討会	6月15日, 1988	Schnare の方法を油症患者に適用することの可否についての検討	班員
	染色体異常に関するワークショップ	6月15日, 1988	油症患者に認められるかもしれない染色体異常に関する検討	客員：鎌田七男教授（広島大学原医研）, 班員
	油症患者の血液, 組織中に残留する PCBs のガスクロマトグラフ・パターンに関するワークショップ	1月27日, 1989	油症患者の体内に残留する PCBs のガスクロマトグラフ・パターンの解析方法の標準化	世話人：吉村英敏, 班員
	The 1st Yusho & Yucheng International Meeting (YYIM), (in Fukuoka, Japan)	11月11日, 2003	油症と Yucheng（台湾油症）のながれについて	班員, 台湾油症研究者：Dr. Yue-Liang Leon Guo, Dr. Ping-Chi Hsu
	油症に対する漢方薬による臨床治験の説明会	4月4日, 5日（長崎県）, 4月6日, 27日（福岡県）, 6月25日（長崎県）, 10月6日, 13日（広島県）2005	実施予定の臨床試験について, 油症患者に説明を行なう。	開催者：古江増隆, 長崎県・福岡県行政担当者, 油症相談員

油症相談員相談会 （於　九州大学皮膚科）	10月4日, 2005	油症相談員が行うアンケートに骨関節障害の調査を加えるかどうか検討する。	古江増隆，岩本幸英，油症相談員
油症治療調査委員会 第1回会議（於　福岡）	4月20日, 2006	油症患者が今まで試みた医薬品等の効果について話し合う。	班員，油症患者代表者
シンポジウム（於　東京）	9月3日, 2007	ダイオキシン国際会議2007においてシンポジウムを開催。	吉村健清，古江増隆，Tsai P，月森清巳，Hsu P，Wang S，清水和宏，Guo YL，今村知明，梶原淳睦　増田義人
The 2nd Yusho & Yucheng International Meeting (YYIM), (in Tokyo, Japan)	9月4日, 2007	油症および台湾油症に関する最近の研究の進歩	日本油症研究班員　台湾油症研究班員
油症治療調査会 第2回会議（於　福岡）	12月5日, 2007	油症患者より，油症研究に対する要望を聞き取りする。	古江増隆，油症患者代表者
The 3rd Yusho & Yucheng International Meeting (YYIM), (in Taiwan)	12月 4日-7日, 2008	ダイオキシンと生体反応	台湾油症班員，Guo L, Eskenazi B, Gilchrest G，吉村健清，古江増隆，内博史，辻　学
International Joint Scientific Meeting on the Role of the Arylhydrocarbon Receptor in Inflammatory and Environmental Diseases	6月 29日-30日, 2009	European project on AhR research 検討会での講演	Brigitta Stockinger Riitta Lahesmaa Ulrich Mrowietz 古江増隆

イ）これまで油症の研究に関わったことのない，九州大学および熊本大学の生化学，物理化学，薬化学，薬理学，栄養学，免疫学，内科学，神経学，産婦人科学，耳鼻咽喉科学の20人の専門家。
ロ）九州大学，福岡大学，熊本大学，久留米大学，長崎大学の肝臓がん専門家8人。
ハ）作成：倉恒匡徳．2000年まで作成。
ニ）作成：古江増隆．2001年〜2009年作成。
ホ）この他にも多くの会を開催したが割愛させていただいた。

油症研究 Ⅱ──治療と研究の最前線──

2010年2月20日　初版発行

　　編　者　　古江増隆・赤峰昭文・佐藤伸一
　　　　　　　山田英之・吉村健清
　発行者　　五十川　直行
　発行所　　（財）九州大学出版会
　　　　　　〒812-0053　福岡市東区箱崎 7-1-146
　　　　　　電話　092-641-0515（直　通）
　　　　　　振替　01710-6-3677
　　　　　　印刷／大同印刷㈱　製本／篠原製本㈱

Ⓒ 2010 Printed in Japan　　　　　　　　　　ISBN978-4-7985-0007-2

油症研究 ――30年の歩み――

小栗一太・赤峰昭文・古江増隆 編　　　　　　B5判・356ページ・9,200円

油症事件はPCBと関連塩素化合物によって起こった初めての集団食中毒事件である。本書は1996年に英語で刊行された『YUSHO』の日本語版である。油症事件発生から30年を契機として，事件の全容が，油症治療研究に携わった九州大学研究班の班員によって改めて執筆されている。

[主要目次]

第1章　油症ならびに油症研究の概要
第2章　"奇病"の発生
第3章　"奇病"の原因の究明
　　　　究明のための準備／ライスオイルの化学分析／"奇病"の原因を究明するための疫学調査／結論とその他関連事項
第4章　油症を起こした原因化学物質
　　　　ライスオイル中の毒性化合物／油症患者による毒性化合物摂取状況／油症患者の体組織及び血液中の毒性化合物／油症から見たPCDD/PCDF及びPCBのリスクアセスメント
第5章　PCBs, PCDFs, PCDDsならびに関連化学物質の毒性
　　　　急性・亜急性ならびに慢性毒性／造アクネ性／内分泌系への影響／免疫抑制作用／発癌性／遺伝毒性，変異原性
第6章　油症の生化学的研究
　　　　PCBと関連化学物質の代謝並びに代謝物の毒性／実験動物におけるPCBおよび関連化学物質による肝臓酵素の誘導作用と毒性／油症発症機構に関する生化学的研究
第7章　油症の臨床的特徴と処置
　　　　内科的症状と知見／過去30年間の油症患者皮膚症状の臨床経過／呼吸器症状と免疫／油症の眼障害と治療／油症の産科・婦人科的問題／油症児童の発育／油症における口腔内所見／油症のホルモン影響／油症患者ならびに死産児の剖検所見
第8章　油症患者の追跡検診
　　　　追跡検診の概要／自覚症状および徴候／血液生化学検査所見／血中PCBsと自覚症状，徴候，および中性脂肪との間に認める関連の解釈
第9章　PCBおよびPCDFの排泄促進
　　　　動物実験／PCBsおよびPCDFsの体外排泄促進／絶食療法
第10章　油症患者の生存分析
　　　　日本全体の死亡率と油症患者の死亡率の比較（O/E比）／油症患者の死亡と血清PCBレベル，PCBパターンの関連／油症における出生性比

YUSHO A Human Disaster Caused by PCBs and Related Compounds

倉恒匡德・吉村英敏・堀　嘉昭・奥村　恂・増田義人 共編　　B5判・384ページ・12,000円

本書は，人類史上未曾有の食中毒「油症」研究の集大成であり，また今日地球的規模で拡がっている深刻なPCB汚染対策の基礎情報を提供するために英文のモノグラフとして刊行したものである。

（表示価格は本体価格）　　　　　　　　　九州大学出版会